MÉDICOS REALES, RESPUESTAS REALES

Vive mejor, vive más

SANJIV CHOPRA
ALAN LOTVIN
CON DAVID FISHER

MÉDICOS REALES, RESPUESTAS REALES

Vive mejor, vive más

Verdades de la medicina y mitos que todos debemos conocer

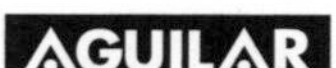

AGUILAR®

Médicos reales, respuestas reales
Título original: *Doctor Chopra Says*

Av. Río Mixcoac 274, Col. Acacias
C. P. 03240, México, D. F.

Adaptación de cubierta: Opalworks

Primera edición: mayo de 2012

ISBN: 978-607-11-1875-2

Impreso en México

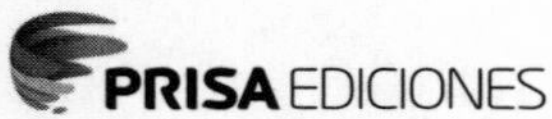

Dedico este libro a mis padres, Pushpa y Krishan Chopra, cuyas vidas y obras fueron luminosas. Su humanidad inspiró y llegó a millones de personas. Si usted, querido lector, extrae alguna, aunque sea poca, utilidad de la lectura de este libro y ello lo ayuda a mejorar su estado de salud y bienestar, será un tributo a la memoria de ambos.

DOCTOR SANJIV CHOPRA

Dedico este libro a mi mujer, Lorelei, y a mis hijas, Julia y Sarah. Su apoyo y estímulo han hecho posible este libro. No pasa un día sin que aprenda algo nuevo de ellas y espero que su curiosidad sea evidente en lo que he escrito.

DOCTOR ALAN LOTVIN

Índice

Nota a los lectores

La medicina es una ciencia en constante cambio y, conforme las nuevas investigaciones y la experiencia clínica aumentan nuestros conocimientos, también pueden cambiar los diagnósticos y los tratamientos. Los autores han consultado fuentes que consideran fiables en un intento por ofrecer información que, en líneas generales, se ajuste a la realidad en el momento de la publicación del libro. Los consejos que aquí se dan no pretenden reemplazar a los de su médico habitual. Es imposible enumerar todos los riesgos y los beneficios asociados a pruebas diagnósticas, medicación, cambios en estilo de vida y remedios herbales y de medicina alternativa, y las experiencias individuales pueden variar. Cada lector es responsable de las decisiones que tome sobre su salud. Los autores y los editores no serán responsables de cualquier efecto adverso que los lectores experimenten, ya sea directa o indirectamente, de la información contenida en este libro.

El hecho de que se cite una organización o una página web como fuente potencial de información, no significa que los autores respalden dicha información ni las recomendaciones que la acompañen.

Agradecimientos

El doctor Sanjiv Chopra quiere expresar los siguientes agradecimientos.

Escribir este libro durante los últimos dos años en colaboración con Alan Lotvin y David Fisher ha resultado un viaje extraordinariamente placentero. Hemos tenido innumerables conversaciones teléfonicas, incontables reuniones y algunas sesiones maratónicas de fin de semana. Es mucho lo que hemos aprendido unos de otros. Nos hemos reído y divertido, y hemos terminado cada sesión con nuevos deberes y obligaciones. Alan y David son de verdad dos de los perfeccionistas más convincentes y profesionales con los que he tenido el privilegio de colaborar.

Quiero expresar mi reconocimiento y mi sincera gratitud a Ivan Kronenfeld, que nos guió sabiamente en las primeras etapas del proyecto. Frank Weimann nos ha apoyado durante todo el proceso, como un miembro estrella del equipo, y le estoy agradecido por ello. Tom Dunne y Peter Joseph nos han proporcionado consejos y estímulos de gran valor. Me enorgullezco de ser su amigo.

Quiero expresar mis más sinceras gracias a mi familia, mi gran círculo de amigos y colegas por su apoyo. A mi mujer, Amita, y a mis hijos, Priya, Kanika, Sarat y Bharat, y a mis nietos, Aanya y Mira. Son mi continua fuente inspiración, orgullo y felicidad.

El doctor Alan Lotvin quiere expresar los siguientes agradecimientos.

Escribir este libro con Sanjiv Chopra y David Fisher ha sido uno de los proyectos que más he disfrutado en toda mi vida. Como amigos, coautores y colaboradores son dos de las personas más creativas y consideradas que he conocido. Quiero expresar mi reconocimiento también a Ivan Kronenfeld, cuyos consejos han hecho posible este libro. Sus retos intelectuales, sus sugerencias y su tutela me han dejado una honda huella. Natalie Casthely y nuestro agente, Frank Weimann, formaron parte indispensable del equipo, y les doy las gracias por ello. También quiero agradecer a mis padres, Renée y Seymour, el amor por el conocimiento que me inculcaron desde muy temprano y a mi hermana, Nanci. Por último quiero dar las gracias a varios y viejos amigos por su apoyo incondicional: los doctores Jonathan Sackner-Bernstein y Mehmet Oz, John Driscoll, Laizer Kornwasser y Michael Waterbury.

David Fisher quiere expresar los siguientes agradecimientos.

Mientras escribíamos este libro hablé con muchos profesionales e investigadores de la medicina. En todos los casos llegué a una misma conclusión: se trata de gente con una extraordinaria dedicación a su trabajo y un profundo amor por su profesión. Quiero dar las gracias a todos ellos. A lo largo de mi vida he conocido a médicos a los que admiro mucho, en especial al doctor Joel Curtis del Beth Israel Medical Center en Nueva York. También me gustaría mencionar al doctor Steve Goldstein, de NYU; a la doctora Leslie Kahl del Barnes Hospital en San Luis y al doctor Paul Hertz, odontólogo de Nueva York.

Por último, mi familia. Quiero agradecer el apoyo incansable de mi mujer, Laura Stevens, la mejor entrenadora personal de Estados Unidos, y a nuestros dos hijos, Taylor Jesse y Beau, así como a nuestro alegre chihuahua, *Belle*. *Buck*, nuestro querido gato, también nos acompañó durante gran parte del proceso, resistiendo a dos graves enfermedades gracias a los cuidados de otro gran profesional, el veterinario Skip Sullivan de The Cat's Practice en Nueva York.

Prefacio

«Una manzana al día el médico te ahorraría».

Dicho popular

Una agradable noche, en el transcurso de un congreso sobre medicina, estaba cenando con varios colegas, hombres y mujeres a quienes considero los médicos mejores y más sabios del mundo. E igual que yo y que mi amigo y colaborador, el doctor Alan Lotvin, son personas que disfrutan practicando la medicina, que es su pasión tanto como su profesión. Y por fortuna hay muchos, muchos médicos como ellos. Así que no es de sorprender que aquella noche la conversación versara sobre el mundo de la medicina y que termináramos hablando sobre suplementos vitamínicos. Pregunté a cada uno qué vitaminas tomaba. Uno de ellos, un hombre respetado en su país y una autoridad en su especialidad, me contestó:

—Antes tomaba varias, pero empezaron a publicarse todos esos informes y ahora no tomo ninguna.

Me sorprendí.

—¿No tomas vitamina D_3? —le pregunté.

Sus efectos beneficiosos están demostrados y me parecía que era algo que todo el mundo sabía a estas alturas.

Negó con la cabeza.

—No. ¿Debería tomarla?

—Sí —dije—. Deberías. Un gramo al día. Tal vez más si tienes deficiencia.

Y empecé a hablarle de todos los estudios que han demostrado la asociación entre deficiencia de vitamina D_3 y varias enfermedades potencialmente mortales. Después le hice prometerme, literalmente, que empezaría a tomar la vitamina al día siguiente.

Después me di cuenta de que probablemente no debería haberme sorprendido tanto. Casi todos los días en mi consulta un paciente me cuenta que está hecho un lío con toda la información médica que se publica. Una avalancha constante: coma esto y le salvará la vida, no haga esto otro.

—Doctor Chopra —me preguntan a menudo mis pacientes—, todo esto es de lo más confuso. ¿Qué debo hacer?

Déjenme que les cuente un secreto: la mayoría de los médicos están tan confusos en esta cuestión como ustedes. El ritmo al que se realizan los descubrimientos, la infinita cantidad de estudios que se llevan a cabo y la extraordinaria complejidad de la investigación científica seria hace imposible mantenerse al día. Ni siquiera los médicos son capaces. Tal y como me recordaba mi amigo el doctor Howard Libman, profesor de la Facultad de Medicina de Harvard, «ni siquiera los médicos son inmunes a la avalancha de información. Casi todos tienen más probabilidades de enterarse de una noticia por televisión que leyendo el *New England Journal of Medicine*. Y esto, aunque no suele afectar directamente a su práctica de la medicina, les roba la oportunidad de acudir al artículo original. De manera que sólo recuerdan los titulares.

Todos los leemos: *La pastilla que previene el cáncer. Coma todo lo que quiera y pierda diez kilos en diez días. La mejor prevención del alzhéimer. Con la acupuntura, embarazo asegurado. Los pistaches reducen el colesterol «malo». La lactancia materna previene las enfermedades cardiovasculares.*

Y así hasta el infinito. ¿Cómo podemos saber entonces qué es bueno para nosotros? Hubo un tiempo en que esto era fácil. Cuidarnos equivalía a comer alimentos sanos, practicar ejercicio físico con regularidad, reducir el consumo de tabaco y alcohol y no faltar a nuestra revisión médica anual, en la que nuestro médico de familia nos auscultaba, comprobaba nuestros reflejos con un pequeño martillo y nos examinaba los ojos, los oídos, la nariz y la garganta.

Es evidente que esto ya no es así. Los pacientes se han convertido en «consumidores de salud», y vivimos sepultados por un incesante flujo de publicidad a menudo contradictoria, diseñada para captar nuestra atención y convencernos de que lo que quiera que anuncie es algo sin lo que literalmente no podemos vivir. Realmente confuso.

La publicidad que se hace —a menudo en grandes titulares— abarca un espectro interminable de nuevos tratamientos, curas, descubrimientos médicos y algún que otro milagro. Casi semanalmente estos titulares anuncian una nueva posible cura para el cáncer o una nueva loción que hace crecer el cabello, suplementos vitamínicos que previenen prácticamente cualquier enfermedad y toda una gama de productos que nos garantizan devolvernos nuestra vida sexual. O bien revelan que los científicos están creando órganos a la carta en tubos de ensayo, o que pacientes de alzhéimer han recuperado la memoria parcialmente gracias a una dieta concreta. Nos explican cómo debemos almacenar las células embrionarias de nuestros hijos para cuando, llegado un momento fatal en el futuro, puedan necesitarlas. Incluso anuncian el descubrimiento de una pastilla capaz de prevenir la obesidad. En muchos casos estas noticias se presentan como «secretos recién descubiertos» o, más a menudo, como curas milagrosas que tanto los médicos como las compañías farmacéuticas desconocen.

Por otra parte, los titulares que no pretenden convencernos de que compremos algo con promesas están pensados para asustarnos con advertencias poco sutiles del tipo: «Compre esta revista y lea este artículo. Puede salvarle la vida». Se trata de historias sobre medicamentos capaces de prevenir el infarto cerebral, o de exámenes genéticos que predicen el cáncer de mama, historias que ponen al descubierto los terribles efectos secundarios de medicamentos de consumo extendido o sacan a la luz peligros ocultos derivados del abuso de ciertas sustancias de consumo habitual; que informan del descubrimiento de una nueva enfermedad similar al sida que amenaza a la civilización o de los peligros a largo plazo de usar teléfonos móviles o auriculares.

El hecho es que son muchas las personas dispuestas a quedarse con nuestro dinero a cambio de prometernos una salud mejor, una vida más larga, una vida sexual más satisfactoria, un cabello más abundante... la misma clase de promesas que se llevan haciendo desde hace siglos. El resultado es un flujo en apariencia infinito de consejos publicitarios que se disputan nuestra atención con la promesa de volvernos más delgados, más sanos o más atractivos, promesas que a menudo vienen acompañadas del inevitable guiño impreso: «Lo que su médico no le cuenta».

Esta información nos llega a través de múltiples vías: por correo, en la caja del supermercado, en forma de anuncio mientras estamos viendo nuestro programa de televisión favorito. Está en un artículo de periódico, en una revista sobre temas de salud a la que estamos suscritos y, sobre todo, en Internet. Y nos genera una terrible confusión. Pero lo peor es que muchos de mis pacientes se creen esta información y las promesas que contiene.

Todos recordamos la alarma que desató en 2009 la llamada epidemia de gripe porcina. La gripe porcina fue una enfermedad grave, pero no una epidemia. Y, sin embargo, la proliferación de noticias alarmantes hizo que mucha gente guardara colas durante horas para recibir una vacuna que ni siquiera necesitaba, mientras que la otra mitad de la población estaba convencida de que la vacuna los haría enfermar, e incluso podría matarlos.

Aunque hay mucha información de valor sobre salud a nuestro alcance, el hecho es que saber lo que en realidad nos conviene nunca ha sido tan complicado y costoso. El doctor Robert Goode, médico de familia en Seattle, lo expresó muy bien cuando declaró ante un periodista: «Muchas veces lo que se publica en Internet o en papel está basado en un estudio aislado, cuyos resultados no son aplicables a la población en general. Para los pacientes que afrontan su salud de manera proactiva resulta frustrante, dada la abundancia de información». Como resultado, el número de personas que en realidad saben de lo que están hablando, o que al menos intentan saberlo, es muy pequeño.

Así pues, ¿cómo podemos distinguir la información de valor que puede cambiar nuestras vidas de la charlatanería que sólo busca nuestro dinero? El doctor Lotvin y yo decidimos que alguien tenía que encontrar la manera de proporcionar no sólo las respuestas correctas a estas cuestiones, también habría de ser una información que todo el mundo pudiera comprender. Queremos que el lector sepa distinguir entre lo que pueda ser importante para él y para su familia de aseveraciones que son falsas o bien no les conciernen.

En calidad de profesor de la Facultad de Medicina de la Universidad de Harvard y decano del programa Continuing Education de la misma institución, es mi trabajo proporcionar información precisa y actualizada sobre la ciencia médica a muchos profesionales estadounidenses. Cada año unos ochenta mil médicos de Estados Unidos y el extranjero acuden a los congresos que organizamos y que tienen una duración de entre dos días a una semana y abarcan gran cantidad de temas. Además de los créditos, creemos que los médicos asisten a nuestros seminarios llevados por un auténtico deseo de aprender, de reciclarse y encontrar nueva inspiración para practicar su profesión. Confiamos que tras asistir, regresen a sus consultas con un compromiso renovado, dispuestos a apreciar todo lo bueno de nuestra profesión —las razones que les llevaron a hacerse médicos— además de contar con información actualizada que les resultará útil a la hora de aconsejar a sus pacientes y resolver sus dudas.

Los cursos que ofrecemos hacen hincapié en la medicina basada en pruebas clínicas. Hubo un tiempo en que invitábamos a gran variedad de ponentes entre los que había médicos de fama mundial. Premios Nobel, conferenciantes profesionales y divulgadores científicos. Pero en los últimos años la orientación de nuestros cursos ha cambiado. Ya no tenemos ponentes que dan su opinión, ni siquiera figuras internacionales del mundo académico. Nuestros conferenciantes ahora deben hacer sus aportaciones rigurosamente basadas en las pruebas científicas. Aquí están los resultados. Éstas son las conclusiones tal y como se publicaron en tal revista científica. Y así es cómo lo he puesto en práctica con mis pacientes y éstos son los problemas que hay que evitar. De manera que nuestros ponentes presentan información nueva, pero también explican cómo la han incorporado a su práctica médica y cómo ha beneficiado a sus pacientes.

En este libro algunas de las personas que han participado en nuestros seminarios han cedido generosamente su tiempo y su experiencia para ayudarnos a contestar muchas de las cuestiones más complejas y controvertidas de la medicina. Lo que Alan y yo hemos hecho es eliminar toda información superflua y lo que son meras promesas para informar estrictamente de lo probado. No aquello que la gente quiere que sea o cree que es. Nos limitamos a presentar pruebas científicas extraídas de ensayos clínicos fiables para confirmar o desmentir algunas de las dudas más comunes sobre medicina. Dicho de otra manera: cuando usted termine de leer el libro, sabrá qué es lo que le conviene y lo que no.

Pero hemos hecho algo más. Al resolver las dudas nos hemos esforzado por enseñarles cómo diferenciar por ustedes mismos lo que es real de lo que no lo es. Por ejemplo, algunos de los ensayos clínicos sobre los que hemos escrito incluyen hasta cien mil sujetos de estudio y se han prolongado durante décadas, mientras que otros se hicieron con doce sujetos y se terminaron en seis semanas. Pero los medios de comunicación los citan simplemente como «ensayos clínicos». Después de leer este libro usted sabrá qué preguntas debe formular acerca de titulares como ésos y sabrá distinguir entre hechos, promesas y publicidad. Sabrá lo que esos titulares tienen de realidad práctica para usted.

Para investigar los temas tratados en este libro hemos recurrido a médicos que se ocupan de ellos todos los días, que están en primera línea, tratando a pacientes, para averiguar qué es lo que se encuentran en la práctica diaria de su profesión. Además, hemos consultado estudios clínicos para seleccionar aquellos que han sido realizados de acuerdo con estándares científicos aceptables de aquellos menos fiables. En los casos en que lo hemos considerado conveniente hemos tratado de informar sobre ambos lados del debate y nunca hemos sacado conclusiones a partir de un único estudio.

Ahora bien, hay afirmaciones que pueden descartarse nada más oír hablar de ellas. Por ejemplo, si alguien intenta convencerlo de que nos está dando una información que nuestro médico nos está negando deliberadamente, salga corriendo y vigile su cartera. He aquí una verdad incontestable. No hay nada sobre su salud que su médico no quiera que usted sepa. Su médico siempre querrá que usted sepa lo que le ocurre. Si dispone de información que es importante para su salud, esté seguro de que se la dará. Si no confirma la información que usted ha sacado de otra parte es porque no es cierta o no ha sido científicamente demostrada. También puede ser que no haya oído hablar de ello. Eso puede ocurrir. Pero, créame, no hay ninguna conspiración en el mundo de la medicina para hacer que la gente siga enferma y, por tanto, generando dinero. Quienquiera que le diga eso está intentando estafarlo. Hay seiscientos mil médicos en Estados Unidos, más de cinco mil hospitales donde trabajan millones de personas. Tal y como dijo Benjamin Franklin: «Tres personas pueden guardar un secreto... ¡si dos de ellas están muertas!».

Además existen unos organismos oficiales que controlan la seguridad de los medicamentos. Son los encargados de dar la autorización para su venta y, después, hacen el seguimiento del producto una vez comercializado. De hecho, tal y como pronto tendrán ocasión de comprobar, la mayoría de los productos relacionados con la salud que se venden en este país no tienen la obligación legal de ser testados ni de demostrar sus propiedades terapéuticas antes de ponerse a la venta. Antes de 2007 las compañías farmacéuticas ¡ni siquiera estaban obligadas a probar que los medicamentos sin receta eran seguros!

En la actualidad hay más de treinta mil vitaminas, minerales, productos de herbolario, suplementos alimenticios, productos para el control de peso y una extraordinaria variedad de complementos especializados que se disputan la atención de los consumidores, y ninguno de ellos está sometido a pruebas que demuestren su eficacia. Muchos de ellos tienen pocas o alguna propiedad beneficiosa, pero eso es algo que no podemos saber a partir de la publicidad que hacen. Para atraer a los compradores tienen que hacer grandes promesas. Legalmente, en Estados Unidos los fabricantes y los expertos en mercadotecnia pueden decir lo que les venga en gana, de ahí que sean comunes las afirmaciones del tipo: «Un estudio informal de catorce meses de duración de un suplemento dietético demostró que cincuenta y uno de sesenta y cinco pacientes con cáncer en estado 4, se curaron al incorporarlo a su medicación». En Estados Unidos el único derecho legal que tiene el gobierno es determinar si son o no seguros, e incluso si se demuestra que son peligrosos, es difícil retirarlos del mercado. Ello no quiere decir que algunos de ellos no sean beneficiosos y contribuyan a nuestra salud en términos generales; tan sólo significa que el consumidor prácticamente no tiene manera de saber cuáles de las promesas publicitarias son ciertas y cuáles no.

Al mismo tiempo también hay gran cantidad de información valiosa de la que usted no tiene noticia porque, al no haberse testado de forma definitiva no se ha informado de ella al público general, aunque los casos de estudio y los datos estadísticos sean reveladores. Como en casi cualquier otro campo, la razón de que no haya pruebas clínicas definitivas es la falta de dinero. Las compañías no invierten si no esperan obtener beneficios. La aspirina, por ejemplo, es un medicamento verdaderamente milagroso. Ya conocemos muchas de sus propiedades: cura un dolor de cabeza leve y combate la fiebre, limita el riesgo de infarto y estudios recientes apuntan a que tomada en dosis relativamente elevadas reduce la incidencia de cáncer de colon. Pero hay otras posibles aplicaciones que nunca serán testadas, porque se trata de un medicamento de dominio público. Nadie tiene los derechos de patente, así que, lógicamente, ninguna compañía farmacéutica está dispuesta a gastar decenas de millones de dólares en realizar ensayos clínicos válidos. Incluso si descubrieran información relevante no obtendrían beneficio económico de ello. Así que el principal medio de conseguir que se realicen estos estudios sería con una subvención del National Institutes of Health, un proyecto universitario o un benefactor desinteresado. Esto ocurre y muchos de estos estudios están reflejados en este libro.

También hay gran cantidad de información interesante que puede afectar a nuestra salud y que aún no se ha testado clínicamente, y de hecho, puede que no lo sea nunca. Es duro ser un consumi... perdón, quiero decir, un paciente. Es casi imposible saber qué anuncios creer, qué productos usar, de qué medios de comunicación fiarnos. Los vendedores de pócimas milagrosas tienen una larga tradición, y muchos de ellos siguen por ahí.

Es posible que algunos de los temas tratados no le interesen. Sáltese esas partes, si así lo prefiere, pero vuelva después a ellas, porque la información incluida en cada sección le aportará conocimientos necesarios para comprender esos supuestos grandes avances en medicina de los que oímos hablar cada día. Una vez que haya leído este libro entero, estará preparado para determinar por sí mismo lo que es bueno para usted.

También hemos añadido un completo índice. Es bastante bueno. Lo hemos hecho porque muchos de los temas tratados se mencionan en entradas diferentes y queremos asegurarnos de que usted tiene acceso a toda la información que pueda necesitar siempre que la necesite. Si hay un tema en particular que le interese, el índice le permitirá localizar todas las entradas en las que se habla de él.

Estamos convencidos de que cuando termine de leer este libro tendrá una mejor comprensión del mundo de la medicina y será capaz de diferenciar entre fuentes fiables y gente que sólo trata de venderle algo y que poseerá los conocimientos necesarios para desenvolverse en el complejo mundo de la medicina moderna.

Introducción

«Cuán importantes son un buen método de pensar y el camino correcto a la comprensión de las cosas contribuyen a alcanzar la perfección que encierra el conocimiento verdadero».

THOMAS SPRAT con motivo de la fundación de la Royal Society

Los estudios demuestran...

Tal vez sea ésta la frase más usada en la historia de la publicidad. Impresiona, ¿no es cierto? «Los estudios demuestran...» como si una legión de investigadores llevara años trabajando diligentemente en laboratorios para probar este argumento desde el punto de vista científico. Parece decir que hay de hecho, una investigación científica detrás de cada afirmación que se hace sobre un producto. Es una frase clave empleada en portadas de revistas, en titulares y en anuncios televisivos, a menudo en su versión ampliada: «Nuevos estudios demuestran...» o «Estudios confidenciales demuestran...».

Básicamente esta frase tiene el mismo valor que una receta escrita por un famoso de la televisión. Por desgracia impresiona a mucha gente y la lleva a creer que existe en realidad una prueba científica detrás de la afirmación. Si no fuera una forma eficaz de atraer consumidores, los editores y los publicistas no seguirían empleándola. El problema es que se trata de una frase que carece de valor intrínseco alguno y cualquiera puede usarla para vender cualquier cosa. Si no sabemos quién realizó el estudio, cómo se diseñó éste, cuáles fueron sus dimensiones, qué duración tuvo y una multitud de otros detalles, no tenemos forma de saber si las afirmaciones son o no ciertas.

¿Qué es un estudio científico válido? ¿Cómo se lleva a cabo? ¿En qué deberíamos fijarnos cuando leemos el informe de un estudio?

Desde la creación de la Royal Society of London for the Improvement of Natural Knowledge (Real sociedad londinense para la mejora del conocimiento natural) en 1660, los científicos han confiado en el método científico para diferenciar entre hechos y opiniones. El método científico es simplemente el proceso de experimentación, que empieza con una hipótesis, una idea, continúa con un experimento y termina en una conclusión. Para los consumidores de productos farmacéuticos y para los médicos la mejor forma de determinar el valor de cualquier información oída o leída es averiguar su fuente, las maneras en que ha sido testada —si es que lo ha sido— y qué personas y organización llevaron a cabo y supervisaron las pruebas.

Es una ecuación muy sencilla. Los productos relacionados con la salud que tienen valor han sido testados por personas responsables mediante estándares científicos aceptables y los resultados de los estudios han sido publicados. La otra posibilidad es que una cantidad estadísticamente significativa de datos procedentes del mundo real haya sido acumulada y examinada por personas responsables empleando métodos probados y que han llegado a conclusiones inexorables, que han sido testadas de verdad y que pueden ser reproducidas por otras personas de manera independiente. Saber cómo cuestionar estas afirmaciones es lo que nos convierte en consumidores informados de productos farmacéuticos.

Tal y como hemos dicho, la ciencia médica está haciendo en la actualidad extraordinarios avances y descubrimientos. Cada día literalmente los investigadores encuentran cosas que pueden cambiarnos e incluso salvarnos la vida. Pero para que tengan algún valor para nosotros necesitamos saber la diferencia entre lo que es de verdad beneficioso y lo que es mera publicidad y palabrería. Lo cierto es que no hay relación alguna entre el tamaño de un titular de periódico y la verdad: existe una gigantesca diferencia entre una observación interesante hecha en un pequeño laboratorio sueco sobre un fármaco que parece actuar sobre células cancerígenas y una vacuna aprobada para prevenir el cáncer cervical después de más de dos décadas de ensayos clínicos, pero es posible que ambas cosas reciban la misma atención en la prensa.

El indicador más fiable de la validez científica de una teoría, un nuevo fármaco o un nuevo procedimiento médico son los a menudo numerosos años durante los cuales han sido testados clínicamente. Es la versión médica del ensayo y el error, aunque el ensayo suele por lo general terminar cuando se descubre el error. Resulta sorprendente darse cuenta de que las reglas básicas para los ensayos clínicos en las que se basa nuestro sistema las describió por primera vez hace casi mil años el médico persa Avicena en su *Canon de medicina.* En este libro Avicena sentó los principios básicos para los ensayos experimentales que tienen por objeto determinar la efectividad de medicamentos y otras sustancias. Entre otras reglas estaban: «El efecto del medicamento debe producirse de forma constante o al menos en muchos casos, ya que si esto no ocurriera, entonces se ha tratado de un efecto accidental», con lo que quería decir que los resultados han de poder replicarse por diferentes personas trabajando en lugares distintos, y «La experimentación debe estar hecha con el cuerpo humano, ya que probar un medicamento en un león o un caballo puede no demostrar nada sobre sus efectos en el hombre».

Probablemente el ensayo clínico más famoso de la historia lo realizó en 1747 el inglés James Lind a bordo del buque *HMS Salisbury* al demostrar que los cítricos ayudan a prevenir el escorbuto. Lind no descubrió este hecho, sino que lo demostró. Dividió a doce marineros aquejados de escorbuto en seis parejas y dio a cada una la misma dieta básica, pero complementando sus comidas con distintas sustancias, entre ellas, sidra, agua de mar, vinagre, nuez moscada y fruta fresca. A los seis días uno de los dos hombres que habían consumido naranjas y limones estaba listo para volver al trabajo y el segundo estaba casi recuperado. Los resultaron fueron contundentes y la comparación demostraba de forma irrefutable que el tratamiento funcionaba. Otros repitieron el experimento y obtuvieron idénticos resultados.

Las reglas establecidas por Avicena, y otros después de él, constituyen los cimientos del sistema moderno de ensayos clínicos, creado para garantizar que los fármacos y otras sustancias son seguros y eficaces; es decir, que producen los efectos que sus fabricantes proponen.

En Estados Unidos estas pruebas clínicas se realizan bajo la supervisión de la Food and Drug Administration (FDA) del gobierno federal. El Bureau of Chemistry, que más tarde se convertiría en la FDA, fue creado por Abraham Lincoln hace más de ciento cincuenta años, pero tenía un poder limitado, fuera de advertir a los consumidores del peligro de comprar productos mal etiquetados. De hecho, en 1911 el Tribunal Supremo sentenció que el gobierno no tenía el derecho legal de vetar las afirmaciones falsas sobre la supuesta eficacia de fármacos.

La moderna FDA, con su fuerte poder regulatorio, nació en 1938, después de que más de cien personas murieran al ingerir un producto medicinal no testado en el laboratorio llamado elixir sulfanilamida. Después se descubrió que lo que habían bebido era anticongelante. Hasta que ocurrió este desastre las compañías farmacéuticas no tenían obligación de realizar prueba alguna antes de comercializar un nuevo producto, ni siquiera estaban obligadas a realizar ensayos con animales. Para 1950 la FDA tenía más autoridad para proteger a los consumidores de fármacos potencialmente mortales y con el tiempo se ha convertido en una gran agencia regulatoria encargada de velar por la seguridad de los medicamentos, básicamente supervisando los ensayos clínicos de nuevos productos.

Un medicamento aprobado por la FDA ha sido testado clínicamente y ha obtenido el visto bueno del gobierno, demostrando que es seguro y que sus efectos son precisamente los anunciados por su fabricante. Así que, en teoría, si un fármaco ha sido aprobado por la FDA, deberíamos suponer que es al menos seguro, y con toda probabilidad hará lo que debería hacer. Por desgracia ha habido varios ejemplos en los que se ha aprobado un medicamento y sólo después de que fuera comercializado y su uso se hubiera extendido se ha manifestado un problema grave relacionado con su consumo que ha obligado a retirarlo del mercado.

Mucho antes de los ensayos clínicos se han realizado experimentos pilotos básicos en laboratorios para determinar con exactitud cómo funciona la sustancia y cómo debería testarse. Una vez que un medicamento parece funcionar bien en el laboratorio, entonces se diseña el ensayo clínico. Para diseñar el protocolo, es decir, las reglas según las que se va a conducir el ensayo clínico, el responsable del mismo debe decidir el objetivo de su estudio: por ejemplo, para examinar los efectos del interferón en pacientes con hepatitis C, la mitad de un grupo tomaba este producto mientras que a la otra mitad se le administraba placebo, una sustancia del todo inofensiva. A continuación los investigadores examinaban a los pacientes que habían tomado interferón para comprobar si su carga viral había descendido y sus enzimas hepáticas mejorado.

A continuación se describen los estudios y los ensayos de laboratorio realizados con animales que sentaron las bases para los ensayos con humanos. Literalmente alrededor de uno entre mil fármacos pasan de la fase del laboratorio a la de ensayo clínico.

La fase I de un ensayo clínico es, básicamente, determinar la seguridad, la tolerabilidad y cómo se metaboliza el fármaco en el organismo humano. Un pequeño número de voluntarios sanos son encerrados en una habitación por unos cuantos días, durante los cuales se vigila cuidadosamente todo lo que entra y sale de sus cuerpos. En esta fase inicial el medicamento se administra a un número reducido de personas sanas en cantidades progresivamente mayores sólo para comprobar si lo toleran bien, cómo lo descompone el cuerpo y si tiene o no efectos secundarios peligrosos. Si surge algún tipo de preocupación relativa a la seguridad del producto, entonces los ensayos se interrumpen de forma automática.

La fase II está pensada para determinar la dosis apropiada y si un fármaco es efectivo en dichas dosis. ¿Tiene efectos beneficiosos? En esta fase el fármaco se administra a un número razonable de pacientes para probar que es seguro y eficaz. Se administra a la mitad de un número mayor de pacientes, mientras que la otra mitad recibe placebo, o el tratamiento estándar para la enfermedad, o bien nada. Aunque un ensayo clínico puede realizarse con docenas o con miles de pacientes, los únicos criterios que deben reunir dichos pacientes son criterios predeterminados para el ensayo en cuestión. Si un fabricante quiere probar un nuevo medicamento para paliar los efectos de la diabetes, por ejemplo, entonces todos los participantes en el estudio deben ser diabéticos. Y si el fármaco está pensado para prevenir la diabetes, entonces los participantes no deben tener la enfermedad. Pero todos los participantes de este estudio en particular han de presentar una serie de características determinadas y hasta cierto punto similares: si se está testando un medicamento que se supone previene la diabetes, no será apropiado incluir a niños de bajo riesgo en el estudio.

En un estudio europeo sobre enfermedades cardiacas, por ejemplo, a la mitad de los participantes se les dio aspirina y a la otra mitad, nada. Al cabo de cinco años se hizo un recuento de muertes. El valor de la aspirina en el tratamiento de las enfermedades cardiacas había quedado probado estadística y concluyentemente.

Si hay un problema con un fármaco o simplemente no funciona, lo común es que se descubra durante la fase II y se ponga fin al ensayo. Pero si los resultados de la segunda fase siguen siendo prometedores, entonces se pasa a la fase III, la de los ensayos pivotales (o decisivos), en los que el fármaco se pone a prueba en un grupo estadísticamente más significativo. «Estadísticamente significativo» quiere decir que hay menos de un cinco por ciento de posibilidades de que los resultados sean fruto del azar. No cero, sino menos de cinco. Existen varias maneras de llevar a cabo los ensayos de la fase III, pero el modelo por excelencia, el mejor de todos, es el ensayo aleatorio, de doble ciego y controlado por placebo. Lo de aleatorio quiere decir que el medicamento se administra a la mitad del grupo de estudio escogida al azar; no existe una razón especial por la que uno de los participantes reciba el medicamento o el placebo. Doble ciego quiere decir que ni los participantes en el estudio ni los médicos saben quién está tomando el medicamento. En general todos los participantes deben ser lo más idóneos posible al estudio en cuestión, a saber, tener rasgos demográficos similares, así como síntomas de riesgo de contraer la enfermedad parecidos. Por esta razón, la asignación de pacientes a un grupo o a otro se hace de manera aleatoria. Aunque ayuda a establecer los posibles efectos del fármaco que se está testando, esta táctica genera dudas sobre hasta qué punto los resultados obtenidos son aplicables a la población en general. A menudo los medicamentos se prueban con varones adultos, lo que conduce a preguntarse cómo se comportarán en mujeres y niños. Recientemente se han hecho esfuerzos para asegurar que los ensayos incluyan muestreos más amplios de población. Uno de los estudios aleatorios más conocidos —y de mayor éxito— fue el de la vacuna contra la polio de Jonas Salk. En 1953 se inoculó a cientos de miles de niños estadounidenses, la mitad de ellos recibieron la vacuna de Salk; la otra mitad, placebo. El resultado estadístico demostró que la vacuna funcionaba e inmediatamente se administró a todos los niños que no habían sido inoculados; con el tiempo se erradicó la enfermedad.

Los ensayos de fase III duran varios años y son costosos desde el punto de vista económico, pero proporcionan las pruebas definitivas de la validez del medicamento y pueden llevar a que la FDA apruebe su distribución en el mercado. Cuantos más sujetos se incluyan en la fase III, mayor validez tendrán los resultados obtenidos. De manera que cuando usted lea sobre un ensayo clínico, es importante saber cuáles fueron sus dimensiones. He aquí algo donde, sin duda, más es siempre más.

La fase IV o de farmacovigilancia consiste en supervisar la actuación del medicamento una vez que ha sido comercializado con el fin de detectar posibles problemas que no se manifestaran en las fases anteriores. Ha habido varios medicamentos que han llegado a las farmacias, pero después de su consumo extendido se ha descubierto un problema de gravedad. Pero cuando un fármaco ha sido testado y aprobado por la FDA los consumidores pueden estar seguros de que en la mayoría de los casos se comportará como se espera. Por ejemplo, en el futuro no veremos noticias en la prensa anunciando que el Lipitor (atorvastatina cálcica) no reduce los niveles de colesterol. Los ensayos clínicos siguen siendo el método más fiable de que disponemos para determinar los beneficios de un medicamento.

Claro que no son infalibles. Cuando hay tanto dinero en juego y un fármaco especialmente popular puede arrojar beneficios de hasta cinco mil millones de dólares al año, son muchas las presiones para comercializar los productos lo antes posible. Los estudios pueden, por tanto, estar diseñados para maximizar las probabilidades de que un fármaco determinado funcione. Esto puede hacerse eligiendo testar el medicamento sólo en sujetos que tengan más probabilidades de experimentar sus beneficios en un periodo corto de tiempo o estableciendo criterios de valoración que maximicen las posibilidades de obtener resultados beneficiosos. Uno de los mayores problemas a que se enfrentan las compañías farmacéuticas es que la licencia de una patente dura únicamente veinte años y pueden ser necesarios hasta diez para conseguir que el fármaco sea aprobado, lo que deja sólo diez años para recuperar la inversión realizada. Así que es tremendamente beneficioso conseguir que el fármaco se apruebe lo antes posible. Pero en la mayoría de los casos, cuando se trata de decidir si la información que leemos es o no fiable, si el producto ha obtenido la aprobación de la FDA, entonces podemos estar seguros de su fiabilidad.

De vez en cuando los resultados de los ensayos clínicos sorprenden a quienes lo están llevando a cabo. Un ejemplo clásico es el de los científicos que creían que una clase de medicamentos llamados activadores de óxido nítrico sería beneficiosa para pacientes con enfermedades cardiacas, porque dilatarían los vasos sanguíneos del corazón. Por lo general el mayor problema en un ensayo clínico es asegurarse de que los participantes toman el medicamento siguiendo las indicaciones, pero este estudio fue distinto. De hecho, muchos participantes varones pidieron que se les administrara de nuevo el medicamento. Cuando los científicos se pusieron a investigar la razón de esta inesperada petición, se encontraron con que los pacientes que ingerían la pastilla experimentaban una erección.

El patrocinador del estudio decidió en un alarde de profesionalidad: «Al diablo con la enfermedad cardiaca; éste es el mejor medicamento que se ha inventado jamás». A continuación realizaron un nuevo estudio, esta vez probando que el fármaco curaba un problema para el que ni siquiera existía un nombre oficial. Así que llamaron a la dolencia disfunción eréctil y al fármaco, Viagra, y ganaron miles de millones de dólares.

Aunque un ensayo clínico realizado de forma adecuada continúa siendo la mejor manera de probar el valor de un medicamento, no es la única fuente fiable de información. Un ensayo de grandes dimensiones en fase III puede costar hasta cien millones de dólares, así que se realiza sólo cuando hay mucho en juego o cuando los beneficios potenciales son muy elevados.

El mundo sería un lugar más seguro —en el que todos podríamos determinar con facilidad lo que es bueno para nosotros— si los ensayos clínicos fueran el único método aceptado para demostrar el valor de un nuevo producto. Pero eso, claro está, no es así. Hay algunos descubrimientos que necesitan ser testados, que no pueden confrontarse únicamente con placebo. Aunque los procedimientos quirúrgicos en Estados Unidos no están sujetos a la aprobación de la FDA, como no es posible comprobar su viabilidad simulando operaciones, hay que ponerlos en práctica con pacientes reales y después comparar los resultados con los obtenidos anteriormente. Y si se trata de un tipo de operación completamente nueva, entonces habrá que medir su validez a largo plazo haciendo un seguimiento prolongado de los pacientes.

En estas situaciones los análisis estadísticos pueden proporcionar información de valor sobre los beneficios de un tratamiento. Pero las estadísticas pueden ser problemáticas, por eso se emplean tan a menudo para anunciar productos relacionados con la salud como suplementos vitamínicos o dentífrico. Tal y como advirtió Mark Twain en una ocasión, hay «mentiras, condenadas mentiras y después están las estadísticas». Hay que tener mucho cuidado cuando un estudio cita estadísticas para demostrar su valor y sin dar información sobre el contexto en que se recopilaron los datos. «La mitad de los médicos recomienda...» puede referirse a quinientos de mil o a uno de dos. Las estadísticas a menudo se usan para hacer que algo de escaso valor parezca extremadamente beneficioso. Por ejemplo, si un fármaco o un tratamiento en circulación beneficia a una persona de cada mil y aparece uno nuevo que eleva esa proporción a dos personas de cada mil, entonces el fabricante podrá argumentar, y con toda la razón, que su fármaco es el doble de eficaz que el anterior, sin necesidad de explicar que de hecho, beneficia a menos del uno por ciento de quienes lo toman y que tal vez cuesta hasta el doble del tratamiento existente.

Para los casos en que los ensayos clínicos aleatorios no son viables la ciencia ha desarrollado otro tipo de estudios para determinar el valor de un descubrimiento. Un estudio de casos prácticos, por ejemplo, a menudo comienza cuando un médico o un científico reparan en un dato de interés en algunos de sus pacientes y empiezan a preguntarse sobre sus causas. Los estudios de casos prácticos son tal vez la fuente de información menos fiable, puesto que en realidad son poco más que anecdóticos.

Pero pueden ganar en valor si conducen a estudios de mayor envergadura. Probablemente el mejor ejemplo de esto sea un estudio de casos prácticos realizado en la década de 1950, cuando el doctor Lawrence Craven, un médico de Glendale, California, que se dedicaba sobre todo a practicar amigdalectomías, reparó en que sus pacientes postoperatorios no parecían sangrar en exceso hasta que se les daba aspirina masticable para el dolor. No tenía pruebas de que la aspirina masticable les hiciera sangrar más, tan sólo lo sospechaba. No realizó medición ninguna, no estableció un grupo de control, se limitó a hacer una observación. Bien, es interesante, pensó, y se preguntó si tal vez la aspirina actuaba como anticoagulante, si reducía las probabilidades de formación de coágulos. Entonces fue un paso más allá. Sabía que la formación de coágulos era la causa primera de ataques al corazón e ictus. Así que en 1948 recetó una aspirina diaria a cuatrocientos de sus pacientes varones. Dos años más tarde informó que ni uno solo de ellos había tenido infartos o ictus. Desde entonces empezó a recomendar a amigos y pacientes que tomaran una aspirina al día.

Mientras, prosiguió con sus investigaciones, y con el tiempo llegó a estudiar la historia médica de cerca de ocho mil personas.

Descubrió que ninguna de las que tomaban aspirina de forma regular había sufrido un ataque al corazón o un ictus. Por desgracia, sus rudimentarios estudios se publicaron en revistas de medicina de escasa circulación, como el *Missisippi Valley Medical Journal* y el *Journal of Insurance Medicine* y apenas despertaron interés.

Hubieron de transcurrir más de dos décadas hasta que se realizaron ensayos clínicos a gran escala basados en las hipótesis de Craven. En 1981 un equipo de investigadores de la Facultad de Medicina de Harvard y el Brigham and Women's Hospital reclutaron a más de veintidós mil médicos varones para el llamado Physicians' Health Study (Estudio sobre la salud de los médicos). Estos médicos accedieron a tomar una aspirina en días alternos durante cinco años. A la mitad de ellos se les administró aspirina de verdad y a la otra mitad, placebo. Pero sólo dos años después los resultados eran tan espectaculares —era evidente que la aspirina prevenía las enfermedades cardiacas— que se puso fin al estudio y se recomendó oficialmente que los pacientes con riesgo coronario tomaran una aspirina al día.

Por desgracia muchos de los titulares más provocativos y prometedores provienen de estudios de casos prácticos sin demostrar. Por ejemplo, un medicamento llamado interferón está aprobado para el tratamiento de la hepatitis C. Unos pocos años después de haber sido aprobado, una revista de baja circulación publicó el informe de un médico que advertía: «He tratado a muchos pacientes con interferón y dos de ellos se han quedado ciegos. Quiero llamar la atención sobre el hecho de que puede tratarse de un efecto secundario del interferón tal vez excepcional, pero en todo caso muy poco deseable». Millones de personas consumen interferón y muchas personas se quedan ciegas. Es una asociación, nada más. En ocasiones estos informes de casos resultan ser ciertos, pero en otras carecen de validez. Aunque no existen pruebas de que el interferón cause ceguera, el médico que lo recete a un paciente deberá interrumpir el tratamiento de inmediato si el paciente comienza a perder visión y remitirle al oftalmólogo. Aunque los estudios de casos prácticos pueden llegar a los titulares de los periódicos, tienen poco o ningún valor si no se testan de manera exhaustiva y pueden conducir a tomar decisiones perjudiciales, como interrumpir de manera prematura una terapia beneficiosa.

Mejor que un caso de estudios prácticos es el estudio epidemiológico, que se define como «el estudio de lo que ocurre con la población». Consiste en emplear estadísticas para tratar de identificar problemas médicos en grupos específicos de población. Estos grupos específicos están formados por aquellas personas que tienen el riesgo de contraer una enfermedad concreta. Por ejemplo, los investigadores quieren saber qué porcentaje de jugadores de béisbol de primera división contraen la gripe durante la temporada, así que el grupo de población está integrado por todos los jugadores de béisbol de primera división. Los epidemiólogos recopilan estadísticas y las emplean para determinar la prevalencia de la enfermedad y qué miembros de la población están o no en situación de riesgo. Los epidemiólogos no necesitan comprender la razón de que un suceso en particular ocurra, no precisan saber la causa, sólo el hecho que se está produciendo y si existe una razón inidentificable para el mismo. La ciencia de la epidemiología se remonta a Londres en 1854, cuando una epidemia de cólera azotó el distrito del Soho. El doctor John Snow entrevistó a residentes de la zona y se convenció de que la fuente de la enfermedad era una bomba de agua de uso público. Aunque examinó el agua procedente de esta bomba empleando los instrumentos de laboratorio más modernos de que se disponía entonces, no fue capaz de demostrar científicamente que el agua estaba infectada. Pero las estadísticas eran concluyentes: las personas que bebían agua de este pozo en particular tenían mayores probabilidades de contraer el cólera. Dibujó un mapa con concentraciones de brotes de cólera alrededor de este pozo y por fin fue capaz de convencer a las autoridades locales de que lo clausuraran. Aunque nunca pudo demostrar que el pozo era el causante de la epidemia, sí fue capaz de ilustrar una fuerte asociación estadística.

Tal vez el descubrimiento epidemiológico reciente más significativo sea el realizado por médicos ingleses en 1954 llamado British Doctors' Study, que apuntaba a la existencia de un fuerte vínculo entre el tabaco y el cáncer de pulmón. Este estudio no investigaba las maneras en que el tabaco causaba cáncer de pulmón, no presentaba pruebas al respecto, simplemente mostraba que los médicos que fumaban corrían un riesgo considerablemente mayor de contraer cáncer de pulmón que los que no fumaban.

De hecho, en determinados casos, como ocurrió con la bomba de agua del doctor Snow, el simple descubrimiento del vínculo puede conducir directamente a la resolución del problema. Hay una enfermedad relativamente común llamada celiaquía. Un médico holandés reparó que durante la Segunda Guerra Mundial muchos de los que sufrían esta enfermedad mejoraban, pero que empeoraban al terminar la guerra. La pregunta era ¿por qué? Tras considerables investigaciones el doctor Willem K. Dickie se dio cuenta de que la guerra había limitado mucho la disponibilidad de pan y se preguntó si uno de los ingredientes de este alimento podía ser el causante de la enfermedad. Resultó que estaba en lo cierto. Investigaciones posteriores demostraron que la celiaquía era resultado de la alergia al trigo.

Los estudios epidemiológicos tienden a examinar datos ya existentes en lugar de producir otros nuevos. Se trata por tanto de estudios retrospectivos, es decir, que los datos ya han sido compilados y ahora se examinan para tratar de detectar en ellos relaciones significativas. Por ejemplo, sería casi imposible para los investigadores organizar un ensayo clínico para estudiar los efectos a largo plazo de beber café en personas con enfermedades hepáticas, porque haría falta encontrar a miles de personas que o bien no beben café o bien están dispuestas a renunciar a él y después hacerles un seguimiento de varias décadas. Eso no va a ocurrir, Pero como esa clase de datos ya existen, puede explotarse de formas productivas.

La base de todos los estudios es el análisis estadístico. El éxito o el fracaso se miden en cifras. Tantas personas hicieron esto; tantas hicieron lo otro; cuántas de ellas siguieron sanas, cuántas enfermaron. Rara vez las cifras serán blancas o negras, cien por cien de esto y cero de aquello. Pero nos revelarán cuántas personas se benefician de una solución. Un análisis estadístico conducido adecuadamente puede proporcionar información precisa e importante, pero para identificar su valor —es decir, responder a la pregunta: ¿está el resultado relacionado con nuestra experiencia personal?— hemos de saber de dónde proceden las cifras y conocer la metodología empleada por los investigadores para compilarlas. Si los titulares de una publicación sensacionalista anuncian que el brócoli puede causar calvicie, en lugar de aceptar esta información tal cual debemos averiguar quién condujo el estudio, quién lo patrocinó, qué era exactamente lo que se proponía examinar y quién participó en él. ¿Tal vez se pensó que el brócoli producía calvicie porque los participantes en el estudio eran hombres mayores de 45 años, muchos de los cuales tenían una disposición genética a la calvicie? ¿O quizá el estudio era demasiado limitado como para producir resultados estadísticos legítimos? ¿Acaso el patrocinador del estudio era una compañía interesada en vender coliflor en lugar de brócoli?

Los estudios estadísticos pueden variar mucho en cuanto al tamaño de muestreo, de modo que cuando varios grupos diferentes llevan a cabo estudios similares, los resultados pueden combinarse en un llamado metaanálisis. Un metaanálisis es más poderoso que un estudio individual. Por ejemplo, el hecho de que ha habido numerosos estudios sobre los efectos del café en el hígado permite a un estadístico —incluso uno que no haya tenido nada que ver con los estudios realizados— combinar todos los resultados y llegar a una conclusión válida. Es complicado, porque los protocolos —el diseño— de los distintos estudios no suelen coincidir exactamente, pero a menudo hay áreas amplias que son similares y por tanto susceptibles de comparación. Al comienzo de un metaanálisis prospectivo hay que definir los criterios por los que se van a incluir o no determinados estudios. Supongamos, por ejemplo, que se han realizado siete estudios que investigan la relación entre el consumo de café y el cáncer de hígado. Un estadístico examinará los siete, pero desde el principio descartará tres de ellos, tal vez porque el cuestionario inicial que se empleó en los mismos no era exhaustivo, o los investigadores no hicieron las preguntas adecuadas para el metaanálisis; quizá simplemente el método de seguimiento no es aceptable. Eso nos dejaría con cuatro estudios válidos. Cada uno tiene generalidades comunes; tal vez todos incluyeron a gran número de pacientes a los que se realizó seguimiento durante más de veinte años. Uno de esos estudios incluía a cuatrocientos pacientes y mostraba una reducción de 37 por ciento en incidencia de cáncer hepático en personas que bebían dos o más tazas de café diarias. Otro estudio realizado con trescientos pacientes revelaba una reducción del 43 por ciento. Combinando varios estudios en un metaanálisis que incluya a miles de pacientes se puede demostrar estadísticamente que beber al menos una taza de café al día reduce las probabilidades de contraer cáncer de hígado en un 41 por ciento, que es exactamente la conclusión a que llegó el metaanálisis. No hubo intentos de explicar por qué esto es cierto, tan sólo se concluyó que es cierto. Los metaanálisis no tienen como objetivo descubrir el porqué de algo, sólo que algo es. A partir de ahí es tarea de otros científicos desentrañar las razones.

Hay un tipo particular de estudio que, más que ningún otro, ha cambiado para mejor las vidas de personas. Se trata del estudio longitudinal. Gran parte de los datos que han sido analizados escrupulosamente y que nos han proporcionado valiosa información sobre cómo se vive y se muere en Estados Unidos y en Europa proceden de estos proyectos de investigación a largo plazo que han seguido el historial médico de miles de personas a lo largo de décadas. La mayoría de la gente no sabe siquiera que estos estudios se están llevando a cabo. En 1940, por ejemplo, investigadores de Harvard empezaron a hacer un seguimiento del estado de salud física y mental de doscientos sesenta y ocho estudiantes de segundo año y de cuatrocientos cincuenta y seis residentes de barrios urbanos desfavorecidos de aproximadamente la misma edad. Los participantes han completado cuestionarios sobre sus vidas de forma regular. Se trata de un estudio epidemiológico, lo que quiere decir que no se han realizado acciones para influir o cambiar las vidas de los sujetos de estudio, sino que se limitan a recoger los datos. A partir de esta valiosa cantidad de información, los investigadores han podido llegar a determinadas conclusiones, incluido el hecho de que la salud de los licenciados de Harvard a los 75 años era similar a la de los residentes urbanos a los 65, con la excepción de veinticinco residentes en zonas urbanas desfavorecidas que se licenciaron en la universidad y cuya salud era comparable a la de los estudiantes de Harvard. Los investigadores concluyeron que poseer una educación universitaria —no necesariamente en Harvard— influye de manera decisiva en la evolución del estado de salud de los individuos.

En la actualidad hay en marcha varios estudios longitudinales importantes. En el llamado The Johns Hopkins Precursors Study se han recogido datos de las vidas de alumnos del Hopkins Medical School entre 1948 y 1964. Este conjunto de datos ha permitido a los investigadores entender la conexión entre asuntos tan diversos como el efecto del colesterol alto en adultos jóvenes en la incidencia posterior de enfermedades cardiacas o la relación entre obesidad y diabetes*.

El reputado Framingham Heart Study siguió la pista a tres generaciones de participantes (algo más de cinco mil en total) de edades comprendidas entre 30 y 60 desde principios de 1948. Mu-

* Iniciados en la década de 1940, los estudios longitudinales (basados en el desarrollo temporal de un fenómeno) se utilizan en todo el mundo.

cha de la información sobre enfermedades cardiacas de que disponemos hoy día, incluidos los efectos de la alimentación, el ejercicio y la medicación habitual como la aspirina, proceden de los datos de este estudio. El Kaiser Permanente Medical Care Program amplió los datos procedentes de una de las primeras sociedades médicas privadas creadas a comienzos de la década de 1940 y terminó por contar con una base de datos de más de ciento veinticinco mil personas.

El Nurses' Health Study ha seguido a ciento veintiun mil enfermeras desde 1976 para estudiar la incidencia de enfermedades cardiacas y de cáncer en mujeres. Este estudio de cohortes —un grupo de individuos que comparten una experiencia particular, que puede ir desde tener la misma fecha de nacimiento a ser una enfermera— de enfermeras de entre 30 y 55 años ha dado como resultado más de cien estudios publicados sobre temas tan variados como los beneficios de la aspirina y la vitamina E a las dietas bajas en grasas en mujeres menopáusicas.

El decisivo Physicians' Health Study se inició en 1982 con el objetivo de evaluar los beneficios de la aspirina y el betacaroteno para prevenir las enfermedades del corazón y desembocó en un cambio fundamental en nuestra manera de combatir las dolencias cardiacas. Antes que un estudio epidemiológico se trató de un ensayo aleatorio en el que se administraba a los pacientes aspirina, betacaroteno (precursor de la vitamina A) o placebo. Aunque el estudio concluyó en 1995, los participantes en el mismo continúan completando cuestionarios y sumando información a lo que ya sabemos sobre enfermedades coronarias. El Physicians' Health Study II, otro estudio aleatorio, se empezó en 1997 para determinar si las vitaminas E y C o una multivitamina prevenían el infarto, el cáncer, las enfermedades oculares o el deterioro cognitivo, y a día de hoy ha demostrado que los complementos vitamínicos tienen poco efecto ante estas dolencias.

En la actualidad hay varios estudios a largo plazo en curso siguiendo una cohorte, un grupo específico de población, durante un periodo de tiempo prolongado con el fin de aislar información. Por ejemplo, el National Children's Study, que con el tiempo habrá seguido a cien mil niños en Duplin County, Carolina del Norte y el barrio neoyorquino de Queens desde su nacimiento hasta su vigésimo primer cumpleaños para intentar determinar los efectos de la genética y la influencia del entorno en una serie de enfermedades crónicas graves, acaba de ponerse en marcha, mientras que el Minnesota Twin Study, que sigue la pista a gemelos criados juntos y por separado para tratar de evaluar el impacto de los genes y el entorno en niños lleva en marcha desde 1989. La información reunida en todos estos estudios de larga duración ha tenido un gran impacto en el conocimiento científico. Pero cuando leemos sobre esta clase de estudios de larga duración, o epidemiológicos, es importante conocer su tamaño y duración exactos, sus objetivos y qué institución y equipo de investigadores los conducen. Por ejemplo, un estudio de larga duración en el que sólo participan diez personas tiene escaso valor.

Los resultados de estos estudios se hacen públicos en revistas médicas, que son los verdaderos jueces del valor de un estudio y de las conclusiones a que ha llegado. Una vez que el estudio se ha terminado, si los investigadores quieren ver publicados sus resultados, entonces deben someterlo a un proceso de revisión por pares. Dentro de las publicaciones médicas existe una jerarquía, y las más respetadas han consolidado su reputación publicando únicamente los estudios más valiosos desde el punto de vista científico. Antes de decidir si la revista debe o no publicar los resultados de un estudio, el editor y varios de los especialistas encargados de la revisión valoran su calidad y las conclusiones a que han llegado sus autores. Publicar en una de estas prestigiosas revistas equivale a decir que el estudio se condujo correctamente y que los resultados son de fiar. En la mayoría de los casos, cuando un estudio se publica en *The New England Journal of Medicine* o en *The Journal of the American Medical Association* o en la revista británica *The Lancet*, por ejemplo, los lectores saben, sin necesidad de comprobar los parámetros del estudio, que éste se realizó de acuerdo a estándares médicos aceptados y que los resultados son fiables. Pero incluso estas publicaciones se han visto obligadas en ocasiones a retractarse de un estudio.

Hay otras publicaciones respetadas en cada uno de los distintos campos de la medicina. Si por alguna razón desconfían de la calidad del ensayo clínico, estas revistas rehusarán publicarlo. Ello no quiere decir necesariamente que el estudio no sea válido, tan sólo que tal vez incluía pocos pacientes o no tenía en cuenta determinado aspecto. En ese caso los investigadores pueden remitirlo a una publicación menos prestigiosa y así sucesivamente, hasta encontrar una dispuesta a publicarlo. No existe ninguna ley que diga que los resultados de un estudio han de ser publicados; a menudo, si el estudio cuenta con financiamiento privado, y una vez concluido, sus resultados no coinciden con los esperados por el patrocinador, éste puede decidir que no se publique, y entonces nadie sabrá de su existencia. Además, un artículo sobre algo que no funciona por lo general recibe escasa atención, de manera que las revistas no suelen estar interesadas en publicar datos negativos. Dicho esto, los datos negativos a veces son tan importantes como los positivos, y recientemente el gobierno estadounidense ha tomado medidas para que haya una relación pública de todos los ensayos clínicos en proceso y aconseja la difusión de los efectos secundarios de los medicamentos.

Estas revistas son fuente de gran parte de la información que después se publica tanto en periódicos *serios* como en la prensa sensacionalista. Por desgracia existen cientos de revistas médicas, algunas de ellas publicaciones pequeñas de nombres sonoros que no son ni muy conocidas ni muy respetadas en la comunidad médica. Pero pocas personas fuera de este mundo entienden la diferencia entre estas publicaciones y el *Journal of the American Medical Association*. El hecho de que un estudio haya sido publicado es lo que les importa y lo que dota a éste de valor; también el hecho de que el tema tratado haya merecido la atención de los medios de comunicación.

Publicar importa. Pero tener la oportunidad de presentar los resultados de un estudio de investigación en un simposio nacional también se considera una aceptación de los pares de sus resultados. Hay una regla por lo común respetada en el mundo de la medicina en general por la que los investigadores no pueden hablar con periodistas hasta que su estudio ha sido publicado en una revista o presentado en un congreso de escala nacional. De hecho, esto funciona en ambas direcciones: las revistas médicas serias no hablarán con investigadores hasta que éstos hayan publicado o presentado en público las conclusiones de sus trabajos. De hecho, si un investigador llama a un periodista responsable, lo primero que éste le preguntará es: «¿Dónde ha publicado esto?» o «¿Dónde lo ha presentado?». Si la respuesta es: «Bueno, aún no lo he hecho, pero he realizado el estudio con cien pacientes y los resultados son asombrosos», un periodista serio ni se molestará en continuar con la conversación.

Al igual que muchos de mis colegas, incluido el doctor Alan Lotvin, mi colaborador en este libro, que cuenta con una carrera larga y distinguida, mi pasión por la medicina no ha disminuido tras casi cuatro décadas de practicarla. Entre las muchas cosas que amo de mi profesión es el hecho de que cambia todos los días. Evoluciona, y en ocasiones se revoluciona. Tengo el privilegio de dirigir y enseñar a cerca de una docena de estudiantes de posgrado en la Facultad de Medicina de Harvard cada año y de formar a cuarenta mil médicos anualmente. En este libro presentamos de forma objetiva el estado de la cuestión de una serie de temas controvertidos que han dominado los debates médicos, desde el supuesto beneficio de los complementos vitamínicos a si los envases de plástico pueden contaminar o no los líquidos que contienen. En ningún momento se afirma si creemos que algo es o no verdad, tan sólo informamos sobre lo que los estudios clínicos y una serie de exámenes han demostrado.

Hemos dividido el libro en cinco grandes áreas y hemos investigado aquellos asuntos que parecen preocupar más a la gente. Nuestro propósito general es convertir a nuestros lectores en consumidores médicos informados, de manera que la próxima vez que escuchen la frasecita mágica: «Los estudios demuestran...» realmente entiendan lo que significa.

Primera parte

Comida y bebida

Comer, beber y mantenerse sanos

Los alimentos en su forma natural son una fábrica de sustancias químicas y nutrientes que contribuyen a la buena salud, al crecimiento y a la curación. Nuestro organismo procesa los alimentos y los convierte en materia vital. Durante siglos las civilizaciones se fueron adaptando a su entorno a partir de los animales, plantas y líquidos que había a su alrededor, que podían recolectar o cultivar para obtener todo lo necesario para alimentarse. Pero descubrieron otros muchos usos para estas sustancias, aparte del alimentario. Los alimentos y los líquidos se empleaban para tratar toda clase de males, desde un dolor de cabeza hasta como antídoto para un veneno.

Conforme fueron surgiendo las rutas comerciales y las civilizaciones comenzaron a interactuar, estos nuevos sabores y sus a menudo sorprendentes cualidades llegaron hasta distintas partes del mundo. Algunas especias eran más preciadas que el oro. El café, con sus efectos mágicos, asombró a Europa. Pero hasta el siglo XX, con la introducción primero del transporte rápido y de los sistemas de refrigeración después, la mayoría de alimentos se consumían sólo localmente. Hasta después de la Segunda Guerra Mundial no fue posible transportar comida a casi todas las partes del mundo.

La idea de que comer o beber ciertos alimentos y líquidos puede prevenir o curar enfermedades específicas quedó establecida mucho antes de que nadie supiera nada acerca de su composición. La razón no importaba; sólo que funcionaban. Científicos curiosos, que repararon en que determinadas enfermedades tenían mayor incidencia en determinadas partes del mundo, empezaron a preguntarse por la relación entre buena salud y dieta. Y poco a poco empezamos a descubrir que los alimentos pueden de hecho, causar, prevenir o curar ciertas dolencias.

Tratar de descubrir el impacto en la medicina de los alimentos y líquidos se ha convertido en un objetivo básico de la ciencia. Hay afirmaciones que son aceptadas de forma general. Comer demasiada carne roja puede causar cáncer y el vino tinto puede contribuir a prevenir el infarto, por ejemplo. Pero el hecho es que nos inundan día a día con afirmaciones sobre los supuestos poderes curativos de los alimentos, hasta tal punto que ya no sabemos qué es bueno para nosotros y qué no. Puede que parte de la información que ofrecemos en esta sección le resulte familiar; pero la gran mayoría le sorprenderá.

I

¿Es cierto que el café salva vidas?

A menudo empiezo mis conferencias dirigiéndome al público y pidiendo que levanten la mano aquellos que se tomen al menos dos tazas de café al día. Por lo general casi todos levantan la mano. A continuación les pregunto cuántos de ellos beben al menos cuatro tazas, y se levantan menos manos. Por último pregunto cuántos toman seis o más tazas. Esta pregunta siempre se recibe con algunas risitas nerviosas y unas pocas manos levantadas. Entonces es cuando sorprendo al público diciéndoles: «¡Bien hecho! Están haciendo un favor a su hígado».

Esto, dicho por mí, un nefrólogo, es toda una alabanza.

En el pasado beber demasiado café se asociaba a una variedad de problemas de salud incluidos ataques al corazón, defectos de nacimiento, cáncer de páncreas, osteoporosis y abortos. Sabemos que el café puede causar insomnio, temblores, palpitaciones y que tiene efectos diuréticos. Pero pruebas recientes indican que, lejos de ser peligroso, el café ofrece beneficios sustanciales para la salud, incluida la protección frente enfermedades cardiacas, diabetes tipo II, cirrosis, enfermedad de Parkinson, caries, cáncer de colon e incluso las tendencias suicidas. Es sabido que alivia el asma, aumenta la capacidad de resistencia y de concentración —algunos jugadores de béisbol de primera división beben hasta seis tazas de café al día— y mejora la absorción de medicamentos. Puede usarse para tratar los dolores de cabeza; de hecho, algunos analgésicos que se venden sin receta contienen tanta cafeína por comprimido como una taza grande de café. Lo que resulta más sorprendente es que muy pocas personas son conscientes de los beneficios del café.

Dice la leyenda que alrededor del año 1000 d.C. el pastor Kaldi de la provincia de Kaffa, en Etiopía, notó que las ovejas de uno de los pastos estaban más activas que las del resto del rebaño. La razón de ello, decidió, eran las extrañas «cerezas» que se estaban comiendo. Probó una de ellas y sintió sus efectos energizantes. Pronto los monjes de la localidad empezaron a consumir esta fruta para poder mantenerse despiertos toda la noche. Con el tiempo el café se exportó a Yemen y el primer café del que se tiene noticia abrió sus puertas en Estambul en 1471. Al principio los líderes religiosos conservadores de Oriente Próximo lo prohibieron por sus propiedades estimulantes, pero con el tiempo su consumo se extendió por Europa y el café se convirtió en una bebida popular y muy rentable. Para 1675 había en Inglaterra más de tres mil cafés.

Los beneficios del café para la salud se han debatido durante siglos. Al café se le ha culpado de todo, desde la infertilidad, hasta incitar a la rebelión. En 1674, por ejemplo, las mujeres inglesas se lamentaban de que esta «agua sucia nauseabunda... ha convertido a nuestros maridos en eunucos... Se han vuelto del todo impotentes».

Pero aunque mucha gente cree todavía que el café es peligroso, numerosos estudios indican que consumirlo otorga una protección considerable frente a distintas enfermedades graves y, lo que resulta aún más asombroso, que las personas deberían beber más café, y no menos.

Mientras que la mayoría de los estudios médicos comienzan con una premisa específica que debe ser probada, los análisis estadísticos o la información recopilada sin un objetivo específico pueden arrojar considerable información. Una de las mayores recopilaciones estadísticas de este tipo es la del Kaiser Permanente Medical Care Program. Este programa se diseñó durante la Segunda Guerra Mundial como una modalidad de seguro médico prepago para los empleados de los astilleros Kaiser y aumentó su cobertura después de la guerra. En la década de 1960, según el cardiólogo Arthur Klatsky, miembro de la división de investigación de la compañía, ésta «puso en marcha un programa para determinar qué pruebas (médicas) merecía la pena hacer y cuáles no. Se trataba básicamente de una búsqueda de nuevas formas de predicción de futuras enfermedades a partir del estudio de comportamientos pasados. Crearon una base de datos informatizada y llevaron a cabo lo que llamaron un chequeo médico multifásico. El hecho de que se hiciera empleando ordenadores, aunque rudimentarios, posibilitó encontrar coincidencias para una gran variedad de factores de riesgo. Tras contar todas las mediciones se llegó a un resultado de cerca de quinientos factores, algunos de los cuales podían considerarse predisponentes de ataques al corazón. Una de las cosas que descubrimos es que la abstinencia del alcohol predisponía a un mayor riesgo de sufrir ataques al corazón que el consumo ligero o moderado. Esto no era una hipótesis previa al estudio y condujo a nuevas investigaciones sobre la relación entre alcohol y salud, en su mayor parte realizadas por mí. Recaudé dinero para crear una nueva base de datos que abarcaba desde 1978 hasta 1985 y que estaba formada por cerca de ciento treinta mil individuos de distintos orígenes étnicos. Empleamos esta base de datos para observar otros sucesos médicos, como por ejemplo, la muerte por una causa específica, como enfermedad cardiaca o cáncer. El estudio sobre alcohol y ataques al corazón lo publicamos en 1974».

El estudio del doctor Klatsky, publicado por primera vez en 1992 y actualizado en 2006, también informaba de una relación inversa entre consumo de café y cirrosis hepática. El café rebajaba los niveles de enzimas hepáticas en sangre; sorprendentemente, encontró que cuánto más café bebía la gente, menos probabilidades tenía de contraer cirrosis. Cada taza diaria suponía una reducción del riesgo del 20 por ciento. Por ejemplo, los bebedores de alcohol podían reducir sus probabilidades de enfermar de cirrosis en un 80 por ciento tomando cuatro tazas de café al día.

La razón de esto se desconoce. «La epidemiología no determina mecanismos», explicó el doctor Klatsky. «Sólo asociaciones. Me sorprendió la fuerza de la protección aparente. Una reducción del riesgo de un 60, 70, 80 por ciento es muy importante. Y eso es lo que nos encontramos al estudiar la relación entre alto consumo de café y las probabilidades de contraer cirrosis. Es muy importante mencionar que se trata de una protección únicamente frente a la cirrosis derivada del consumo de alcohol, no la causa por una infección viral».

«Ojalá supiéramos más», continúa Klatsky. «Ojalá supiéramos qué clase de café bebe la gente, si lo toman con leche o azúcar, si lo filtran; si se trata de café descafeinado o normal, pero todo lo que sabemos es el número de tazas que beben al día. Hicimos una submuestra de alrededor de diez mil individuos que consumen mucho café, por lo general cuatro o más tazas al día, y en su mayoría lo tomaban con cafeína».

En cuanto a él, el doctor Klatsky admite que bebe dos tazas de café por la mañana y en ocasiones otra a mediodía, porque más le desvela. «Tres es mi tope», dice.

Los curiosos beneficios del café reflejados en este estudio pueden aplicarse posiblemente a otras enfermedades que afectan al hígado. En agosto de 2007 la revista *Hepatology* informó de que diez estudios diferentes realizados en Europa y Japón demostraban que los individuos que toman café tienen un riesgo considerablemente menor de desarrollar cáncer de hígado. Los estudios se habían hecho con unas doscientas cuarenta mil personas, incluidas dos mil doscientas sesenta que ya tenían cáncer de hígado, y demostraban que aquellas que tomaban al menos varias tazas de café al día tenían menos de la mitad de probabilidades de tener cáncer de hígado que las que no bebían café; las probabilidades se reducían en un 23 por ciento con cada taza. Al igual que en el estudio del doctor Klatsky, no se hizo intento alguno por determinar la razón de esta disminución del riesgo; ésa es tarea de científicos en un laboratorio, aunque existen hipótesis según las cuales el café fortalece las enzimas hepáticas.

Según mi experiencia —y esto es una prueba anecdótica— el café reduce las enzimas hepáticas (algo bastante deseable), previene la fibrosis hepática, reduce el índice de hospitalización por enfermedad hepática crónica y el riesgo de desarrollar cáncer de hígado con el tiempo. Sabemos que el café es insulinosensibilizador: hay personas cuyo páncreas produce suficiente insulina pero, por alguna razón, ésta no tiene los efectos deseados. El café sensibiliza las células a la insulina de forma que dichos efectos se produzcan. Otro estudio reciente del Beth Israel Deaconess Medical Center del Harvard School of Public Health mostraba que los bebedores de café tienen niveles altos de adiponectina plasmática y eso es importante, porque niveles bajos de esta hormona se han vinculado con cáncer hepático agresivo. Por último, se ha demostrado que beber cuatro tazas de café al día reduce la incidencia de gota hasta en un 50 por ciento.

Este efecto del café en la insulina puede tener otro beneficio importante. Aunque los estudios previos no han logrado encontrar un vínculo entre la ingesta de café y el cáncer de próstata, un estudio financiado por el National Institutes of Health publicado en 2009 realizó un seguimiento de cincuenta mil varones durante dos décadas y encontró que los que bebían seis o más tazas de café al día reducían sus probabilidades de sufrir cáncer avanzado de próstata en un 60 por ciento; los que bebían cuatro o cinco tazas lo hacían en un 25 por ciento, y los que bebían tres tazas o menos tenían una reducción del riesgo sólo del 20 por ciento.

Aunque las razones no se conocen aún, una de las autoras del estudio, Kathryn Wilson, sugería: «El café afecta la metabolización de insulina y glucosa así como a los niveles de hormonas sexuales, todos los cuales influyen en el cáncer de próstata».

Si éstos fueran los únicos efectos del café ya serían notables, pero cada vez hay más indicios de que posee beneficios añadidos. Nadie puede patentar el café, ni siquiera Starbucks, de modo que los estudios sobre sus efectos han de realizarlos grandes instituciones que trabajen por el interés público. Investigadores del Harvard School for Public Health y del Brigham and Women's Hospital realizaron su propio estudio con ciento veinticinco mil individuos entre 1980 y 1998 y encontraron un nuevo e importante beneficio del café: las personas que lo consumen de forma regular pueden reducir significativamente su riesgo de contraer diabetes tipo II o del adulto. Los resultados fueron impresionantes: los varones que bebían seis o más tazas de café al día reducían sus probabilidades de padecer esta grave enfermedad en más del 50 por ciento; las mujeres que ingerían la misma cantidad lo hacían en casi un 30 por ciento.

Estos descubrimientos se confirmaron con un metaanálisis conducido en la Universidad de Sidney, Australia. Un equipo de investigadores internacionales examinó dieciocho estudios en los que habían participado más de cuatrocientos cincuenta mil individuos y encontró que: «Cada taza adicional de café consumida al día se asociaba a una reducción de 7 por ciento del exceso de riesgo de diabetes».

En ambos estudios lo que importaba era la cantidad. En el mundo del café, la calidad está en la taza del que lo bebe. Se dice que el filósofo Voltaire tomaba hasta cincuenta tacitas de café al día, y murió en 1778, a los 83 años. Aunque éste se antoja un ejemplo un tanto extremo, en el estudio de Harvard aquellos individuos que consumían menos de cuatro tazas de café de tamaño mediano al día reducían su riesgo de contraer diabetes tipo II sólo entre un 2 y un 7 por ciento. Pero los adultos que consumían generalmente cuatro o cinco tazas reducían sus probabilidades en un 30 por ciento. ¿Y qué ocurría con quienes bebían seis o más tazas? Pues que el riesgo descendía hasta un 50 por ciento. Cosa extraña, el estudio demostraba que las mujeres no se beneficiaban de beber cinco o más tazas de café al día. Al igual que el estudio australiano, el de Harvard examinaba la diferencia entre ingerir café descafeinado o normal y encontraba que los hombres que bebían cuatro o más tazas diarias de descafeinado reducían sus probabilidades de padecer diabetes en un 25 por ciento y las mujeres en un 15, de manera que los beneficios eran independientes del tipo de café que se ingiere, siempre que se haga en grandes cantidades.

El vínculo se confirmó con un estudio de once de años de duración, iniciado en 1986 en la Universidad de Minnesota y que examinaba la relación entre café y diabetes en mujeres posmenopáusicas. Las que ingerían seis o más tazas al día tenían un 22 por ciento menos de probabilidades de ser diabéticas que las que no tomaban café. Sorprendentemente, en especial para aquellas personas que creen que las propiedades medicinales del café se derivan de su contenido en cafeína, las mujeres que bebían seis o más tazas de descafeinado reducían sus probabilidades en un 33 por ciento. La explicación actual de por qué se produce una diferencia consistente en los beneficios de la alta ingesta de café en hombres y mujeres es que las hormonas femeninas o, más a menudo, las terapias hormonales en mujeres posmenopáusicas mitigan los efectos de esta bebida.

Otro análisis, éste realizado en Harvard en colaboración con la Universidad Autónoma de Madrid, investigó el vínculo entre café e infartos en mujeres. Puesto que el café estimula el corazón, se ha supuesto que ingerirlo en altas dosis puede causar problemas cardiacos. De hecho, este estudio demostraba exactamente lo contrario. Empleando datos del Nurses' Health Study, en el que ochenta y tres mil mujeres completaron de forma periódica cuestionarios sobre su dieta —incluido el consumo de café— durante veinticuatro años, los investigadores comprobaron que las mujeres que bebían dos o más tazas de café al día reducían sus probabilidades de tener un infarto en un 19 por ciento, y que el riesgo disminuía cuánto más café consumían. Las mujeres que no eran fumadoras se beneficiaban todavía más de la ingesta de café: ¡las que bebían cuatro o más tazas al día tenían hasta un 43 por ciento de probabilidades menos! Este nivel de reducción de riesgo está a la altura de algunos de los fármacos más vendidos del mundo en términos de efectividad.

Aunque las razones de que esto ocurra se desconocen, hay una serie de datos asociados que son interesantes. Resulta que los beneficios del café no se daban en té o en refrescos con cafeína, y en cambio las personas que bebían al menos dos tazas de café descafeinado al día sí mostraban un riesgo menor de sufrir un infarto. Según la epidemióloga Esther López García, una de las responsables del estudio: «Este descubrimiento apoya la hipótesis de que los beneficios del café en la incidencia de infarto provienen no de la cafeína, sino de otros de sus componentes». Esto es importante. El café, como el vino, tiene cientos de componentes químicos; por lo que sería ingenuo pensar que uno de ellos tiene propiedades mágicas. Los investigadores del estudio sobre la diabetes de la Universidad de Sidney llegaron a la misma conclusión, apuntando que: «Nuestros estudios sugieren que es poco probable que los efectos preventivos del café [...] se deban a la acción de la cafeína, sino que, tal como se ha propuesto anteriormente, tengan que ver con la acción conjunta de muchos de los componentes químicos presentes en estas bebidas, tales como el magnesio, los lignanos o los ácidos clorogénicos».

Un estudio complementario al Nurses' Health Study, publicado en el *Journal of Internal Medicine* en 2008, siguió a más de cuarenta mil varones profesionales de la salud durante dieciocho años y concluyó que los que bebían más de cinco tazas de café al día tenían un 44 por ciento menos de riesgo de morir de una enfermedad cardiaca. De hecho, los hombres que bebían más de cinco tazas de café al día tenían un 35 por ciento menos de probabilidades de morir de cualquier causa, mientras que las mujeres que ingerían entre cuatro o cinco tazas reducían su riesgo de mortalidad en un 26 por ciento.

Según un estudio suizo, esa reducción del riesgo se aprecia incluso en personas que han sufrido ya ataques al corazón. El Stockholm Heart Epidemiology Program reclutó a más de mil trescientos hombres y mujeres que habían tenido infartos entre 1992 y 1994. Ocho años después aquellos pacientes que consumían entre una y tres tazas de café al día habían reducido sus probabilidades de morir de un infarto en casi un 50 por ciento.

Aunque es algo comúnmente aceptado que las personas con arritmia deben evitar el café, otro estudio a largo plazo del Kaiser Permanente publicado en marzo de 2010 concluía exactamente lo contrario. Los individuos que bebían al menos cuatro tazas al día tenían una quinta parte de probabilidades de ser ingresados en el hospital por arritmia de los que no tomaban café. El doctor Klatsky y sus colegas analizaron datos procedentes de más de ciento treinta mil personas a lo largo de siete años y encontraron que la reducción del riesgo se hacía extensiva a varios tipos de arritmia. El doctor Klatsky admitía: «Este estudio va a sorprender a la gente. Se da por hecho que el café puede causar palpitaciones y alterar el ritmo cardiaco. Creo sin embargo, que lo que la mayoría cree no siempre es cierto, y los datos que estaban disponibles antes de este estudio no apoyan la teoría de que beber café en cantidades razonables provoque arritmia».

El doctor Klatsky también apuntó que «no vamos a recomendar a la gente que beba café para prevenir arritmias, pero aquellas personas que tomen café con moderación pueden estar seguras de que no están aumentando su riesgo de padecer problemas cardiacos»

Y los beneficios de beber mucho café pueden no limitarse a los ya sugeridos. Tanto el estudio Kaiser Permanente y el Nurses' Health indicaban que los grandes consumidores de café tienen menos tendencia al suicidio y que los hombres —no las mujeres— presentaban un riesgo menor de contraer la enfermedad de Parkinson. En 2000 el *Journal of the American Medical Association* informó de que un estudio financiado con fondos federales realizado con ocho mil varones hawaianos revelaba que aquellos que no bebían café tenían el doble de riesgo de enfermar de Parkinson que los que bebían entre treinta mililitros y cuatro tazas de café al día. Aunque estos vínculos no son tan significativos desde el punto de vista estadístico como los observados con la cirrosis o la diabetes, sí merecen ser tenidos en cuenta. Una vez más, nadie conoce con exactitud a qué se debe la relación, pero sí sabemos que en los pacientes de Parkinson, las células que producen dopamina química han dejado de funcionar y que la cafeína aumenta la producción de dopamina en el cerebro.

Cada año trabajo durante cuatro semanas en el servicio de Hepatología del Beth Israel Deaconess Medical Center, un centro docente afiliado al Harvard Medical School. En los últimos años he pedido a todos los estudiantes, residentes y colegas del servicio que preguntaran a todos sus pacientes cuánto café beben. Y por lo que he oído, ninguno de los pacientes con enfermedades hepáticas graves toma café. Es extraordinario cuán consistente es este vínculo. Hasta que un año, en mi último día de trabajo, un residente se me acercó sonriendo y me dijo:

—Doctor Chopra, por fin tengo un paciente que toma café.

—Háblame de él —le dije.

—Es un paciente ingresado por celulitis. Todos los días se toma cuatro cafés con cafeína.

Cuando le hice mi propia historia, le pregunté al paciente:

—Por favor, dígame si toma té o café.

—No bebo té —me respondió—. Pero me encanta el café.

Le pregunté si lo tomaba normal o descafeinado.

—Normal —me dijo.

Entonces quise saber cuántas tazas bebía al día.

—Cuatro —fue su respuesta.

—¿De qué tamaño?

—El normal.

Entonces le hice una última pregunta:

—¿Desde cuándo toma café?

Me respondió, como si fuera lo más natural del mundo:

—Desde mi trasplante de hígado.

Era complicado entonces que el café lo hubiera ayudado a prevenir la enfermedad. Entonces le pregunté:

—¿Le aconsejó alguien que tomara café después de que le hicieran el trasplante?

Negó con la cabeza.

—No. Pero después del trasplante tuve ganas de tomar café, de repente.

Personalmente me encanta el café y tomo unas cinco tazas al día. Por lo general con leche desnatada o solo, pero sin edulcorar. En una ocasión me pidieron que comparara los beneficios de tomar café con los de hacer ejercicio en pacientes con diabetes tipo II. Después de pensarlo un momento dije:

—Ambas cosas son beneficiosas, ¡así que mi consejo es ir corriendo al Starbucks más cercano!

Pero antes de hacerlo y empezar a tomar café como locos, por favor recuerden que éste también tiene efectos negativos en algunas personas. Puede causar insomnio. Puede ser peligroso en personas con arritmia. Puede agravar la acidez de estómago y causar síntomas de colon irritable. Y algunos estudios han demostrado que aumenta el riesgo de aborto en mujeres embarazadas. Pero si puede tomar una cantidad considerable de café sin experimentar efectos secundarios, hay unos cuantos estudios serios que indican que puede servirle de protección frente a varias enfermedades de gravedad. Si tiene la intención de empezar a consumirlo, hágalo poco a poco, tómese primero media taza. Si no hay problema, entonces suba a una taza. Y si esto tampoco le sienta mal entonces, adelante, suba la dosis.

El consejo del doctor Chopra

Si es usted como la mayoría de las personas, el café puede resultarle muy beneficioso. Y tomado en mayores cantidades, más beneficioso todavía. Se ha demostrado que el café reduce la incidencia de varias enfermedades graves. Así que, si su organismo lo tolera bien, disfrute de esas tazas extra.

II

¿Puede el té verde —o cualquier otra clase de té— prevenir o curar enfermedades?

En todo el mundo, desde Asia hasta América, durante varios siglos el té ha desempeñado un importante papel cultural en la sociedad. Por ejemplo, en algunos países, al llegar a casa de alguien nos ofrecen una taza de té para demostrarnos que somos bienvenidos. Y, si les gustamos, nos ofrecerán una segunda. Nos hemos convertido en un amigo. Y si nos ofrecen una tercera taza, entonces es que nos consideran de la familia.

El té es la segunda bebida más popular del mundo, precedida sólo del agua. Desde tiempos remotos se cree que posee poderes curativos, casi místicos; del té se ha dicho que reconforta el alma, serena la mente y asienta el estómago. De hecho, los chinos tienen una antigua creencia: «Un té diario mantiene alejado al boticario», y toda madre inglesa y estadounidense sabe que el té con miel es un buen remedio para el resfriado. En distintos momentos de la historia la gente ha creído que el té depuraba el hígado, prevenía el tifus y limpiaba el organismo. En la medicina de las antiguas China e India el té se empleaba como estimulante, para controlar las hemorragias y favorecer la curación de enfermedades, incluso para tratar dolencias cardiacas. Entre las muchas aplicaciones que se han sugerido del té están las de controlar la flatulencia, mejorar la digestión, combatir la fiebre y estimular diversos procesos mentales.

Pero recientemente los beneficios tradicionales asociados al té han sido reemplazados por anuncios mucho más radicales, del tipo: «El té verde puede curar el cáncer de pulmón», «El té verde puede prevenir la inflamación de la próstata», «Un estudio demuestra que el té puede ayudar a reducir el colesterol y proporcionar protección frente a enfermedades cardiacas», o simplemente: «Un estudio realizado en Japón concluye que el té verde reduce sensiblemente el riesgo de muerte por varias enfermedades». De hecho, después de miles de años de popularidad, el té —en especial el verde— se ha vuelto realmente famoso.

Aunque evidentemente nadie sabe cuándo empezó a consumir té la humanidad, los arqueólogos sugieren que hace quinientos mil años nuestros antepasados ya hervían en agua las hojas de *Camellia sinensis*, el origen de todas las distintas clases de té. El té llegó por primera vez a la colonia americana de Nueva Ámsterdam hacia 1650, llevado por Peter Stuyvesant y enseguida se convirtió en la bebida más popular del recién descubierto continente. Dice la leyenda que el té helado es una bebida relativamente moderna, creación de un vendedor desesperado en un día muy caluroso en la Feria Internacional de San Louis en 1904. Hay cuatro clases de té: negro, oolong, verde y blanco, pero todos se extraen de esta planta, cuyas hojas están repletas de los llamados flavonoides y otros polifenoles —sustancias químicas que funcionan como antioxidantes— que en un principio llevaron a la gente a preguntarse sobre los posibles efectos del té en relación a un número de enfermedades. Los científicos se han interesado desde hace tiempo en el papel de los antioxidantes en la prevención de enfermedades. Además de en el té, los antioxidantes se encuentran en muchas frutas, hortalizas, frutos secos y carnes. Como un ejército conquistador, los antioxidantes neutralizan los radicales libres —en esencia, electrones solitarios que recorren nuestras células en busca de pareja— que desde hace tiempo se sospecha causan un daño considerable al material genético que favorece el cáncer y otras enfermedades.

La diferencia entre el té negro —el más popular en Europa y Estados Unidos— y el verde es que, una vez recolectadas, las hojas se secan parcialmente, se machacan y después se dejan fermentar al calor durante un breve periodo de tiempo, para después secarse por completo, mientras que las hojas de té verde no se machacan ni se dejan fermentar y por tanto no se oxidan. De manera que el té negro y el té verde poseen propiedades químicas diferentes, así como sabores distintos.

Puesto que el arbusto de la *Camellia sinensis* se encuentra en Asia, el té verde forma parte de la dieta habitual desde antiguo en países como China, India, Japón y Pakistán. En cambio el té negro, que tiene un sabor ligeramente más dulce y fuerte, cuenta con mayor tradición en el mundo occidental. Sólo que en época reciente, con el creciente interés en la alimentación y la medicina holísticas, el té verde ha ido ganando popularidad en estas latitudes. La pregunta es ¿tiene realmente algún valor terapéutico?

En los experimentos de laboratorio el té ha demostrado tener sustanciosos beneficios para la salud, de ahí el entusiasmo que ha desatado, en particular el verde. Así, por ejemplo, investigadores de la Universidad de Mississippi realizaron un experimento en el que añadieron un antioxidante que se encuentra casi exclusivamente en el té verde, el EGCG, al agua de diez ratonas, mientras que otras diez bebían agua sola. A todas las ratonas se les inyectaron células mamarias cancerosas. Los tumores en las ratonas que habían bebido EGCG resultaron dos tercios más pequeños que los de las del grupo de control, y también parecían recibir un riego sanguíneo menor. Éste es el tipo de experimento que no produce pruebas causales, pero sí plantea una serie de preguntas interesantes. Por desgracia también puede generar titulares confusos que sugieren que «los antioxidantes reducen la incidencia de cáncer de mama». Lo cierto es que una persona tendría que beber entre quince y treinta tazas de té al día durante cinco semanas para igualar la cantidad de EGCG que se administró a las ratonas del experimento.

Con todo, los indicios son asombrosos. Por ejemplo, el flavonoide kaempferol se encuentra en el té y también en el brócoli y la col rizada. Un estudio prospectivo de los resultados de los datos del Nurses' Health Study, de sesenta y seis mil trescientos ochenta y cuatro participantes, realizado en el Brigham and Women's Hospital en Harvard y publicado en 2007 en el *International Journal of Cancer* parecía demostrar una relación inversa entre la ingesta de kaempferol y el riesgo de cáncer de ovarios. Cuatro tazas de té negro o verde parecían ofrecer cierta protección frente a este tipo de cáncer. Aunque los resultados son ciertamente intrigantes y parecen corroborar algunos de los obtenidos en laboratorios, de hecho, son muy pocas las mujeres que han tomado suficiente kaempferol como para que los investigadores puedan establecer una asociación firme entre éste y el cáncer ovárico.

El problema es que los estudios realizados con seres humanos no han sido concluyentes. Pero los ensayos más prometedores son los conducidos en Asia. Un estudio chino con dieciocho mil varones, incluyendo fumadores habituales, demostraba que los bebedores de té eran diagnosticados de cáncer de estómago o de esófago con aproximadamente la mitad de frecuencia que los que no bebían té de forma habitual. Otro estudio de la Universidad de Tohoku en Japón llevó a cabo el seguimiento de cuarenta mil adultos sanos durante once años. Durante ese periodo las personas que bebían cinco o más tazas de té verde al día demostraron tener un 16 por ciento menos de riesgo de morir de cualquier enfermedad que las que tomaban una taza o menos. Durante un periodo de siete años esas mismas personas presentaban un 26 por ciento menos de riesgo de morir de una enfermedad cardiovascular; una reducción aún más llamativa en las mujeres: las que bebían té en cantidad tenían un riesgo de muerte un 31 por ciento menor.

Aunque esto es desde luego interesante, es también el ejemplo perfecto de las limitaciones de esta clase de estudios. Un estudio de la dieta del mismo grupo de población realizado por varios de los investigadores del estudio anterior examinó los efectos de la dieta japonesa en su totalidad —en la que el té es sólo un componente más— en el riesgo cardiovascular. Las conclusiones fueron que la dieta japonesa tradicional se correspondía con un riesgo menor de ataques al corazón, pero que no era posible aislar el papel desempeñado en esto por el té verde. Científicos ingleses apuntaron que Japón ya tenía una de las tasas más bajas del mundo de enfermedades coronarias y que la dieta tradicional británica —y también la estadounidense— incluía bastantes más grasas saturadas, así que es cuestionable que si los occidentales bebieran la misma cantidad de té verde que los japoneses obtuvieran los mismos resultados.

Merece la pena mencionar que investigadores en Atenas han comparado los efectos de tomar té verde, cafeína diluida o agua caliente sola en el corazón de catorce individuos. Por medio de ecografías descubrieron que el té verde dilataba más las arterias que cualquiera de las otras bebidas. Uno de los autores del estudio, el cardiólogo Charalambos Vlachopoulos, explicaba: «Al poco tiempo de haberlo ingerido, ejercía un efecto protector en el endotelio». Tras dos semanas de tomar té verde de forma regular, las arterias estaba aún más dilatadas que al comienzo del experimento.

Por extraño que parezca, los investigadores no han sido capaces de demostrar de forma definitiva que consumir té verde ayude a prevenir las enfermedades cardiacas. En 2005 y de nuevo en 2006 la FDA rechazó la solicitud de una compañía de incluir en la etiqueta de sus productos que el té verde «puede reducir una serie de factores de riesgo asociados con enfermedades cardiovasculares». La FDA ha determinado que los indicios son sugerentes, pero no concluyentes. Es más, ha decidido que al día de hoy no existen indicios suficientes que permitan afirmar los beneficios del té verde en relación con las enfermedades del corazón*.

Así que aunque está claro que el té verde tiene un efecto en nuestro organismo, sus «beneficios» son mucho más difíciles de probar. Por ejemplo, un estudio realizado en Holanda, que incluía ciento veinte mil setecientas cincuenta y dos mujeres y hombres, investigaba la hipótesis de que el té negro podía prevenir varias clases de cáncer, incluidos los de pulmón y los de mama. Este estudio no encontró asociación alguna entre beber té y cáncer. Un estudio de pequeñas dimensiones conducido en el National Cancer Institute investigaba los posibles beneficios del té verde en los pacientes con cáncer de próstata. Un total de cuarenta y dos de estos pacientes consumieron cuatro tazas de té verde cada día durante cuatro meses. No sólo el 70 por ciento de ellos tuvo efectos secundarios desagradables, tampoco se observó que la bebida tuviera ningún efecto beneficioso prolongado desde el punto de vista de la salud en ninguno de ellos.

La FDA examinó varios estudios que investigaban un posible vínculo entre té verde y cáncer de mama e informó de lo siguiente: «Dos de los estudios no muestran que beber té verde reduzca el riesgo de contraer cáncer de mama en mujeres, pero otro estudio más limitado y menos concluyente sugiere que consumirlo puede reducir dicho riesgo. Basándose en estos estudios, la FDA concluye que es altamente improbable que el té verde reduzca el riesgo de cáncer de mama». De hecho, la FDA fue más allá al afirmar que no existen pruebas que confirmen las afirmaciones de que beber té verde reduzca el riesgo de ningún tipo de cáncer. Y ésa continúa siendo su recomendación.

---

* Diferentes estudios de investigadores del CSIC en España, demuestran la validez del té verde como antioxidante y cardioprotector, así como del aceite de oliva, del vino tinto y, especialmente, del jugo de granada.

Estudios de observación a gran escala realizados en Asia oriental no han podido probar asociación alguna entre ingerir té y un descenso en la incidencia de las formas más comunes de cáncer. De hecho, un estudio japonés de 2006 demostraba que los individuos con cáncer de esófago tienden a consumir más té que los que no sufren esa enfermedad.

Algunos han comparado los efectos del té con los del café, citando beneficios probados de la cafeína a la hora de combatir o reducir los efectos de varias enfermedades, pero lo cierto es que el té sólo contiene una tercera parte de la cafeína que se encuentra en el café —de hecho, contiene la misma cafeína que un refresco de cola— y puesto que la mayoría de las infusiones no se fabrican con la *Camellia*, no contienen nada de cafeína.

En general, las palabras que más se asocian a los supuestos beneficios del té para la salud son «puede», «podría», «es posible», «en el laboratorio», «no está claro» y, sobre todo, «son necesarios más estudios». Nadie —ningún fabricante al menos— que proclame las bondades medicinales del té ha examinado todas las pruebas científicas. De hecho, dada la escasa regulación a que están sometidos los llamados suplementos alimenticios, no existen pruebas de que las llamadas «cápsulas de extracto de té verde» proporcionen los beneficios mínimos equiparables a consumir el té bebido. Así que si quiere usted beneficiarse de cualesquiera que sean las propiedades del té, tómelo en infusión.

Pero no olvide que no todos los tés son buenos. De hecho, algunos pueden ser peligrosos. El té de Jamaica puede causar una enfermedad llamada venooclusiva, por la que las venas hepáticas se obstruyen y el paciente puede llegar a necesitar un trasplante. Así que las personas aficionadas a las infusiones deben estar seguras de lo que consumen. Y si está de visita en Jamaica y alguien le ofrece un té... diga que prefiere un café.

El consejo del doctor Chopra

Se han establecido sugerentes asociaciones entre el consumo de té y varios beneficios para la salud, pero no existen estudios clínicos relevantes que prueben dicha asociación. La mayoría de los estudios realizados con grupos de pacientes que defienden las bondades del té no han sido capaces de demostrar que éste sea la única causa de mejoría. E incluso aquellos estudios que parecen demostrar los beneficios de este producto se han realizado en regiones del mundo donde la dieta es muy diferente a la occidental. No hay razón por la que no debamos consumir los tés normales que nos gustan, y es posible que obtengamos algún beneficio de ello, pero desde luego esos efectos milagrosos de que hablan los fabricantes están muy lejos de haber sido probados.

III

¿Previene la pizza el cáncer de próstata?

Esta afirmación tan provocadora se hizo por primera vez en 1997. En realidad hacía alusión a los licopenos contenidos en la salsa de tomate que da a las pizzas ese toque ácido. Y es la clase de afirmación relativa a temas médicos que desconciertan por completo a la gente. Hubo un tiempo en que sabíamos lo que era bueno para nosotros —comer verdura— y lo que era malo. Pero esta información parece cambiar con cada nuevo artículo que se publica y es responsable del estado de confusión sobre grupos de alimentos y salud en el que estamos sumidos.

No culpemos a la pizza. Mi coautor el doctor Alan Lotvin afirma —con ironía— que la pizza puede ser un alimento estupendo. «Contiene alimentos de los cuatro grandes grupos: cereales y granos, grasas, hortalizas y proteínas. Sabe bien y encima ¡te la llevan a casa!».

El cáncer de próstata es la enfermedad más extendida en el mundo industrializado y la segunda causa de mortalidad de todos los cánceres que afectan a los varones. En Estados Unidos casi uno de cada cinco hombres es diagnosticado tarde o temprano de cáncer de próstata y treinta y un mil quinientos mueren cada año por esta causa. Pero lo que despertó la curiosidad de los investigadores en primera instancia fue el hecho de que en otras partes del mundo esto ocurre con frecuencia menor. Así, el cáncer de próstata no es tan común en China o en Japón como en Estados Unidos y Europa. Pero cuando japoneses o chinos emigran a Norteamérica sus hijos tienen más probabilidades de contraer la enfermedad. Esta curiosidad estadística llevó a los investigadores a concluir que hay factores ambientales y de nutrición que influyen de manera significativa.

El primer indicio de que el tomate puede ayudar a prevenir el cáncer de próstata provino de un estudio epidemiológico conducido en la década de 1970 entre unos catorce mil hombres mormones. El estudio, de seis años de duración, demostraba que los hombres que consumían cinco o más alimentos con tomate a la semana tenían un riesgo mucho menor de contraer cáncer de próstata que los que consumían menos de uno. Varios estudios posteriores sobre los efectos de la dieta en la salud indicaron que consumir tomate y productos que lo contienen —como la salsa que se utiliza como base en las pizzas— pueden reducir el riesgo de cáncer de próstata. En concreto, los científicos sospechaban que el licopeno, el compuesto que se encuentra tanto en los tomates crudos como en los procesados y que es responsable de su color rojo, podía ser el responsable. La cantidad de licopeno que contiene un tomate depende de su variedad y de su grado de madurez. Los productos elaborados con tomate tienen gran protagonismo en la dieta americana; los estadounidenses consumen alrededor de cuarenta kilos de tomates al año; en pizza, en salsas para pasta, chili, sopa de tomate, cátsup, etcétera, además de en crudo.

El Health Professionals Follow-Up Study, realizado en el Harvard Medical School y publicado en 1995, vino a demostrar que los tomates tienen beneficios para la salud. Un grupo de investigadores realizó el seguimiento de cuarenta y ocho mil profesionales sanitarios varones durante seis años. Los resultados demostraron que comer tomates, salsa de tomate o pizza más de dos veces a la semana reducía el riesgo de padecer cáncer de próstata entre un 21 y un 34 por ciento, dependiendo de cuál fuera el alimento específico. Resulta que el licopeno se absorbe mejor en tomates cocinados o procesados, así que no es de sorprender que este estudio de Harvard no observara los mismos beneficios para la salud en el consumo de jugo de tomate, que es rico en licopenos. Otros estudios, aunque no son concluyentes, indican que el licopeno procedente del zumo de tomate puede no absorberse con demasiada facilidad en el flujo sanguíneo.

Y aunque el licopeno es sólo una de las muchas sustancias químicas que contiene el tomate, el ensayo inicial sí pareció demostrar que proporcionaba ciertos beneficios. Así que cuando un nuevo estudio de calidad puso de manifiesto que niveles más altos de licopeno en sangre podrían asociarse a un descenso en el riesgo de contraer cáncer de próstata, los investigadores se preguntaron si un compuesto de licopeno puro sería aún más efectivo que el contenido en productos alimentarios. El resultado fue un complemento de licopeno, y el mercado no tardó en inundarse de productos de este tipo que, a juzgar por la publicidad que los acompañaba, tenían propiedades milagrosas.

Aunque el valor de los suplementos alimenticios en general sigue siendo controvertido, en este caso específico varios estudios demostraron que los compuestos de licopeno poseían poco o escaso valor a la hora de prevenir el cáncer de próstata. Los resultados son similares a los de un estudio realizado con betacarotenos. Años de investigación parecían apuntar que el betacaroteno, otro antioxidante «contra el cáncer», podía ser una herramienta valiosa para prevenir el cáncer de pulmón, pero dos estudios realizados con complementos de betacaroteno demostraron que no era así y, lo que es peor, en fumadores parecía aumentar el riesgo de cáncer pulmonar. En uno de los estudios el placebo resultó más beneficioso contra el cáncer que el betacaroteno.

Tal vez el estudio más exhaustivo realizado con licopeno fue el del National Cancer Institute and U.S. Department of Health and Human Services' Prostate, Lung, Colorectal and Ovarian Cancer Screening Trial. En él, veintiocho mil varones sin historial de cáncer de próstata fueron examinados y monitorizados hasta que desarrollaron la enfermedad, murieron o el estudio terminó. El análisis de los datos mostró que no había diferencias significativas en la concentración de licopenos en los organismos de aquellos hombres que habían padecido cáncer de próstata y aquellos que no lo habían hecho. «Es decepcionante», dice el doctor Ulrike Peters del famoso Fred Hutchinson Cancer Research Center. «El licopeno podría haber sido una herramienta sencilla y barata para prevenir el riesgo de cáncer de próstata en varones».

Lo que es posible es que el licopeno no tenga un efecto preventivo por sí solo, sino en conjunción con otros compuestos químicos que se encuentran en el tomate. Es extremadamente difícil aislar un ingrediente químico en un producto natural y extraer conclusiones sobre su valor. En ensayos de laboratorio se encontró que el tomate pulverizado inhibía fuertemente el desarrollo de cáncer de próstata en ratas, mientras que el licopeno sintético puro no lo hacía. La razón de ello podría estar en la evolución. Conforme los organismos vivos evolucionaban, tuvieron que desarrollar un elevado número de sistemas complementarios de gran complejidad para hacer frente a los retos, sistemas que interactuaban para permitir al organismo sobrevivir y prosperar. De manera que, en apariencia, no es el licopeno por sí solo lo que inhibe el cáncer de próstata, sino su interacción con otros nutrientes que se encuentran en los tomates —entre ellos la vitamina C, el ácido fólico y el potasio— y la compleja interacción química resultante entre productos del tomate y la biología humana. El hecho es que sabemos muy poco sobre cómo los compuestos encontrados en tomates interactúan con nuestros sistemas, pero lo que está claro es que el licopeno funciona mejor y es más efectivo en conjunción con otros nutrientes.

Es una creencia casi universal que las frutas y las verduras crudas son más sanas que cocinadas. En algunos casos esto es cierto, pero no en éste. Los tomates cocinados, incluso si han sido enlatados o procesados, contienen significativamente más licopeno que los crudos. La hipótesis es que el licopeno está relacionado con la estructura celular del tomate y al cocinarlo —el calor— rompe ese vínculo y permite que el licopeno se digiera con más facilidad. La cátsup, por ejemplo, contiene cinco veces más licopeno que un tomate crudo; una salsa de tomate, siete veces más.

Muchos productos comerciales publicitan su contenido en licopeno con afirmaciones sobre sus beneficios para la salud en sus etiquetas. Se trata de una información cuando menos dudosa. Aunque parece claro que consumir licopeno en abundancia y con frecuencia puede reducir las probabilidades de un individuo de contraer cáncer de próstata, hasta qué punto lo hace es otra cuestión. Y una muy difícil de medir. Los productos con tomate no contienen una concentración precisa y medible de licopeno. ¿Cuánta salsa de tomate había exactamente en la última pizza que me comí?

Los beneficios para la salud del licopeno también dependen de los alimentos con que se consuma y hay pruebas sustanciales de que se absorbe mejor si se ingiere con grasas, por ejemplo, aceite de oliva, queso y carne picada.

Así que estamos ante una de esas situaciones en las que las afirmaciones publicitarias resultan ser moderadamente correctas. Es un campo difícil de estudiar, porque tiene demasiadas variables, y el hecho de que los productos con tomate tengan tanto protagonismo en nuestra dieta hace casi imposible encontrar un grupo de control con el que conducir un estudio válido. Pero podemos afirmar sin miedo a equivocarnos que los hombres deberían consumir tomate en cantidad, y acompañar los espaguetis con salsa de tomate, si les interesa cuidar su salud.

Así que mi amigo el doctor Lotvin puede dejarse de ironías y tomarse una porción de pizza, pero sólo una. Además de la saludable salsa de tomate, la pizza está llena de grasas saturadas, queso y sal, todo lo cual es malo para la salud. Así que a la hora de consumir tomate por sus supuestos beneficios no se olvide de que con ellos está tomando también otras sustancias no tan sanas.

El consejo del doctor Chopra

Disfrute de una buena salsa de tomate. El licopeno contenido en productos con tomate puede tener beneficios para su salud y desde luego no le hará daño. Pero no se moleste en tomar suplementos de licopeno, pues no se ha demostrado que tengan los mismos efectos que los tomates crudos o cocinados. De hecho, es muy difícil probar el valor de un agente aislado en un alimento, puesto que los alimentos son complejas combinaciones de innumerables ingredientes que han ido evolucionando con los siglos y actuando en conjunción para proporcionar alimento y beneficio a animales y seres humanos.

IV

¿Es el vino la mejor medicina?

Una de las escenas más memorables de la película de Woody Allen, *El dormilón*, se desarrolla en el futuro, dentro de doscientos años, cuando el protagonista, que lleva años durmiendo, se despierta y descubre, alborozado, que se encuentra en un mundo donde las papas fritas se consideran un alimento saludable. Por razones obvias, a los medios de comunicación les encanta publicar historias en las que se desprende que hay un mínimo indicio de que aquello que nos gusta también es bueno para nosotros. Son la clase de historias que nos encantaría que fueran reales, aunque el hecho es que la mayoría entran en la categoría de «Adelgace mientras duerme» y «Las palomitas previenen el cáncer». Pero en muchos casos la prensa no parece necesitar pruebas concluyentes y disfruta publicando estas historias aunque sepa que no son ciertas.

Y sin embargo, resulta que en algunos casos lo son. Los investigadores están descubriendo que muchas de las cosas que hacemos de forma natural, o que algunos productos que disfrutamos consumiendo tienen de hecho, propiedades beneficiosas para la salud. No hay duda de que la posibilidad de que beber una copa o dos de vino tinto al día nos proteja frente a una serie de enfermedades resulta un titular atractivo... y da la casualidad de que también es cierto.

Pero no sólo está el vino. El Zutphen Study, realizado por investigadores holandeses que monitorizaron a alrededor de mil cuatrocientos hombres durante cuarenta años, un periodo de tiempo inusualmente largo, entre 1960 y 2000, concluyó que consumir regularmente una cantidad moderada de alcohol aumentaba la esperanza de vida entre dos y dos años y medio, y que beber vino en particular «disminuía de forma marcada el riesgo de morir de enfermedad cardiaca, ictus u otras causas».

Aparentemente esto es algo que nuestros ancestros ya sabían. El consumo del vino por sus propiedades medicinales se remonta a más de mil quinientos años, cuando Hipócrates recomendaba caldos específicos para tratar unas fiebres o curar heridas, e incluso como complemento a la dieta. El libro impreso sobre vino más antiguo que se conoce lo escribió un médico y se publicó alrededor de 1410. Desde entonces se ha venido citando como cura o tratamiento para numerosas dolencias, más recientemente en octubre de 2008, cuando un científico que analizaba datos procedentes del estudio Kaiser Permanente de ochenta y cuatro mil ciento setenta varones reparó en que los que bebían al menos un vaso de vino al día podían reducir su riesgo de contraer cáncer de pulmón, ¡incluso sin eran fumadores! El Kaiser Permanente lleva más de tres décadas estudiando la relación entre alcohol y salud, en particular las enfermedades cardiacas, y ha reunido una extensa base de datos. Sus estadísticas demuestran que había un dos por ciento menos de riesgo de cáncer de pulmón por cada vaso de vino tinto consumido al mes. De hecho, según el responsable de este estudio, la reducción de riesgo más marcada se dio en varones que fumaban y bebían dos vasos de vino tinto al día: sus probabilidades de sufrir cáncer pulmonar bajaban hasta un asombroso 60 por ciento. Entre los no fumadores la reducción era considerablemente menor, tal vez porque en ellos la incidencia de este tipo de cáncer es también menor, de manera que ni el vino, ni la cerveza ni los licores parecen tener efecto alguno en su salud.

Los resultados de este estudio fascinaron a los medios de comunicación, que se hicieron eco de él con grandes titulares del tipo: «¿Un vaso de vino al día mantiene al médico en la lejanía?». Existen pruebas posteriores que parecen indicar que es así. En 2004, por ejemplo, la revista *Thorax* informaba de que un pequeño estudio realizado en España encontró que el consumo de vino tinto se asocia a una reducción leve pero estadísticamente significativa en la incidencia de cáncer de pulmón.

Según el neumólogo Steve Weinberger, vicepresidente del departamento docente y de publicaciones del American College of Physicians y profesor adjunto de Medicina en la Universidad de Pensilvania, «Mi primera reacción al estudio sobre cáncer de pulmón fue "Vaya... es interesante". Mi segunda reacción fue preguntarme sobre la validez de las conclusiones. Lo primero que buscaría al leer este estudio —cualquier estudio de hecho— es si puede haber otros factores que expliquen la reducción en la incidencia de cáncer de pulmón. A menudo ocurre que, aunque se puedan establecer asociaciones, no existe una relación directa causa y efecto. Por ejemplo, tal vez los sujetos que beben más vino tinto también consumen más fruta y verdura y, por tanto, es su dieta lo que influye en la reducción del riesgo de cáncer».

Puede ser. Pero éstos no son los primeros estudios que encuentran indicios de relación entre un consumo moderado de vino y mejor estado de salud. Puesto que el alcohol y los ácidos que se encuentran en el vino matan a muchos de los patógenos que son peligrosos para el ser humano, ya antes del siglo XVIII los franceses lo consideraban una bebida más saludable que el agua, y teniendo en cuenta las condiciones sanitarias en que vivían, lo más probable es que estuvieran en lo cierto. De lo que no cabe duda es de que el vino tiene propiedades calmantes. Sin embargo, en Estados Unidos durante mucho tiempo —los años de la Prohibición— no se podían realizar estudios sobre los posibles beneficios de ninguna bebida alcohólica. De hecho, ya entrada la década de 1970 el National Institutes of Health rehusó autorizar la publicación de un respetable estudio que demostraba que el consumo moderado de alcohol podía de hecho, reducir la tasa de mortalidad por ataques al corazón hasta un 50 por ciento. Hasta que en 1990, cuando el programa de televisión *60 Minutes* informó de que el vino tinto reducía la tasa de enfermedades cardiacas hasta en un 40 por ciento en el sur de Francia, zona conocida por su dieta rica en colesterol, los científicos no empezaron de nuevo a estudiar las propiedades para la salud de esta bebida.

Y se encontraron con una auténtica mina. Cuando los investigadores del Toronto General Hospital combinaron cincuenta y un estudios epidemiológicos, descubrieron que ingerir hasta dos bebidas alcohólicas al día puede reducir el riesgo de enfermedades cardiacas hasta un 20 por ciento. El Health Professionals Follow-Up Study, que hizo un seguimiento de treinta y ocho mil setenta y siete varones sin enfermedades del corazón y profesionales de la medicina —un grupo de población considerable— durante doce años descubrió que beber una o dos copas de vino tres o cuatro días a la semana reduce las probabilidades de tener un ataque al corazón hasta casi un 32 por ciento.

Un estudio danés que realizó un seguimiento de trece mil ochocientos veinticinco hombres y mujeres durante doce años informó de que aquellos que bebían vino tenían aproximadamente la mitad de probabilidades de morir de enfermedades cardiacas que aquellos que no lo hacían. Otros trece estudios, que incluían un total de doscientos nueve mil cuatrocientos dieciocho sujetos, analizaron específicamente el efecto del vino tinto y concluyeron que había una reducción del 32 por ciento del riesgo de enfermedades del corazón, un 10 por ciento más del derivado de beber cerveza.

Uno de los estudios más prometedores fue el conducido en el Harvard School of Public Health en colaboración con el Beth Israel Deaconess Medican Center, cuyos resultados se publicaron en el número de junio de 2006 de *Archives of Internal Medicine.* Los investigadores concluyeron que los hombres que llevaban una vida sana podían reducir su riesgo de sufrir un ataque al corazón en un 50 por ciento consumiendo una o dos bebidas alcohólicas al día, comparado con hombres también sanos que no bebían nada de alcohol.

Uno de los investigadores a cargo de este estudio era el doctor Ken Mukamal, quien ha dedicado varias décadas a investigar el impacto de estilos de vida y conductas —en especial el consumo de alcohol— en el desarrollo de enfermedades crónicas. A finales de 2008 acudí a una conferencia que dio en Harvard. Tomé notas con gran cuidado y por tanto puedo informar de lo que dijo. Al igual que la mayoría de personas, suelo juzgar el valor de la información basándome en las fuentes. Si escucho algo por televisión, no suelo prestarle demasiada atención. Pero si lo leo en una publicación de prestigio entonces sé que ha sido confirmada por expertos bien informados. Cuando el doctor Mukamal hace una afirmación presto atención, porque es un hombre muy inteligente y sé que no hace aseveraciones que no estén apoyadas en pruebas científicas.

Según el doctor Mukamal, el consumo moderado de alcohol aumenta la densidad ósea, lo que parece ilógico, pero probablemente es cierto. Beber alcohol con moderación también aumenta el colesterol HDL, el llamado colesterol «bueno», y reduce la proteína C-reactiva. Altos niveles de proteína C-reactiva están relacionados con enfermedades cardiacas. El alcohol también reduce los niveles de insulina en ayunas. En pacientes que han sobrevivido a un ataque cardiaco, las fracciones de eyección del ventrículo izquierdo —indicador del flujo sanguíneo— parecen mejorar con un consumo moderado de alcohol, unos efectos que se prolongan hasta un año.

Aunque el grueso de la publicidad se ha centrado en el vino tinto, a juicio del doctor Mukamal estas mejorías se han observado también en otras bebidas alcohólicas, incluida la cerveza y, aleluya, también el whisky. En cuanto a las cantidades y la frecuencia, lo sorprendente es que incluso una bebida al día puede reducir nuestras probabilidades de sufrir un infarto y resulta que es mejor beber una copa al día, es decir, siete bebidas a la semana, que tres el viernes y cuatro el sábado, por ejemplo. De hecho, algunos de los beneficios parecen desaparecer cuando las personas beben más de dos copas al día.

Vaya, vaya. Así que el alcohol previene las enfermedades cardiacas, es bueno para el hígado, mejora nuestra densidad ósea, aumenta nuestros niveles de colesterol bueno y reduce nuestra proteína C-reactiva y nuestros niveles de insulina en ayunas. Si el alcohol fuera un medicamento la gente pagaría fortunas por él. ¿Merece la pena celebrar esta noticia descorchando una botella de vino tinto?

Pues no del todo. Al igual que todo lo demás en la medicina moderna, los beneficios del alcohol han de ser puestos en valor frente a los problemas que puede causar. Además de la cirrosis potencial, según el doctor Mukamal también puede aumentar nuestras probabilidades de contraer cáncer gastrointestinal, de colon y oral. Beber en exceso también causa pancreatitis y una disminución de facultades que puede ser causa directa de accidentes. Los peligros asociados a la bebida están sobradamente documentados. El alcohol consumido con moderación puede ser beneficioso, si se ingiere en grandes cantidades puede ser mortal. La conducción estando ebrio es un gran problema en muchas sociedades. En Estados Unidos mueren a causa de ello más de diecisiete mil personas cada año. Por no hablar de las vidas que cambian para siempre y de las pérdidas materiales multimillonarias.

La edad es también un factor determinante de los beneficios del alcohol en general y del vino en particular. Al menos algunas de las propiedades beneficiosas se limitan a personas de mayor edad, por lo general de más de 50 años. En el caso de las mujeres jóvenes en particular, el alcohol puede de hecho, hacer más mal que bien. Un análisis de más de setenta mil mujeres realizado por el doctor Arthur Klatsky del Kaiser Permanente Medical Care Program encontró que dos o más bebidas alcohólicas al día aumentaban el riesgo de padecer cáncer de mama en un 10 por ciento y que más de tres copas al día lo hacían hasta casi un 30 por ciento. Lo sorprendente es que daba igual si las mujeres bebían vino, cerveza o licores. Irónicamente, tal y como apunta el doctor Klatsky, aunque se ha investigado mucho para encontrar los mecanismos precisos que expliquen estos resultados y circulan varias teorías con fundamento, los científicos no han sido capaces de identificar de manera concluyente la razón de estos beneficios —o estos peligros— para la salud.

«Aunque pensamos que el vino tinto sí protege de las enfermedades del corazón», explicaba el doctor Klatsky, «es probable que esta protección se deba a que el alcohol aumenta los niveles de colesterol HDL —el colesterol bueno—, mejora la circulación sanguínea y reduce el riesgo de diabetes. Pero muy pocas mujeres jóvenes padecen problemas cardiacos, y ninguno de estos mecanismos tiene que ver con el cáncer de mama».

Otro estudio que incluyó a medio millón de mujeres encontró que más de tres bebidas al día aumentan el riesgo de cáncer de colon y rectal en alrededor de un 25 por ciento, así como un aumento algo menor de contraer cáncer de útero, oral, garganta y de hígado. Tal y como apuntaba el doctor Mukamal en su conferencia, los beneficios que la mujer pueda derivar del consumo de alcohol se manifiestan a edades más avanzadas —de hecho, esto es cierto también en el caso de los hombres— de manera que las ventajas de beber alcohol para mujeres jóvenes pueden quedar contrarrestadas por el riesgo de padecer otros problemas de salud.

Cuando un experto en enfermedades pulmonares como el doctor Steve Weinberger lee estos estudios, ¿cómo los aplica en la vida real? «Bien, basándome en la información disponible, yo diría que me siento más cómodo bebiendo un vaso de vino con la cena. No necesariamente vino tinto, aunque sí creo que hay una serie de áreas donde un vaso de vino puede ser especialmente beneficioso. Uno de los problemas es hacer comprender a la gente que más no equivale necesariamente a mejor, en especial cuando se trata de alcohol. Los estudios por lo general no explican que el problema del alcohol es que cuando se abusa de él, genera problemas mucho más graves que cualquiera de sus posibles bondades».

Y ése es de hecho, el problema. Para saber si una afirmación es válida hay que conocer también los estudios negativos, aquellos que no lograron obtener resultados similares a los que generaron los grandes titulares. Existen varios estudios que no han conseguido demostrar los beneficios de beber vino tinto, lo que quiere decir que los resultados de los estudios positivos podrían deberse —tal y como ha sugerido el doctor Weinberger— a otros factores, como la dieta o el ejercicio físico.

Lo sorprendente es que, a pesar de la disparidad de resultados, la American Heart Association (Asociación Estadounidense de Cardiología) ha concluido que: «No existen pruebas científicas de que consumir vino o cualquier otra bebida alcohólica sea un sustitutivo de medidas preventivas convencionales. No se han realizado ensayos de comparación directa para determinar los efectos específicos del vino u otra clase de alcohol en el riesgo de sufrir enfermedades cardiacas o infartos cerebrales»*.

Así pues: ¿reduce el vino tinto las probabilidades de contraer cáncer de pulmón? ¿Previene las enfermedades cardiacas? ¿Deberíamos beber una copa o dos al día?

El doctor Klatsky lo resume así: «En términos de supervivencia, las personas que beben con moderación tienen mejores expectativas que las que no lo hacen», aunque sigue preguntándose si la razón de ello es el alcohol en sí o los estilos de vida relacionados con el consumo del mismo.

Aunque tal y como están las cosas, quizá sea mejor seguir el consejo personal del doctor Weinberger: tomar una copa de vino en la cena y disfrutar de ella. Tenga o no valor preventivo frente a posibles enfermedades, es indudable que hará nuestra comida más placentera.

* Existe una opinión favorable al consumo razonable de vino por sus múltiples virtudes. Incluso relacionadas con el alzhéimer. El doctor Bayés, catedrático y director del Departamento de Cardiología y Cirugía Cardiovascular del Hospital de San Pablo de Barcelona, afirma que son numerosos los estudios que señalan y demuestran que el consumo moderado de vino reduce el riesgo de enfermedad coronaria y de accidente cerebral.

El consejo del doctor Chopra

Hombres y mujeres mayores de 50 años pueden beneficiarse de disfrutar de una copa de vino u otro alcohol al día. Estos beneficios son particularmente pronunciados para la salud cardiovascular. Pero en mujeres más jóvenes el consumo de un vaso o más de vino al día está asociado a un riesgo mayor de contraer una serie de enfermedades graves. Y aunque las pruebas científicas que se disponen de los efectos terapéuticos del alcohol en hombres más jóvenes no son concluyentes en ninguno de los dos sentidos, no cabe duda de que el exceso de bebida puede ser la causa de numerosos problemas médicos y de conducta.

V

Frutos secos para un corazón sano

Aunque los frutos secos han sido parte esencial de la dieta de la humanidad durante casi ochocientos mil años, hace poco que los científicos han empezado a comprender que tomarlos en cantidad es una de las decisiones nutricionales más inteligentes que existen. Puesto que la mayoría de nosotros damos por buena la teoría de que si algo sabe bien debe ser malo para la salud, la noticia de que los frutos secos deberían formar parte de una dieta sana nos ha llegado como una sorpresa agradable.

Por definición, los verdaderos frutos secos son la semilla de una fruta rodeada de una cáscara dura, que hay que romper para llegar a la parte comestible. Así que el cacahuete, el más popular de los frutos secos, es en realidad una legumbre —el pariente pobre de los guisantes o las habas— antes que un fruto seco. Los frutos secos se dan en climas templados en todo el mundo. Las cifras sobre cuántas clases de frutos secos existen en total varían; van desde cincuenta hasta más de mil variedades sólo de pacanos o nogales americanos. La mayoría crecen en árboles; los nogales brasileños miden hasta cuarenta y cinco metros, tienen dos metros y medio de diámetro y pueden vivir más de quinientos años; los pacanos pueden vivir hasta mil años, pero el cacahuete crece bajo tierra. Los frutos secos han sido un alimento popular desde que se tiene noticia. En la Biblia, por ejemplo, Jacob envió la fruta del árbol del pistache a Egipto como regalo para José. Hace tres mil quinientos años los incas incluían cacahuetes en sus ritos ceremoniales de modo que el muerto tuviera algo que comer en su viaje al más allá y algunas tribus americanas creían que el pacano era la encarnación viva del Gran Espíritu, mientras que los griegos y romanos consideraban a los piñones afrodisiacos. George Washington plantó varios pacanos que le había regalado Thomas Jefferson en Mount Vernon. Los cacahuetes llegaron a América desde África en un barco de esclavos y alimentaron a los ejércitos del Norte y del Sur durante la guerra de Secesión. Hoy continúan siendo uno de los aperitivos más populares del mundo así como un ingrediente habitual en numerosos platos. El coco tiene la semilla más grande que se conoce, y aunque técnicamente es una drupa —es decir, un fruto carnoso que rodea a una semilla, como el melocotón—, antes que un fruto seco, de hecho, es uno de los más populares, y controvertidos.

Pero a lo largo de la historia, aunque las civilizaciones eran conscientes de que los frutos secos eran un alimento sabroso y de variados usos —desde cuencos hasta moneda de cambio— no se sabía hasta qué punto eran saludables. De hecho, durante mucho tiempo en Estados Unidos se les consideraba perjudiciales por su alto contenido en grasa. Tal y como se ha demostrado, las grasas monoinsaturadas y poliinsaturadas contenidas en la mayoría de frutos secos son muy beneficiosas. Los frutos secos son como farmacias en miniatura; sus compuestos químicos incluyen proteínas, fibra, grasas poliinsaturadas omega 3, fitonutrientes y antioxidantes como vitamina B y E, selenio y magnesio.

Los médicos no fueron conscientes del potencial nutritivo de los frutos secos hasta 1992 con la publicación del Adventist Health Study. Investigadores en la Universidad de Loma Linda, en California, realizaron una investigación prospectiva de cohorte —lo que quiere decir que hicieron un seguimiento de un grupo grande de individuos con características similares durante un periodo de tiempo prolongado— que incluía a treinta y un mil doscientos ocho mormones blancos californianos y no hispanos. Al principio del estudio compilaron información exhaustiva sobre la dieta de estos individuos así como sobre otros factores de riesgo coronario, lo que les permitió subdividirlos en grupos más pequeños de acuerdo al estilo de vida que llevaban o a su estado de salud. Los participantes debían consumir frutos secos de acuerdo a diferentes calendarios. Alrededor de una tercera parte de ellos comieron cacahuetes, el 29 por ciento, almendras; el 16 por ciento, nueces, y el 23 por ciento, una combinación de varios frutos secos. Los resultados fueron concluyentes. «Los sujetos que consumían frutos secos [...] más de cuatro veces a la semana [...] presentaban menos factores de riesgo coronario».

«Estos resultados se observaron en casi todos los dieciséis subgrupos de participantes», que incluían hombres y mujeres de todas las edades y pesos, así como personas que hacían ejercicio de forma regular o no lo hacían nunca. No parecía haber diferencias apreciables en los resultados en función de los frutos secos que comieran. Los participantes que consumían este alimento todos los días tenían hasta un 60 por ciento menos de ataques al corazón que los que los consumían menos de una vez al mes.

Otros estudios más modestos han arrojado resultados idénticos o similares. Entre ellos está el del Iowa Women's Health Study, realizado en 1990, que concluyó que las mujeres posmenopáusicas que comían frutos secos cinco veces a la semana reducían su riesgo de enfermedades coronarias en más de un 50 por ciento.

Cualquier duda sobre la importancia del papel de los frutos secos en la prevención de enfermedades del corazón quedó definitivamente despejada en 1998 con la publicación de los resultados del Nurses' Health Study. Éste es el estudio epidemiológico a largo plazo más extenso realizado sobre salud femenina. Empezó en 1976 y desde entonces ha seguido a ciento veintiún mil setecientas enfermeras colegiadas, aunque el factor de la dieta no se añadió hasta 1980. El estudio con cohorte sobre los beneficios de los frutos secos siguió a ochenta y seis mil dieciséis mujeres durante dieciocho años y descubrió que «el consumo frecuente de frutos secos se asociaba a menores probabilidades de contraer enfermedades coronarias mortales y a infarto de miocardio no mortal». Las pruebas acumuladas eran tales que en 2003 la FDA autorizó que en los paquetes de frutos secos se incluyera la frase: «Los experimentos científicos sugieren, aunque no demuestran, que comer cuarenta gramos (el equivalente a un puñado) de frutos secos como parte de una dieta baja en grasas saturadas y en colesterol puede reducir el riesgo de enfermedades cardiacas».

Se han seguido realizando estudios para matizar esta información. Los resultados de uno conducido en España en 2008 concluyeron que una dieta mediterránea con frutos secos podía ser más beneficiosa para pacientes de corazón que la de aceite de oliva. Los mil doscientos participantes incluían a setecientas cincuenta y una personas con síndrome metabólico, lo que quiere decir que presentaban tres o más factores de riesgo de padecer enfermedades cardiacas. Se dividieron en dos grupos: uno bajo en grasas a los que simplemente se aconsejó cómo reducir las grasas en sus comidas; otro que debía seguir una dieta mediterránea, lo que implicaba aumentar su ingesta de pescado, frutas y verduras, sustituir la carne blanca por la roja y cocinar con aceite de oliva. Uno de esos dos grupos también consumió raciones extra de frutos secos, mientras que el otro tomaba cuatro o más cucharadas de aceite de oliva al día.

Al cabo de un año el grupo que comía frutos secos tenía un 48 por ciento menos de síntomas, comparado con un 43 por ciento de aquellos que tomaban más aceite oliva; la reducción era menor en aquellos que habían seguido una dieta baja en grasas.

Aunque los estudios han demostrado que comer frutos secos es bueno para el corazón, ya que reduce el riesgo de infarto entre un 25 y un 50 por ciento, hay pruebas añadidas de que los frutos secos pueden tener otras propiedades positivas. Por ejemplo, una división del Nurses' Health Study investigó la relación entre comer frutos secos y la diabetes tipo II y encontró que consumir frutos secos o mantequilla de cacahuete «sugería los beneficios potenciales de consumir más frutos secos o mantequilla de cacahuete a la hora de reducir el riesgo de diabetes tipo II en mujeres». De hecho, para las mujeres que tomaban una ración entera de frutos secos cinco o más veces a la semana el riesgo se reducía en un 27 por ciento e incluso en aquellas mujeres que sólo los consumían una vez por semana se daba una reducción del 8 por ciento. Obviamente, en las mujeres que no comían frutos secos no se observó reducción alguna en su riesgo de contraer diabetes tipo II.

Los frutos secos también parecen reducir el riesgo de una serie de problemas médicos, incluida la demencia senil, la degeneración de mácula, la hipertensión e incluso ciertos tipos de cáncer. En 2004 la revista *Cancer Epidemiology Biomarkers & Prevention* informó de un estudio prospectivo europeo que incluía a casi medio millón de personas que mostraba que las mujeres que añadían frutos secos a su dieta aumentaban de forma significativa su protección frente al cáncer de colon. Hay indicios de que añadir frutos secos a nuestra alimentación puede prolongar nuestra esperanza de vida en dos años. Y aunque conocemos los beneficios, como ocurre en muchas otras situaciones, seguimos sin comprender del todo las razones. Desde luego uno de los motivos por los que los frutos secos son buenos frente a enfermedades del corazón es que la mayoría de ellos, incluso el pistache, tienen un alto contenido en proteínas y grasas insaturadas que, se sabe, ayudan a reducir el colesterol malo, el LDL. Investigadores de la Universidad Estatal de Pensilvania llevaron a cabo un pequeño estudio sobre los efectos del pistache en la reducción del colesterol simplemente añadiendo este fruto a una dieta y comprobaron que dos raciones al día reducían los niveles en un 12 por ciento.

Las preguntas más frecuentes son qué frutos secos son los más saludables y qué cantidad de ellos deberíamos consumir. Considerando las investigaciones realizadas, la respuesta parece ser que cualquiera de los frutos más comunes proporciona los beneficios nutricionales, aunque probablemente lo mejor sea consumir distintas variedades. Las nueces son una buena fuente de omega-3, por ejemplo, y un estudio español de pequeñas dimensiones realizado en 2004 concluyó que cuando reemplazan otras grasas monoinsaturadas en una dieta mediterránea, reducen el nivel total de colesterol y el de colesterol LDL de manera significativa. Las almendras, las nueces de macadamia y las pacanas también rebajan el colesterol y son altas en nutrientes. Las pacanas contienen diecinueve vitaminas diferentes y minerales e investigadores de la Universidad Estatal de Nuevo México concluyeron que añadirlas a la dieta puede reducir el colesterol malo hasta en un 6 por ciento. Las nueces de Brasil contienen un alto porcentaje de selenio el cual, según un estudio de la Universidad de Illinois, también puede reducir la incidencia de cáncer de mama.

Entre las escasas excepciones a esto figuran las nueces de macadamia, que al parecer contienen más grasas saturadas perjudiciales para el corazón que otros frutos secos. Y tal vez también el coco. La polémica del coco parece el título de una mala película antes que un dilema nacional. Los cocos que se caen de los árboles matan a alrededor de ciento cincuenta personas al año, pero tal vez no sea ése su principal peligro. El aceite de coco tiene un alto contenido en grasas saturadas y poco saludables, que aumentan los niveles de colesterol, lo que puede conducir a ataques al corazón. De manera que durante mucho tiempo los médicos han aconsejado a sus pacientes que limiten su ingesta de aceite de coco. Al mismo tiempo, los cocos también son una importante fuente de fibra y minerales, así como el componente de medicamentos empleados para tratar gran variedad de enfermedades. De hecho, en muchas partes del mundo ha formado parte de la dieta básica, sin causar por ello los problemas que suelen presentarse cuando hay niveles altos de grasas saturadas. Parece ser que las grasas saturadas contenidas en el aceite de coco son únicas, y no afectan al colesterol. Aunque la American Heart Association continúa aconsejando a la gente a «mantenerse alejada del [...] aceite de coco», puede haber beneficios nutricionales en su consumo. Así que probablemente el mejor consejo es limitar su ingesta hasta que se hayan realizado nuevas investigaciones.

Otra pregunta sin contestar cuando se habla de frutos secos es ¿qué cantidad es la saludable? Personalmente, suelo consumir una bolsita de frutos secos variados —anacardos, pistaches y cacahuetes— prácticamente a diario, en el coche, cuando viajo del trabajo a casa. Como en todo, la moderación es la clave. Los frutos secos pueden ser un buen sustituto de otros tentempiés, pero cuanto mayor sea la frecuencia con que los tomemos, más se beneficiará nuestra salud.

Tal vez la principal razón por la que no hay más gente que incluya los frutos secos en su dieta habitual, es que, por su alto contenido en grasa, les haga ganar peso. Treinta gramos de frutos secos contienen entre ciento sesenta y doscientas calorías y veintidós gramos de grasa. Pero hasta ahora las pruebas parecen desdecir esto; las grasas que más abundan en los frutos secos son las mono y poliinsaturadas, y la mayoría de las investigaciones indican que las personas que consumen estos alimentos pesan menos que las que no lo hacen. Los participantes en el Nurses' Health Study que consumían frutos secos con frecuencia por lo general pesaban menos de media que las que nunca comían cacahuetes, pero consumir cacahuetes o almendras durante seis meses resultaba en un ligero aumento de peso, pero que en todo caso se veía contrarrestado por los beneficios potenciales. De hecho, en 2003 el *American Journal of Clinical Nutrition* informó de que no existe relación entre comer frutos secos y el aumento del índice de masa corporal.

Al menos hay una razón que los expertos en nutrición conocen desde hace tiempo: los cacahuetes, por ejemplo, porque su alto contenido en fibra tiene un efecto saciante, es decir, reduce el apetito. De hecho, una de las recomendaciones generales para la gente que hace régimen es tomar un puñado de cacahuetes —unos diez— o una cucharada de aceite de cacahuete media hora antes de las comidas. Sacian y por ello se come menos.

Así que, después de todo, los frutos secos no son tan malos.

El consejo del doctor Chopra

Todos los frutos secos, con la excepción de las nueces de macadamia y tal vez los cocos, que contienen grasas saturadas, son de lo más saludable y pueden ayudar a combatir muchas enfermedades, desde cardiacas hasta la diabetes. También pueden ayudarnos a perder peso por sus efectos saciantes. Los temores expresados recientemente de que los aceites procedentes de los frutos secos y del coco sean perjudiciales para salud parecen no ser ciertos.

VI

¿El pescado es sano o su contenido en mercurio lo hace peligroso?

A mediados de diciembre de 2008 Jeremy Piven, estrella de la serie televisiva *El séquito*, anunció que tenía que abandonar el espectáculo de Broadway *Speed the Plow* porque su nivel de mercurio era seis veces superior al considerado normal o saludable, algo que su médico achacaba a comer demasiado sushi e infusiones chinas, que le estaban haciendo enfermar. La respuesta incrédula del dramaturgo David Mamet a estas declaraciones fue: «Tengo entendido que [Piven] ha decidido abandonar el mundo del espectáculo para trabajar de termómetro». Pero la noticia suscitó una preocupación renovada por el contenido potencialmente tóxico de mercurio en el pescado.

Aunque algunas personas han sugerido que no fue ésta la verdadera razón por la que Piven abandonaba la obra, desde luego es posible. La admisión pública de que el pescado contaminado por mercurio puede ser mortal al parecer comenzó en Japón en la década de 1950, cuando ciento once personas en Minatama resultaron envenenadas después de que un vertido químico saturara prácticamente de mercurio los peces de la costa de la localidad. En 1965 otros ciento veinticinco japoneses sufrieron envenenamiento por mercurio después de un vertido similar ocurrido en Niigata. Pero la creencia de que el envenenamiento por mercurio podía estar causado por peces pescados en el océano se vio reforzada a principios de la década de 1970 cuando diez mil iraquíes murieron y otros seis mil fueron hospitalizados —según algunas versiones de la historia otras diez mil sufrieron daños cerebrales— supuestamente por comer pescado contaminado de mercurio. El secretismo del régimen de Sadam Husein hizo imposible obtener cifras precisas, pero desde luego cientos de miles de personas resultaron envenenadas. Aunque más tarde se demostró que el mercurio se había empleado como fungicida en grano importado desde México y que estaba destinado a cultivos pero se usó en su lugar para hacer pan, la convicción de que comer pescado podía ser perjudicial se arraigó y no ha desaparecido por completo.

Existen pruebas abrumadoras de que el pescado es uno de los alimentos más sanos que existen y que incorporarlo a una dieta normal es algo seguro. Investigaciones sobre el valor nutricional del pescado empezaron con la observación de que pueblos tan diversos como los esquimales de Groenlandia o los habitantes de Tokio tienen una incidencia inusualmente baja de ataques al corazón. Entre las pocas cosas que estos pueblos tienen en común es que el pescado desempeña un papel destacado en su dieta. Para investigar los efectos de una dieta rica en pescado en las enfermedades cardiacas, investigadores de la ciudad de Zutphen, en Holanda, hicieron un seguimiento de ochocientos cincuenta y dos varones —que no presentaban síntomas de enfermedad coronaria— durante veinte años. Tal y como se informó en 1985 en el *New England Journal of Medicine*, encontraron que los hombres que comían al menos treinta gramos de pescado al día reducían sus probabilidades de morir de una enfermedad del corazón en un 50 por ciento. Los investigadores concluyeron que comer pescado una o dos veces a la semana puede ayudar a la prevención de enfermedades coronarias.

Este descubrimiento, con el tiempo, se vio confirmado por numerosos estudios. El primer ensayo clínico aleatorio controlado para probar esta hipótesis se realizó en Cardiff, Gales. Investigadores siguieron a dos mil varones supervivientes de infarto de miocardio durante dos años y demostraron que aquellos que consumían trescientos gramos de pescado a la semana o tomaban complementos de aceite de pescado reducían sus probabilidades de morir de enfermedad cardiaca en un tercio, y de morir de cualquier otra enfermedad, en un 28 por ciento.

Un estudio de mayor envergadura patrocinado por el National Institutes of Health, en el que cuarenta y tres mil varones fueron monitorizados durante doce años, fue conducido en el Harvard's School of Public Health. Los resultados, publicados en 2002 en el *Journal of the American Medical Association*, mostraban que hombres que consumían incluso una cantidad pequeña de pescado reducían su riesgo de infarto en un 40 por ciento. Más sorprendente incluso fue comprobar que en los participantes que decían consumir pescado sólo dos o tres veces al mes se observaban los mismos beneficios preventivos que en aquellos que lo consumían cinco veces a la semana.

Otro estudio publicado en *JAMA* revelaba que las mujeres que comían pescado cinco veces a la semana reducían sus probabilidades de morir de una enfermedad cardiaca frente a las que lo consumían sólo una vez al mes en un 45 por ciento. Y el Physician's Health Study, conducido en el Brigham and Women's Hospital de Boston, que siguió a veinte mil quinientos cincuenta y un médicos varones, «sugiere que el consumo de pescado al menos una vez a la semana puede reducir el riesgo de muerte repentina por infarto en hombres» en más de un 50 por ciento. Un análisis cuantitativo realizado en el Center for Risk Analysis en el Harvard School of Public Health publicado en 2005 «calculaba que consumir pequeñas cantidades de pescado está asociado a una reducción del 17 por ciento en la tasa de mortalidad por enfermedades coronarias, y cada ración adicional por semana se asociaba a una reducción del 3,9 por ciento. El consumo de pequeñas cantidades de pescado se asociaba a reducciones del riesgo de infarto de miocardio no mortal en un 27 por ciento».

No podemos dejar de citar otros estudios que mostraban escasa o ninguna reducción en la incidencia de enfermedades coronarias como resultado de comer pescado. De hecho, el Physicians' Health Study de 1995 informaba de que estos datos «no apoyan la hipótesis de que el consumo moderado de pescado reduzca el riesgo de padecer enfermedades cardiovasculares», aunque sí extrañamente se asociaba a una reducción de la tasa general de mortalidad. De manera similar, el Health Professionals' Follow-Up Study monitorizó a casi cuarenta y cinco mil profesionales varones de la medicina durante seis años y no encontró relación entre comer pescado y enfermedades del corazón, aunque una vez más concluyó que los hombres que comían pescado tenían una tasa de mortalidad menor. Algunos investigadores tienden a subestimar los resultados de estos estudios por varios motivos, incluido el hecho de que algunos de ellos sólo incluían una pequeña cantidad de sujetos que no comían pescado, o bien se había hecho con grupos de población que ya tenían un nivel alto de consumo de pescado cuando empezó el estudio, o simplemente porque tenían en cuenta otras clases de pescado. Por ejemplo, un importante estudio europeo incluía únicamente a individuos que habían sobrevivido a ataques al corazón, y es posible que aquellos que no sobrevivieron comieran menos pescado. Pero la conclusión generalmente aceptada es que incluir determinadas especies de pescado en nuestra dieta reduce de manera considerable nuestras probabilidades de sufrir enfermedades cardiacas.

Experimentos posteriores descubrieron que los ácidos grasos omega-3, que los seres humanos no producen de forma natural, son la base de esta protección. Aunque la razón de que el omega-3 tenga este efecto en la salud cardiovascular no se ha encontrado todavía, numerosos ensayos clínicos y estudios epidemiológicos han demostrado que es muy efectivo a la hora de prevenir ataques al corazón y algunos tipos de infarto. También parece proporcionar beneficios adicionales para la salud: por ejemplo, algunos estudios han demostrado que el omega-3 aparentemente brinda protección frente a la arritmia, el latido cardiaco irregular, y también puede constituir una defensa ante la artritis y la hipertensión. Experimentos de laboratorio realizados en Manchester, Inglaterra, encontraron que las grasas omega-3 bloqueaban la diseminación de células de próstata cancerosas. Además de en el pescado, el omega-3 se encuentra en la caza, en la carne de animales de granjas orgánicas, en verduras de hoja oscura, algas, nueces o simplemente en determinados complementos alimenticios.

Dado lo abrumador de las pruebas parecería obvio que todos deberíamos comer al menos una ración de pescado al día. Y es aquí donde el miedo al envenenamiento por mercurio se convierte en un problema. Por desgracia hay muchas personas convencidas hasta tal punto de que este peligro es real que se niegan a comer pescado.

Existen pocas dudas acerca del hecho de que el pescado sí contiene metilmercurio, que se ha filtrado en lagos, ríos y océanos procedente de vertidos industriales y de la minería, y está comprobado que altas concentraciones de mercurio pueden causar graves problemas médicos. Entre otros figuran problemas de oído y visión, falta de coordinación y vértigo. También se han dado casos extremos de desórdenes neurológicos en fetos y bebés, y puede llegar a ser un problema incapacitador. En cantidades elevadas puede ser letal. No cabe duda de que el pescado es la mayor fuente de mercurio de nuestra dieta. Y aunque esto suene inquietante, lo cierto es que la pregunta que requiere contestación es ¿qué cantidad de mercurio ingerimos realmente cuando comemos pescado y puede esa cantidad constituir una amenaza para nuestra salud?

Dicho en palabras sencillas, estamos ante uno de los malentendidos médicos más flagrantes. En contra de lo que la gente cree, hay pocos indicios de que consumir cantidades moderadas de pescado pueda causar problemas físicos o psicológicos. De hecho, basándonos en los niveles de mercurio presentes normalmente en el pescado sería muy difícil que alguien pudiera envenenarse. Jeremy Piven fue la excepción (¡afirmó que llevaba veinte años comiendo pescado crudo a diario!). Científicos de la Universidad de Rochester, del estado de Nueva York, los mismos que informaron de los peligros derivados del envenenamiento de mercurio en Irak a principios de la década de 1970, llevan haciendo un seguimiento de seiscientos cuarenta y tres niños en las Seychelles desde su nacimiento en 1989 y 1990. Según *The Lancet*, los residentes de este país suelen consumir los mismos pescados que son más populares en Estados Unidos, pero cuentan con el índice de consumo de pescado per cápita más alto del mundo. De hecho, las mujeres de Seychelles tienen una media de seis veces más cantidad de mercurio en su organismo que la mayoría de las estadounidenses, lo que ha despertado alarmas por la posibilidad de que puedan contagiarlo a sus hijos. Al parecer, cuando los científicos pusieron en marcha el Seychelles Development Study, patrocinado por el NIH y la FDA, esperaban encontrarse altos niveles de mercurio en los niños, lo que estaría en consonancia con la cantidad de pescado consumido habitualmente por sus madres. Estos niños, cuya dieta incluye al menos diez veces la cantidad de pescado que comen los niños estadounidenses, fueron sometidos a gran variedad de pruebas para medir sus funciones cognitivas, neurológicas y de conducta. El resultado fue básicamente que no había relación entre la cantidad de pescado ingerido y su rendimiento en estas pruebas.

Desde luego es posible que un grupo de población cuya dieta tradicional incluya una cantidad sustancial de pescado haya desarrollado determinadas respuestas inmunes, o que los efectos de la excesiva exposición al mercurio no se manifiesten hasta la adolescencia, de forma que este estudio llamado «longitudinal» aún no ha terminado, pero otros estudios han corroborado de forma consistente su conclusión básica, a saber, que no hay ningún peligro de envenenamiento por mercurio en consumir una cantidad moderada de pescado. Por ejemplo, otro estudio sobre los beneficios para la salud del pescado realizado por el Harvard Institute of Public Health realizó el seguimiento de cuarenta mil doscientos treinta varones profesionales de la salud que completaron cuestionarios durante dieciocho años. Dicho estudio, que se inició en 1986, concluyó que «ni el pescado ni el consumo de ácidos grasos omega-3 se asociaba de manera significativa a un riesgo mayor de enfermedades crónicas graves» y que una o dos raciones de pescado a la semana reducían las probabilidades de padecer enfermedades cardiovasculares en un 15 por ciento. Por último, «el consumo modesto de pescado no se asociaba al cáncer en general».

En suma, incluso si nos fiamos de aquellos estudios que no sugieren grandes beneficios de comer pescado, apenas hay pruebas que demuestren que el mercurio que podamos ingerir al consumir cantidades moderadas de pescado pueda causar problemas de salud en adultos o niños.

Así pues, ¿cuánto pescado y de qué clase debemos comer para obtener los máximos beneficios y los mínimos riesgos para nuestra salud? Bien, resulta que el mercurio no es el problema más importante aquí. Algunos pescados tienen un contenido en contaminantes ambientales, en especial bifenilos policlorados y dioxinas. Teniendo en cuenta este hecho, un consejo de expertos convocado por el Harvard Center for Risk Analysis, un grupo que se dedica a sopesar beneficios y peligros potenciales, informó de que «el consumo de cualquier tipo de pescado reduce de forma significativa el riesgo relativo (de enfermedades cardiacas derivadas) comparado con no consumir pescado en absoluto, con la posibilidad añadida de que la reducción en el riesgo de enfermedades cardiacas derivada de comer pescado contrarresta con mucho el riesgo de mortalidad por intoxicación de mercurio, cáncer u otras dolencias».

No existe un conjunto de recomendaciones universalmente aceptadas sobre cuánto pescado deberíamos consumir y con qué frecuencia, pero muchas agencias gubernamentales se han pronunciado al respecto. Las directrices en cuanto a alimentación de la American Heart Association (Asociación estadounidense de salud cardiaca) recomiendan a los adultos consumir pescado al menos dos veces por semana, en especial pescados grasos como el salmón, el arenque o la caballa. Por desgracia el pescado frito que se sirve en restaurantes y establecimientos de comida rápida no cuenta, y debería evitarse su consumo, pues tienen muy poco contenido en omega-3 y en cambio un exceso de ácidos grasos *trans*.

La FDA y la Agencia de Protección Ambiental, aunque señalan que «para la mayoría de las personas, el riesgo de ingerir mercurio consumiendo pescado o marisco no constituye motivo de preocupación», aconseja a las mujeres que estén embarazadas o puedan estarlo que eviten comer «pez espada, tiburón, caballa o blanquillo por su alto contenido en mercurio». En su lugar recomiendan pescados comercializados bajos en mercurio como gamba, salmón, bagre, abadejo y atún claro en conserva. Además, las sardinas tienen propiedades muy saludables. Además de sus bajos niveles de mercurio, son ricas en ácidos grasos omega-3 y contienen vitamina D_3, calcio y proteína. Aunque tienden a tener niveles altos de colesterol*.

Lógicamente, los pescados de mayor tamaño que ocupan los puestos más altos en la cadena alimentaria tienen niveles mayores de colesterol, aunque tampoco esos niveles pueden considerarse peligrosos. Debido a que los lagos, los ríos y las áreas costeras pueden estar contaminados, las agencias federales también sugieren que las mujeres embarazadas o que estén amamantando limiten su ingesta de pescado no comercializado a ciento ochenta gramos a la semana, y añaden que durante esa semana no deben tampoco consumir otra clase de pescado.

Según el Departamento de Salud de California, entre los pescados, mariscos y moluscos que contienen menos mercurio están el bagre, el abadejo, el salmón, la gamba, la vieira y la tilapia, siempre que procedan de piscifactoría. Hay una regla razonable que se puede seguir y es que un pez lo suficientemente pequeño para caber en una sartén no contendrá una cantidad peligrosa de mercurio. Pero si todavía nos preocupa comer pescado —aunque sepamos que es seguro— y queremos beneficiarnos del omega-3, existen numerosas marcas de suplementos alimenticios a base de pescado en el mercado. La American Heart Association sugiere que las personas que no comen pescado de forma regular deberían considerar tomar estos suplementos, y en su página web da instrucciones sobre las dosis adecuadas. En un estudio realizado con once mil trescientos supervivientes de ataque al corazón publicado en *The Lancet*,

* Las recomendaciones de la Unión Europea son similares: los niños pequeños, las mujeres embarazadas o que deseen concebir y las que estén amamantando no deberían comer más de cien gramos semanales de pez espada o tiburón, dosis que excluyen más pescado esa semana. El atún, no más de dos veces por semana.

aquellos individuos que tomaban alrededor de ochocientos cincuenta miligramos de complementos con omega-3 al día reducían su riesgo de mortalidad en un 20 por ciento y de parada al corazón en un 45 por ciento. Además, al añadir omega-3 a su dieta en los tres o cuatro años después de haber sufrido el infarto aumentaban sus posibilidades de no sufrir otro hasta en un 30 por ciento. La revista *Circulation* informó de un estudio similar realizado con varones que habían sobrevivido a un ataque al corazón; uno de los grupos tomaba un gramo de complementos de aceite de pescado al día y el otro grupo tomaba placebo. Aquellos que tomaban la pastilla redujeron sus probabilidades de morir por parada cardiaca en un 53 por ciento. El problema de tomar el omega-3 en complementos es que la industria que fabrica estos productos no está regulada en Estados Unidos, por lo que no existe manera de saber si lo que dice en la etiqueta se corresponde realmente con el contenido en omega-3 del producto.

Está claro que los complementos alimenticios proporcionan casi los mismos beneficios que comer pescado, y varios estudios han señalado que consumirlos no encierra ningún peligro. La FDA informa de que los complementos alimenticios a base de aceite de pescado «pueden en general considerarse seguros», pero aconseja no tomar dosis demasiado elevadas. Más de tres gramos al día puede aumentar el riesgo de hemorragia cerebral. Mientras que un gramo al día se considera una dosis segura y la mayoría de los complementos contienen menos de eso, puede ser aconsejable no tomarlo aquellos días en que se consume pescado especialmente rico en omega-3.

El consejo del doctor Chopra

Coman pescado dos veces a la semana y no se preocupen por la posible intoxicación por mercurio. Numerosos estudios han probado las propiedades del pescado para combatir las enfermedades cardiacas y, aunque contiene mercurio, las cantidades son demasiado pequeñas como para suponer un problema. El ácido graso omega-3 contenido en el pescado proporciona protección frente a enfermedades coronarias y fallo cardiaco. Aunque es posible obtener esta protección de complementos alimenticios a base de omega-3, es preferible comer pescado. Para curarnos en salud hay que comprar siempre pescados lo suficientemente pequeños como para que quepan en una sartén, pues suelen tener un contenido menor en mercurio.

VII

¿Son las especias beneficiosas desde el punto de vista médico?

Las especias pueden no ser lo que mueve el mundo, pero desde luego sí ayudaron a demostrar que es redondo. Su historia es larga y rica. Hace más de cinco mil años los egipcios las empleaban para todo, desde aromatizar alimentos hasta embalsamar a los muertos. Las legendarias rutas comerciales del mundo antiguo se establecieron en un primer momento para facilitar el comercio de especias. Muchos de los viajes de los exploradores europeos estuvieron motivados por el interés por la búsqueda de nuevas rutas marítimas que condujeran a las especias orientales. De hecho, Cristóbal Colón descubrió el Nuevo Mundo cuando navegaba hacia el oeste con la esperanza de encontrar una nueva ruta a las islas Molucas o de las Especias.

En aquellos tiempos remotos las especias eran una de las mercancías más preciadas: por el control de su comercio se declararon guerras; por ellas se construyeron y desaparecieron vastos imperios y fortunas familiares y muchas economías nacionales dependían de ellas. Además de su uso básico para añadir sabor a los alimentos, se empleaban para innumerable propósitos medicinales, incluso como afrodisiacos que supuestamente curaban la impotencia o aumentaban la fertilidad. Y a pesar de todos los avances médicos de que disfrutamos hoy día, muchas empresas siguen amasando grandes beneficios comercializando especias por sus supuestas propiedades para la salud.

Se calcula que hay más de trescientas cincuenta especias que se han empleado en la historia de Estados Unidos con fines medicinales así como para aliñar alimentos. Antes del descubrimiento de los modernos medicamentos se consideraban tratamiento esencial para todo, desde dolores de estómago a «molestias propias de la mujer». Aunque con el tiempo fueron siendo reemplazadas por medicamentos testados clínicamente, muchas personas continuaron considerando las especias una medicina popular. Tengo un amigo al que le gusta contar la historia de un muchacho con dolor de oídos a quien un anciano vecino aconsejó ponerse un diente de ajo en la oreja. Unas horas más tarde el dolor de oídos había desaparecido... y por fortuna a los médicos de urgencias no les costó demasiado trabajo extraer el ajo del conducto auditivo del joven.

Canela

Con la creciente popularidad de la medicina natural se ha renovado el interés por las especias en el tratamiento de dolencias comunes, y los investigadores han empezado a realizar estudios sobre su efectividad. La canela es la capa interna que recubre la corteza de un árbol de hoja perenne que crece sobre todo en Sri Lanka, antes Ceilán. Los chinos apreciaban mucho la canela y escribieron numerosos tratados sobre ella hace más de cuatro mil años. Aparece mencionada en la Biblia, y en el primer siglo después de Cristo el historiador romano Plinio el Viejo señaló que la canela era mucho más valiosa que la plata. Según una leyenda, los árabes, quienes la introdujeron en Occidente, afirmaban obtenerla en pantanos, dentro de nidos ¡custodiados por serpientes y murciélagos! En la actualidad sin embargo, se alaban sus supuestos poderes antiinflamatorios, su condición de agente fungicida que puede ayudar a controlar la diabetes tipo II, bajar el colesterol y los triglicéridos, servir de afrodisiaco e incluso mejorar la memoria.

Aunque no hay duda de que añade chispa a los platos que acompaña, las propiedades medicinales de la canela están aún por confirmarse. Uno de los estudios que más expectación despertó fue el realizado por la NFPW, la Universidad Agrícola de Pakistán en 2003 y que después se publicó en *Diabetes Care*, una revista de probada solvencia. En dicho estudio sesenta pakistaníes con diabetes tipo II fueron divididos en seis grupos y durante sesenta días se les administró canela en distintas cantidades o placebo. Los investigadores se basaron en la glucosa basal, el colesterol LDL, los triglicéridos y el colesterol total. Aunque no se observaron cambios en los sujetos que habían tomado placebo, en el grupo de la canela la glucosa basal y los triglicéridos se redujeron en un 25 por ciento. El colesterol LDL se redujo entre un 7 y un 27 por ciento y los niveles de colesterol total también disminuyeron de forma significativa. Pero lo más desconcertante de estos resultados —y lo que los hace un tanto sospechosos— fue que los efectos de la canela se prolongaron durante casi tres semanas después de terminado el estudio. «Es algo extraño», comentó el doctor Frank Sacks, profesor de nutrición en la Harvard School of Public Health. «No conozco ningún fármaco cuyos efectos persistan durante veinte días».

La comunidad médica respondió a la publicación de este estudio con gran interés. ¿Acaso se había redescubierto un antiguo secreto? ¿Era la canela un remedio natural para reducir la glucosa y el colesterol y útil, por tanto, en la prevención de la diabetes tipo II y las enfermedades del corazón? Otros investigadores procedieron inmediatamente a testar esta hipótesis con resultados de lo más dispares. Nadie ha sido capaz de reproducir los resultados del estudio pakistaní. Uno similar realizado en Alemania de cuatro meses de duración descubrió que la canela no alteraba en modo alguno los niveles de colesterol, aunque los de glucosa basal sí caían en casi un 7 por ciento. Otro estudio de pequeña envergadura publicado en el *Journal of Nutrition* en 2006 no encontró cambios significativos en ninguna de las mediciones. Para completar el círculo, en 2008 *Diabetes Care* informó sobre un metaanálisis de estudios controlados con placebo sobre los efectos de la canela en los marcadores para la diabetes realizado por farmacéuticos y médicos de la Universidad de Connecticut y el Hartford Hospital. Cinco estudios encajaban en los parámetros de este análisis, y ninguno de ellos informó de que la canela reportara beneficios a pacientes con diabetes tipo I o tipo II.

Por último, un modesto estudio escandinavo realizado en 2007 descubrió que altas dosis de canela sí parecían conducir a reducciones a los niveles de insulina en sangre. También demostró que la canela reducía el tiempo que tarda el estómago en vaciarse después de una comida, lo que de hecho, reduciría el aumento de niveles de azúcar en sangre después de comer.

Ha habido otras investigaciones sobre los beneficios potenciales de la canela. Un experimento apuntaba que el aroma a canela estimula el procesamiento cognitivo del cerebro, es decir, que empuja al cerebro a estar más alerta, uno de los argumentos que con mayor frecuencia esgrimen los defensores de la aromaterapia.

Los experimentos realizados en laboratorios indican que la canela causa cambios químicos concretos y que tiene efectos determinados en las células, pero es considerablemente más difícil demostrar esto en ensayos clínicos realizados con humanos. Empleada en dosis normales, la canela realza el aroma y el sabor de numerosos alimentos y no se tiene noticia de que su consumo sea dañino, por lo que no hay razón para no consumirla. Y, tal y como hemos visto con el placebo, para algunas personas que creen en sus propiedades resultará beneficiosa. Pero al igual que con otros suplementos alimenticios y especias, el peligro principal está en que alguien decida usar la canela como sustitutivo de medicaciones efectivas y seguras contra la diabetes. A pesar de las muchas expectativas, está aún por demostrar que pueda reducir los síntomas de la diabetes tipo II.

Ajo

El ajo desde luego ha resultado ser tremendamente efectivo para mantener alejados a los vampiros, dado que hace tiempo que no se ve ninguno, salvo en televisión. Pero también se le han atribuido otros poderes extraordinarios. Entre las propiedades médicas que supuestamente tiene figuran prevenir el cáncer y las enfermedades de corazón, reducir la presión arterial, estimular el sistema inmune para hacerlo más resistente a los catarros y la gripe, ser un antibiótico efectivo e incluso mantener alejados a mosquitos y garrapatas.

Al igual que la canela, el ajo es responsable de algunos desconcertantes resultados en laboratorio que luego no se han repetido en ensayos clínicos. Históricamente, el ajo y la efedrina están considerados los medicamentos más antiguos que se conocen. Tratamientos con ajo aparecen grabados en tablillas sumerias de más de tres mil años de antigüedad. Los egipcios lo empleaban para prevenir enfermedades y fortalecer el cuerpo, y también como divisa —en el reinado del rey Tut un esclavo valía quince libras de ajo— y Plinio el Viejo describe su uso en docenas de remedios. Era el ingrediente principal en el llamado «vinagre de los cuatro ladrones», que al parecer se empleó con cierto éxito en una plaga ocurrida en 722 d.C., así como para tratar la lepra e incluso proteger al ganado del ántrax. En épocas más recientes, el ajo se usó en la Primera Guerra Mundial como antiséptico en el que remojar los vendajes y limpiar heridas, y antes del descubrimiento de la penicilina los rusos lo tomaban como antibiótico. Aparentemente sus efectos antisépticos son reales y en Estados Unidos y en otros países en la actualidad se emplea en la fabricación de insecticidas y repelentes de insectos.

Pero los usos médicos del ajo están todavía por demostrar. Un estudio financiado por el gobierno de Estados Unidos y publicado en 2007 en *Archives of Internal Medicine*, investigadores de la universidad de Stanford administraron a ciento noventa y dos adultos con niveles de colesterol malo ligeramente altos ajo en una variedad de bocadillos o en pastillas a base de ajo pulverizado, o bien placebo. Más de la mitad de los participantes que tomaron ajo declararon haber sufrido efectos secundarios menores: mal aliento y olor corporal, pero no se apreció mejora alguna en sus niveles de colesterol. Sin embargo, uno de los directores del equipo aconsejó no subestimar los beneficios potenciales del ajo basándose sólo en los resultados de este estudio, ya que podían ser necesarias dosis más altas o administrarse a pacientes con niveles de colesterol más elevados.

Varios experimentos de laboratorio y estudios con animales han informado de que el ajo parece reducir el riesgo de contraer cáncer, pero, una vez más, éstos no se han probado con seres humanos. Empleando el sistema de la FDA, que sólo admite las pruebas científicas a la hora de anunciar las propiedades médicas de un producto, la agencia reguladora de alimentos y fármacos de Corea examinó las bases de datos disponibles en busca de estudios que vincularan el ajo con un menor riesgo de cáncer. Los investigadores identificaron diecinueve estudios realizados con seres humanos entre 1955 y 2007 y no encontraron «pruebas creíbles que confirmaran una relación entre la ingesta de ajo y una reducción del riesgo de cáncer gástrico, de mama, de pulmón o de endometrio y muy pocas que sugirieran una asociación entre el consumo de ajo y un riesgo menor de cáncer de colon, próstata, esófago, laringe, boca, ovario o de células renales».

En 2006 un grupo de universidades británicas condujo un análisis más amplio de los datos clínicos relativos a los beneficios potenciales del ajo a la hora de reducir el riesgo de cualquier dolencia, desde las más comunes hasta el cáncer. Los analistas identificaron seis grandes estudios y «basándose en ensayos clínicos rigurosos» determinaron que las pruebas de que el ajo tuviera propiedades médicas no eran «convincentes».

¿Y qué hay de las legendarias propiedades del ajo para ahuyentar a los vampiros? En 1994 investigadores de la Universidad de Bergen, en Noruega, decidieron trasladar este mito al laboratorio. Al no disponer de suficientes vampiros para realizar un estudio fiable, decidieron utilizar sanguijuelas. En este ensayo controlado se permitía a las sanguijuelas adherirse bien a una mano cubierta de ajo, bien a una limpia. En dos tercios de todos los ensayos las sanguijuelas se sintieron atraídas por las manos con ajo. Y lo hacían con rapidez, en quince segundos, mientras que las que escogieron la mano limpia tardaron cuarenta y cinco segundos en decidirse. Esto, claro, llevó a los científicos a cuestionarse el poder del ajo como arma contra vampiros.

Pero aunque no existen pruebas científicas de las propiedades medicinales del ajo, sus defensores continúan convencidos de que ello se debe a que los científicos no han dado aún con la manera adecuada de testarlo. En el laboratorio los investigadores han demostrado que el ajo ayuda a prevenir la formación de coágulos sanguíneos, y que si esta propiedad pudiera replicarse en seres humanos reduciría el riesgo de infarto, un resultado posible que sigue interesando a los científicos. Aquellos que defienden los usos médicos del ajo argumentan que los ensayos realizados hasta el momento no han examinado la capacidad de éste para reducir los niveles de colesterol en personas sanas y que no se ha testado en concentraciones suficientemente altas.

Es posible que tengan razón; desde luego hay muchas cosas que aún ignoramos acerca de la relación entre química alimentaria y enfermedades, pero hasta que ensayos clínicos serios proporcionen pruebas de la eficacia del ajo, todo lo que podemos hacer es informar de lo que sí está demostrado.

VINAGRE

Si hemos de creer lo que nos dicen los anuncios de ventas por televisión, uno de los secretos mejor guardados de la medicina moderna son los asombrosos poderes curativos del vinagre. Según estos teóricos de la conspiración médica, las compañías farmacéuticas llevan cientos de años confabuladas con los médicos para impedir que se descubra que el vinagre es la cura secreta para la diabetes. Y esto lo hacen, como no, para no quedarse sin los enormes beneficios que las compañías obtienen fabricando medicamentos innecesarios.

El vinagre es el perfecto ejemplo de cómo se recurre a la invención para vender productos a consumidores con el argumento de que los médicos y las compañías farmacéuticas les están privando de información valiosa para su salud. Es obvio que se trata de algo absurdo. ¿Puede una persona en su sano juicio creer que setecientos cincuenta mil médicos conspirarían para mantener en secreto la cura de la diabetes? ¿O, ya puestos, para mantener cualquier cosa en secreto? Es correcto afirmar que el vinagre puede tener algunos beneficios potenciales para la salud, pero no lo es decir que entre ellos está el remedio para la diabetes. Por desgracia la falta de pruebas no ha servido para disuadir a los creadores de campañas comerciales. De hecho, un sitio web muy visitado publicó la siguiente información: «[Los médicos] no pueden recetar vinagre (en lugar de un medicamento específico para la diabetes) porque existen mil estudios realizados (con este fármaco) y ninguno con vinagre. Al final los médicos se ven obligados a recetar sólo aquellos fármacos que se han testado más para evitar posibles demandas. ¿Y por qué nadie estudia el vinagre? Porque nadie tiene la patente y, por tanto, no es negocio». De hecho, hay bastantes pruebas que demuestran la eficacia del tratamiento farmacológico de la diabetes, pero por las razones que sea se han hecho muy pocos estudios sobre el vinagre. Y los médicos no se «ven obligados» a nada, sino que se limitan a seguir protocolos clínicos establecidos. La ausencia de estudios no puede considerarse una prueba de la eficacia del vinagre.

Dicho esto, el vinagre posee grandes propiedades. Es un producto natural, resultado de un proceso de fermentación. Además del ácido acético, que le da su sabor y su olor inconfundibles, contiene varios nutrientes y ácidos orgánicos importantes. Hay muchas clases de vinagre, pero el más común se obtiene de la manzana, que las diferentes civilizaciones han empleado durante siglos. Sabemos que los egipcios ya lo usaban en el 3000 a.C. y los chinos en el 2000 a.C. En la Biblia aparece mencionado dos veces y se supone que una vez en la cruz, a Jesús le dieron de beber vinagre o vino agrio. De hecho, el nombre de vinagre viene de una palabra que en francés antiguo designaba «vino agrio». El profeta

Mahoma lo llamó «aliño bendito» y era uno de sus condimentos preferidos.

A lo largo de la historia el vinagre ha tenido multitud de aplicaciones medicinales. Hipócrates lo recetaba como cura para el catarro común, también como antiséptico para heridas y llagas. Se cuenta que Cleopatra disolvió sus perlas en vinagre y dio a beber la poción resultante a Marco Antonio. También se ha usado para tratar la hidropesía, ciertos envenenamientos y dolores de estómago. Asimismo se cree que ayuda a perder peso y a menudo se emplea en el tratamiento de picaduras de insecto, quemaduras solares, piojos y verrugas. También se ha recomendado su uso en pacientes hepáticos, con osteoporosis e incluso colesterol alto.

Con el vinagre ocurre lo que con otras especias usadas durante siglos. Es posible que los remedios caseros aparecieran porque la gente experimentó con ellos y descubrió que funcionaban. Así que, aun cuando los ensayos clínicos no logran demostrar las creencias populares, sigue cundiendo la sensación de que hay algo que falla, de que tal vez la ciencia moderna no tiene todas las respuestas. Pero la realidad es que los ensayos clínicos siguen siendo a día de hoy la mejor manera de determinar la eficacia de una sustancia. Querer que algo funcione no equivale a probar que lo hace.

En los experimentos en laboratorio el vinagre ha resultado tener interesantes propiedades. Por ejemplo, un estudio japonés realizado en 1988 demostró que el ácido acético administrado a ratas reducía los niveles de glucosa en sangre y en 2001 investigadores japoneses informaron que cuando se daba a ratas de laboratorio una dieta con vinagre o ácido acético, la tensión arterial bajaba de forma significativa.

También hay datos prometedores procedentes de ensayos clínicos sobre el valor de incluir vinagre en la dieta. Un estudio prospectivo de cohortes hecho por el Departamento de Nutrición del Harvard School of Public Health examinó datos procedentes del Nurses' Health Study, que hizo un seguimiento de más de setenta y cinco mil profesionales sanitarios. Al cabo de diez años los investigadores informaron de que las mujeres que aliñaban sus ensaladas con aceite y vinagre cinco o seis veces a la semana tenían un riesgo significativamente menor de sufrir enfermedades cardiacas isquémicas que aquellas que no lo hacían.

Años atrás los diabéticos bebían té con vinagre en un intento por controlar los síntomas de su enfermedad. En 2005 la doctora

Carol Johnston, profesora de nutrición en la Universidad Estatal de Arizona, se preguntó si esto tendría una base científica y decidió realizar su propio experimento. «Me empecé a interesar por el vinagre en la década de 1990, cuando trataba de diseñar programas nutricionales para ayudar a los diabéticos a controlar mejor sus niveles de glucosa. Empecé trabajando con dietas bajas en hidratos y ricas en proteínas, pero pronto se hizo obvio que sólo funcionaban si las personas cambian sus hábitos alimentarios. Pero cuando estaba escribiendo un artículo me encontré con un oscuro artículo publicado en 1988 en *Food Journal* sobre los beneficios del vinagre en la dieta japonesa. El artículo terminaba con la frase: "Tal vez esta información sea de utilidad para pacientes con diabetes". Madre mía, pensé. Si esto es cierto, entonces la gente podría seguir con su dieta habitual, aunque fuera rica en hidratos de carbono, y atenuar la subida de la glucosa en sangre tomando vinagre. Así que me propuse investigarlo».

Fue un estudio a pequeña escala. La doctora Johnston dividió a treinta personas en tres grupos, uno de ellos formado por pacientes con diabetes tipo II, otro por sujetos con síntomas que indicaban que pronto desarrollarían diabetes y un tercero por individuos sanos. A cada grupo se le administraron dos cucharadas de vinagre o de placebo antes de un desayuno rico en hidratos. Una semana después volvieron; aquellos que habían tomado vinagre tomaron ahora placebo y al revés. En todos los grupos el vinagre redujo el nivel de glucosa en sangre, aunque la reducción más marcada se dio en aquellos sujetos con los primeros síntomas de diabetes. Ensayos posteriores también realizados con muestras pequeñas de población revelaron que tomar dos cucharadas de vinagre antes de irse a la cama reducía la glucosa basal dos veces más que el placebo, aunque sólo en un 10 por ciento. La importancia de esto quedó demostrada en un estudio de una década de duración conducido en el National Institute of Diabetes and Digestive and Kidney Diseases (Instituto nacional de diabetes y enfermedades digestivas y renales), que concluyó que mantener los niveles de glucosa en sangre lo más cerca posible de lo normal ralentiza la progresión de varios síntomas de la diabetes.

«Demostramos que si se consume vinagre al principio de las comidas se reduce la subida de glucosa hasta en un 20 por ciento», explica la doctora Johnston. «Me sorprendió la consistencia de los resultados. Cuando uno obtiene lo que esperaba obtener siente ganas de salir corriendo y contárselo a alguien. Es muy emocionante, porque se trata de una idea sencilla y barata. Accesible para todo el mundo. Pero para convencer a la comunidad médica es necesario hacer estudios con grandes muestras de población. La comunidad médica necesita ver un ensayo de grandes dimensiones que arroje resultados positivos. Ése es el siguiente paso».

Así pues, aunque hay indicios de que el vinagre puede rebajar los niveles de glucosa, nadie está sugiriendo que deba reemplazar a los medicamentos contra la diabetes, y menos que nadie la doctora Johnston. Pero sí señala que no existe razón alguna para no consumir vinagre en las comidas y por tanto beneficiarse de las propiedades que pueda tener. «De acuerdo, tal vez tengamos que inventarnos algo para hacer su consumo más atractivo y no limitarnos al vinagre común. Pero se trata de un condimento que no requiere refrigeración».

También hay muchas personas que insisten en que beber una cucharadita o más de vinagre de manzana —o tomar un suplemento alimenticio a base de vinagre— justo antes de comer tiene propiedades saciantes y por tanto permite comer menos. El estudio de la doctora Johnston confirmó que «el vinagre parece tener propiedades saciantes, al menos en las primeras semanas, lo que quiere decir que te hace sentirte lleno antes y por tanto comer menos». Después de llevar a cabo un pequeño estudio aleatorio y de doble ciego y controlado por placebo en el que se administraba a los participantes vinagre o placebo antes del almuerzo, la profesora Johnston comprobó que «el vinagre [...] puede reducir la respuesta glicémica a una comida, un fenómeno que se ha asociado a la saciedad y al consumo menor de comida».

Para los diabéticos es una gran ventaja, ya que menos comida significa menos glucosa. Pero para el resto de la gente menos comida equivale a... ¡menos peso! Cuando comemos, nuestros niveles de glucosa en sangre suben, pero en un interesante experimento realizado en 2006 en la Universidad sueca de Lund y divulgado en la revista *European Journal of Clinical Nutrition*, doce voluntarios comieron a diario pan seco o empapado en tres medidas distintas de vinagre y a continuación se les hacía un análisis de sangre. Los niveles de glucosa bajaban en proporción inversa a la medida de vinagre y cuanto más vinagre tomaban los sujetos, más saciados se sentían. Obviamente se trata de un experimento demasiado pequeño como para extraer de él conclusiones definitivas. Y aunque otros estudios similares también a pequeña escala han demostrado que el vinagre reduce ligeramente la respuesta glicémica —la cantidad de alimento que ingerimos— son necesarias más pruebas para hacer una afirmación concluyente. La buena noticia es que añadir vinagre a nuestra dieta es sencillo e indoloro pero, y esto es muy importante, no existe razón alguna para que pacientes con diabetes sustituyan su medicación habitual por vinagre.

Al parecer el vinagre también tiene aplicaciones como producto de limpieza. Así, podemos tomarlo como medicina y a continuación usarlo para sacar brillo al suelo de la cocina. La revista *Good Housekeeping* publicó que el vinagre reduce el moho en un 90 por ciento y que es un 99,9 por ciento efectivo a la hora de matar bacterias. En el laboratorio, sin embargo, el vinagre resultó ser ineficaz a la hora de evitar el crecimiento del E. coli y otras bacterias, y tan sólo frenaba ligeramente el crecimiento de la bacteria del estafilococo. Por último, un campo en el que no existe desacuerdo alguno, el vinagre es muy eficaz para aliviar el escozor de las picaduras de mosquito, avispa y otros insectos.

Cúrcuma

De todas las especias más populares, la cúrcuma tal vez sea la que encierra mayor potencial para la salud. Durante casi cuatro mil años ha formado parte importante del método de medicina antiguo indio conocido como *ayurveda*, que significa «larga vida». De su raíz se extrae el polvo del mismo nombre y sus defensores afirman que constituye un remedio eficaz para tratar una gran variedad de dolencias, entre ellas problemas digestivos como síndrome de colon irritable y otros problemas digestivos, colitis ulcerosa, dispepsia, diarrea, úlceras de estómago y cálculos biliares. También se emplea como antiséptico en quemaduras y hematomas, picaduras de insecto e irritaciones cutáneas en general; asma y resfriados, problemas menstruales, epilepsia e infecciones del tracto respiratorio, hemorragias, ictericia, cataratas, caries dentales, algunas alergias y hasta sida. Como agente antiinflamatorio y antioxidante, se ha dicho que puede ser efectivo contra diferentes tipos de cáncer, enfermedades cardiacas, esclerosis múltiple, artritis reumatoide y que incluso puede ralentizar la progresión del alzhéimer. Y además de todas estas aplicaciones, también se emplea como colorante natural en la mostaza, el queso y la mantequilla.

Y no hemos hecho más que empezar.

Así que no debe sorprendernos que en las últimas décadas la cúrcuma se haya convertido en uno de los suplementos nutricionales más vendidos sin receta. Hay docenas de compañías que lo comercializan en diferentes dosis. Desde el punto de vista económico es todo un éxito, aunque sus supuestos beneficios para la salud siguen sin estar demostrados*. Como casi todo lo demás en este campo, todo lo que se afirma sobre la cúrcuma parece demasiado bonito para ser cierto.

El revuelo en torno a la cúrcuma empezó en 1970 cuando investigadores indios informaron que la especia reducía los niveles de colesterol en ratas de laboratorio. En 1989 el profesor Bharat Aggarwal, de la clínica oncológica Anderson, en Houston, se preguntó si las historias que circulaban sobre los supuestos poderes antiinflamatorios de la cúrcuma que había escuchado siendo un niño en la India podrían ser ciertos. Tal y como más tarde confesó a un periodista: «Cogimos un poco de la cocina y se lo echamos a unas cuantas células». Así nació un producto de lo más rentable. «No lo podíamos creer. Bloqueaba por completo el factor de necrosis tumoral (TNF, por sus siglas en inglés), que interviene en muchas enfermedades, aunque hay algunas, como la esclerosis múltiple, en que bloquear los niveles de TNF empeora la situación. También bloqueaba el NF Kappa B, que influye en el sistema inmune». Básicamente, la cúrcuma empleada en el laboratorio bloqueaba algunos de los caminos tradicionales que siguen los patógenos para causar la enfermedad.

Desde entonces se han producido nuevos y emocionantes descubrimientos, aunque casi todos ellos en experimentos de laboratorio. Estudios in vitro —es decir, experimentos preliminares hechos en tubos de ensayo— y con animales han demostrado que la cúrcuma y su raíz pueden prevenir el crecimiento o la diseminación de determinadas células cancerosas y en algunos casos hasta destruirlas, y que puede tener propiedades antiinflamatorias particularmente útiles para ralentizar la progresión del alzhéimer. «En un tubo de ensayo hace muchas cosas», explica el profesor de la UCLA Greg Cole, director asociado del centro de investigación de la enfermedad de alzhéimer de esta universidad, que lleva investigando

* La Unión Europea ha aprobado su uso como colorante alimentario.

durante mucho tiempo. «Pero sobre sus efectos en seres humanos los datos son aún muy endebles».

La mayor parte de los ensayos clínicos realizados hasta la fecha bien eran demasiado reducidos o carecían de los controles necesarios. Un estudio epidemiológico conducido en la Universidad Nacional de Singapur y publicado en el *International Journal of Epidemiology* informó de que asiáticos de edad avanzada que consumían curry elaborado con cúrcuma «ocasionalmente, a menudo o muy a menudo» obtenían resultados significativamente mejores en exámenes de habilidades mentales, lo que les llevó a concluir que la cúrcuma proporcionaba importantes beneficios cognitivos. Sin embargo, un modesto estudio de seis meses de duración y controlado por placebo demostraba que la cúrcuma no tenía efecto alguno en pacientes con alzhéimer. Otro estudio aleatorio de doble ciego hecho en India concluyó que en un pequeño grupo de población con osteoartritis, una mezcla herbal de cúrcuma y otras especias «mejoraba el dolor y la invalidez comparada con el placebo». Un estudio preliminar de sólo dieciocho pacientes con artritis reumatoide, esta vez sin placebo, también demostró que la cúrcuma tenía cierta eficacia contra el dolor. Otros ensayos igualmente modestos han revelado que la cúrcuma parece frenar la progresión del cáncer de colon y mitigar determinados síntomas de pacientes con enfermedad intestinal inflamatoria.

Una vez más, las pruebas científicas de los beneficios reales de la cúrcuma son anecdóticas. Mucha gente que la consume con regularidad presume de cuánto les ha ayudado, algo que ocurre tanto como con los complementos nutricionales como con las especias. Así que puede ser que para algunas personas la cúrcuma haya resultado beneficiosa, pero de momento no existe ningún ensayo clínico a gran escala que lo demuestre.

Y aunque algunos de los pacientes del profesor Cole que han probado la cúrcuma son de los que defienden sus bondades, él mismo sigue sin estar convencido: «¿Hay alguna base científica en todo esto? No lo sé».

Capsaicina

La capsaicina es el compuesto químico responsable del sabor picante de los chiles, los jalapeños, los pimientos, la pimienta, el tabasco o la cayena. Cuando lo ingerimos enseguida nos invade una sensación de calor, que nos hace sudar y aumenta nuestra circulación sanguínea bajando nuestra temperatura corporal.

Empleada tradicionalmente como analgésico, la capsaicina también puede prevenir las enfermedades del corazón, reducir la frecuencia e intensidad de las migrañas en racimo, controlar la tensión arterial, mejorar la digestión y prevenir el cáncer. Se emplea en algunos países de América desde hace miles de años; los mayas trataban con ella los dolores de garganta, el asma y la fiebre; los aztecas la empleaban como remedio para el dolor de muelas. En la actualidad, puesto que es un fuerte agente de irritación cutánea y también puede causar dificultades respiratorias, se emplea como espray lacrimógeno en defensa personal y también en control de disturbios.

En Estados Unidos la capsaicina se comercializa como «el remedio natural contra los dolores de cabeza» y supuestamente «hace desaparecer el dolor asociado a artritis, lesiones de espalda y contracturas musculares»; también alivia «el dolor severo de forma temporal». Aunque algunas de estas afirmaciones sean exageradas, existen pruebas sustanciales que apoyan el uso de la capsaicina como analgésico. Básicamente el dolor es una señal de alarma al cerebro, un aviso a nuestro organismo de que debe protegerse de una amenaza. La señal dolorosa se transmite desde el punto del cuerpo en el que se inicia, por ejemplo si nos golpeamos un dedo del pie o nos pinchamos con una aguja, a través de una serie de fibras nerviosas hasta llegar al cerebro, donde se produce la reacción. El encargado de llevar el dolor hasta el cerebro es un neurotransmisor liberado por la células nerviosas llamado sustancia P [por *pain*, dolor en inglés]. La mayoría de las veces el dolor es pasajero y termina por ceder. No así el dolor crónico, donde la sustancia P se acumula causando a su vez más dolor. Al parecer la capsaicina reduce la cantidad de sustancia P liberada en el emplazamiento inicial de dolor, interfiriendo con las células que lo causan y con las fibras nerviosas que lo transmiten.

Un estudio muy modesto realizado en 1989 que encontró que la capsaicina aliviaba el dolor en la mitad de mujeres de un grupo, todas las cuales habían sufrido mastectomías, fue lo que despertó el nuevo interés en esta sustancia. Dos años después investigadores de la Case Western Reserve University condujeron un estudio aleatorio de doble ciego con setenta pacientes con osteoartritis para determinar la capacidad de una crema a base de capsaicina para reducir el dolor. Sus conclusiones fueron que «los pacientes tratados con capsaicina informaron de un alivio del dolor significativamente mayor que los tratados con placebo». Cundió el entusiasmo. Otro estudio modesto realizado más de una década después en un laboratorio de Park City, en Utah, también concluía: «Un ungüento herbal a base de capsaicina y mentol demostró ser efectivo a la hora de aliviar el dolor y la rigidez en pacientes con osteoartritis y sin que se observaran efectos secundarios».

Otros estudios de usos más específicos de este compuesto han llegado a conclusiones similares. Para testar la hipótesis de que al reducir la sustancia P la capsaicina puede detener o mitigar la intensidad de las migrañas en racimo, investigadores de las unidades clínicas de Inmunología y Alergología del Massachusetts General Hospital llevaron a cabo un pequeño estudio con quince pacientes y de quince días de duración comparando la especia con el placebo. Desde el octavo hasta el decimoquinto día, los sujetos del grupo que recibía capsaicina experimentaron una reducción significativa en el número de migrañas comparados con aquellos que habían tomado placebo, y también informaron de que la intensidad de los dolores de cabeza había sido marcadamente menor, comparada con la de los de la primera semana. Un metaanálisis de 1998 realizado en la Universidad de Chicago analizó treinta y tres estudios previos y concluyó que la capsaicina reduce de alguna manera la frecuencia y la severidad de las migrañas en racimo. Y a día de hoy numerosas compañías comercializan esprays a base de capsaicina para el tratamiento específico de jaquecas.

Un estudio realizado en 1995 por médicos de Mesa, Arizona, comparó la capsaicina con la amitriptilina en doscientos treinta y cinco pacientes con neuropatía diabética con pie doloroso. Al final del estudio la capsaicina y la amitriptilina resultaron ser igualmente efectivas a la hora de reducir el dolor, y la mayoría de los pacientes declaró que caminaba y dormía mejor. Aunque aquellos pacientes a los que se administró capsaicina no experimentaron efectos secundarios, casi todos lo que tomaron amitriptilina sí tuvieron al menos uno. Esto es importante, porque las mismas propiedades que hacen un compuesto beneficioso para la salud pueden tener un lado negativo. Administrada en ciertas dosis, la capsaicina puede causar quemazón, escozor o enrojecimiento cutáneo. Es peligroso que entre en contacto con los ojos, nariz boca u otras membranas mucosas. También puede causar problemas estomacales y quemar en la garganta. Tomar demasiada puede provocar reacciones similares a las de ser rociado con gas lacrimógeno. Pero en concentraciones pequeñas es muy segura, y en dosis mayores también, si se administra con cuidado.

La capsaicina demostró ser igualmente efectiva en el tratamiento del dolor posquirúrgico prolongado en pacientes con cáncer. Alrededor de cien pacientes con dolor persistente después de pasar por quirófano fueron tratados con capsaicina durante ocho semanas y a continuación con placebo durante ocho más. «La pomada a base de capsaicina aplicada en el brazo reducía significativamente más el dolor después de las ocho primeras semanas, con una media de reducción de dolor del 53 por ciento, comparado con un 17 por ciento». Al final del estudio el 60 por ciento de los pacientes opinaban que la capsaicina era más beneficiosa, mientras que menos del 20 por ciento eligieron el placebo.

Uno de los estudios de mayor envergadura, un metaanálisis conducido en Oxford en 2004, incluía a más de seiscientos cincuenta pacientes, y encontró que «en uso tópico (pomada o ungüento), la capsaicina tiene una eficacia pobre o moderada en el tratamiento del dolor músculo esquelético o neuropático, aunque puede ser útil como terapia complementaria o única en un pequeño número de pacientes que no respondan o sean intolerantes a otros tratamientos». El estudio también encontró que aproximadamente un tercio de los pacientes habían experimentado efectos secundarios desagradables con la capsaicina, lo que limitaba su potencial utilidad.

Aunque suele consumirse en forma de crema o ungüento, un médico sintió curiosidad por la capacidad de la capsaicina para mitigar el dolor de neuralgia postherpética, una enfermedad muy dolorosa que sigue al herpes, después de que uno de sus pacientes afirmara haber experimentado mejoría después de tomar salsa picante. El estudio resultante se publicó en enero de 2009 y lo patrocinó una compañía que buscaba comercializar un parche con alta concentración de capsaicina. La conclusión fue que resultaba eficaz en cerca del 40 por ciento de los pacientes, que afirmaban que su dolor se había reducido en un 30 por ciento.

Está claro que la capsaicina es una herramienta útil contra el dolor y que su grado de beneficio depende de la reacción individual del paciente y de la concentración en que se administre. Pero también parece aliviar —al menos parcialmente— una serie de dolencias. Un estudio llevado a cabo en el Hebrew University Medical School de Jerusalén encontró que era «un tratamiento altamente efectivo para el prurito anal idiopático severo», un tipo de dolor en ocasiones muy intenso y difícil de tratar.

Menos pruebas hay en cambio del valor de la capsaicina en el tratamiento de otros problemas médicos. Un experimento de laboratorio que mostraba que la capsaicina podía matar células cancerosas sin afectar a las sanas en ratas suscitó considerable interés. Un interés que no hizo sino aumentar cuando experimentos subsiguientes demostraron que los tumores pancreáticos en ratones también se reducían con la capsaicina. Claro que las dosis administradas a los roedores eran el equivalente a que una persona de noventa kilos de peso se coma ocho pimientos habaneros grandes y muy picantes a la semana. En cuanto a los otros supuestos beneficios de la capsaicina, sigue sin haber pruebas científicas que los demuestren. Por ejemplo, un modesto estudio en Yale destinado a testar la eficacia de los chiles a la hora de reducir los niveles de colesterol encontró que no había diferencia alguna entre los efectos de éstos y el placebo.

El consejo del doctor Chopra

Las especias se usan desde hace mucho tiempo para mejorar el sabor de los alimentos. Pero el hecho de que gentes de muchas partes del mundo lleven miles de años empleándolas también en el tratamiento de diversas dolencias, da fe de que poseen alguna clase de valor terapéutico y que en líneas generales su uso no implica riesgos. La capsaicina mitiga el dolor, por ejemplo. El ajo sirve de antiséptico. En la mayoría de los casos, sin embargo, estos beneficios terapéuticos no han sido aún demostrados científicamente. Hay una fuerte tendencia a creer que algunas de entre los cientos de especias que existen esconden propiedades medicinales aún por descubrir, en especial desde que sabemos que aquéllas como la capsaicina son de hecho, efectivas, pero lo cierto es que es necesario seguir investigando. Y es posible que las investigaciones futuras nos brinden información valiosa y tal vez indicaciones específicas. Hasta entonces, sin embargo, las pruebas de que disponemos indican que las especias pueden animar una comida o estimular la sobremesa, pero todavía no son un medicamento.

VIII

¿Existe la dieta ideal para cada persona?

«No estoy gorda; sólo soy veintidós centímetros demasiado bajita».

SHELLEY WINTERS, actriz

Las dietas para adelgazar son una de las grandes obsesiones de la sociedad occidental moderna. Hablamos de ellas todo el tiempo y, de vez en cuando, alguno de nosotros las ponemos en práctica. A veces da la sensación de que el único tema de conversación aparte de hacer régimen... es comer. Cuando no estamos concentrados en perder peso, nos dedicamos a ganarlo. Vemos programas de cocina en la televisión, compramos libros de recetas, pedimos una hamburguesa en un restaurante de comida rápida o reservamos mesa en el restaurante de moda. Como resultado de ello, una parte importante de la población sufre de sobrepeso.

Estamos atrapados en un círculo vicioso: comer, hacer régimen, comer y volver a hacer régimen. El negocio de adelgazar es una industria boyante. En las sociedades occidentales millones de personas están constantemente a régimen y la variedad de dietas para adelgazar parece infinita. Para satisfacer nuestra búsqueda incesante de adelgazar, hay innumerables dietas «científicamente probadas», cada una de las cuales nos promete hacernos perder peso fácilmente y por un módico precio. La oferta incluye desde dietas sensatas diseñadas para perder peso a largo plazo hasta otras rápidas del tipo «dieta de la alcachofa», que requieren comer un mismo alimento durante varios días seguidos. Lo cierto es que da la impresión de que existe un régimen ideal para cada persona, incluso hay dietas altas en proteínas que incluyen comer un filete al día durante meses.

Nos inundan de anuncios de dietas para adelgazar, por lo común acompañados de las llamadas fotos de «antes» y «después»; llenan las páginas de revistas y periódicos y tampoco faltan en la radio o la televisión. Una cosa es que estas dietas funcionen; otra que la publicidad lo haga: se calcula que los estadounidenses gastan hasta cincuenta millones de dólares anualmente en perder peso.

Ayudar a adelgazar es un negocio próspero. Y tiene sentido, desde el punto de vista de la salud. Un estudio de veinte años de duración publicado en julio de 2009 en *Science* informaba que reducir la ingesta calórica en un 30 por ciento en monos rhesus tenía como resultado mejor salud y un aumento de la esperanza de vida. Hace dos décadas investigadores de la Universidad de Wisconsin-Madison pusieron en marcha un estudio en el que se alimentaba a treinta y ocho monos con una dieta sana pero baja en calorías mientras que otros treinta y ocho tomaban la dieta acostumbrada para estos primates. Desde entonces más de un tercio de los monos que comían su dieta habitual han muerto de enfermedades relacionadas con la vejez, mientras que sólo un 13 por ciento de los que tomaban dieta baja en calorías lo ha hecho. Además, en los monos con aporte calórico menor se reducía en un 50 por ciento la incidencia de tumores cancerosos o enfermedades del corazón, y escáneres cerebrales y musculares mostraban que tenían menos síntomas de vejez.

Numerosos estudios han demostrado además que existe una relación directa entre el sobrepeso y una serie de problemas médicos, incluidas enfermedades mortales. Eso es bien sabido. Así que el objetivo final es determinar cuál es nuestro peso corporal ideal y mantenerlo. Y eso a menudo pasa por hacer régimen.

La realidad es que casi todas las dietas para adelgazar —en especial cuando se combinan con ejercicio físico regular— permiten a la gente perder peso. En un estudio de dos años de duración dirigido por el Harvard School of Public Health y el Pennington Biomedical Research Center en Baton Rouge, más de ochocientas personas con sobrepeso fueron asignadas de forma aleatoria a uno de los cuatro planes de adelgazamiento destinados a mejorar la salud coronaria. Éstos incluían dos dietas para adelgazar bajas en calorías en las cuales el 20 por ciento del aporte calórico procedía de grasas, y otras dos altas en grasas con el 40 por ciento de las calorías procedente de grasas. Estas personas también participaron en sesiones individuales y colectivas de asesoramiento sobre pérdida de peso y se les animó a practicar algún ejercicio al menos noventa minutos a la semana. Transcurridos seis meses, la media de pérdida de peso, independientemente de la dieta seguida, fue de seis kilos. Después de dos años todos los participantes habían perdido una media de cuatro kilos y entre dos y cuatro centímetros de cintura. También habían mejorado sus niveles de colesterol bueno y habían bajado los del malo y también los de triglicéridos. El autor del estudio, el doctor Frank Sacks, profesor en la Facultad de Medicina de Harvard, lo explicaba así: «Es un mensaje sencillo y práctico. Las personas no tienen por qué limitarse a un tipo de dieta en particular, sólo comer de una manera razonable. Eso elimina la necesidad de circunscribirse a una clase especial de dieta».

Las dietas de adelgazamiento funcionan. Pero como cualquiera que haya hecho alguna con éxito sabe muy bien, el problema es luego mantenerse. Según la profesora de Psicología de la UCLA Traci Mann, coautora de un metaanálisis realizado a partir de treinta y un estudios de entre dos y cinco años de duración sobre la eficacia de las dietas de adelgazamiento recogido en 2007 en *American Psychologist:* «Al principio cualquier dieta permite perder entre el 5 y el 10 por ciento del peso de uno, pero después éste se recupera. Descubrimos que la mayoría de la gente ganaba el peso perdido, e incluso seguía engordando... En la mayoría de los casos hacer dieta no conduce a una pérdida sustancial de peso ni a beneficios para la salud».

Los resultados de este estudio parcialmente financiado por el NIH son en realidad aún más desoladores, ya que la información la dan los sujetos directamente y en ocasiones se sienten avergonzados por no haber perdido peso y abandonan. Irónicamente, los investigadores que llevaron a cabo un estudio de cuatro años de duración con diecinueve mil varones sanos también descubrieron que una de las formas más seguras de predecir el aumento de peso es haber perdido mucho siguiendo una dieta. La única constante, sin embargo, es que en casi todas las dietas los sujetos que más peso perdían eran los que hacían ejercicio de forma regular.

Aunque la mayoría de las dietas de adelgazamiento tienen algún tipo de beneficio a corto plazo, la pérdida de peso permanente requiere un cambio de conducta. Las dietas son maravillosas si lo que se busca es perder unos kilos para poder enfundarse en un vestido que hemos comprado para una fiesta, pero nadie puede pasarse una vida entera alimentándose sólo de zumo de zanahoria. No es realista. Pero suponiendo que usted quiera formar parte del 5-10 por ciento de personas que logran perder peso haciendo régimen y conservarse así, ¿cuál es la dieta más sana y segura? Sencillamente la mejor manera de adelgazar es comer menos y hacer más ejercicio. Reduzca la ingesta calórica y adelgazará. Punto. Esto es algo que se puede hacer sin necesidad de gastarse mucho dinero, el problema es que mucha gente no es capaz de seguir un régimen sin ayuda, por eso escogen alguna de las numerosas dietas que circulan por ahí. Las tres más populares son las basadas en control de calorías, las bajas en hidratos de carbono y las bajas en grasas.

Para muchas personas el control de calorías siguiendo un régimen establecido y controlado por profesionales de la nutrición funcional ha resultado la forma más eficaz de ayudarles a perder peso de forma gradual. Pero este tipo de programas por lo general tardan en dar resultados y requieren consumir platos preparados comercializados por una compañía o cantidades medidas de alimentos específicos. Aunque pueden resultar caras, funcionan siempre que se sigan al pie de la letra.

La teoría que hay detrás de las dietas bajas en hidratos de carbono, como son las del doctor Atkins, la de la Zona o la South Beach, es que éstas causan un aumento en los niveles de azúcar en sangre, lo que a su vez aumenta la producción de insulina, la cual fuerza a consumir o almacenar las grasas y el azúcar contenida en las células —después se convierten en energía— o bien transforman las grasas saturadas en colesterol. Al reducir los hidratos de carbono, lo que significa eliminar la pasta, el pan, los dulces y algunas verduras, el organismo termina por verse obligado a consumir las grasas y azúcares previamente almacenadas, lo que se traduce en una pérdida del peso.

Dado que las grasas contienen más calorías que los hidratos de carbono o las proteínas, las dietas bajas en grasa trabajan reduciendo o eliminando productos ricos en grasa como la mantequilla, la nata, las salsas, los alimentos fritos, los aperitivos, los quesos y la carne roja.

Así que la eterna pregunta es, desde que se pusieron de moda las dietas de adelgazamiento y empezaron a publicitarse en libros y revistas: ¿qué dietas son más efectivas, las bajas en grasas o las bajas en hidratos de carbono?

En principio, parece que las dietas bajas en hidratos hacen perder peso más rápidamente que las bajas en grasas, pero la mayoría de estudios han demostrado que la diferencia de pérdida de peso permanente varía muy poco entre ambas. Un ensayo aleatorio realizado por la Universidad de Cincinnatti puso a cuarenta y dos mujeres obesas a seguir una de estas dietas durante seis meses. A los tres y a los seis meses, las participantes habían reducido su ingesta calórica en cantidades parecidas. Pero al cabo de los seis meses que duraba el estudio, aquellas mujeres que habían seguido una dieta baja en hidratos de carbono habían perdido casi cuatro kilos, más del doble que las de la dieta baja en grasas, y también habían perdido más del doble de grasa corporal. Por desgracia no se hizo un seguimiento una vez concluido el ensayo, para comprobar si las participantes recuperaban o no el peso perdido.

Un metaanálisis de cinco ensayos, que sumaban cuatrocientos cuarenta y siete participantes, conducido en el Instituto de Epidemiología clínica de Basilea, Suiza, obtuvo resultados similares al cabo de seis meses, «pero las diferencias desaparecían transcurridos doce meses».

Investigadores de la Universidad de Stanford fueron más allá a la hora comparar dietas específicas; la Atkins, baja en hidratos de carbono, la dieta de la Zona, basada en la reducción moderada de hidratos; la restringida en grasas LEARN y la Dean Ornish, vegetariana y muy baja en grasas que fue especialmente diseñada para prevenir o combatir las enfermedades cardiacas. Para este estudio de un año de duración se asignó de forma aleatoria una de estas cuatro dietas a algo más de trescientas mujeres con sobrepeso o directamente obesas, no diabéticas y premenopáusicas. Concluido el año, las mujeres que habían seguido la dieta Atkins habían perdido considerablemente más peso que cualquiera de las demás, y la diferencia entre las otras tres no era significativa desde el punto de vista estadístico.

Si la pérdida de peso fuera el único criterio por el que juzgar las dietas de adelgazamiento, las bajas en hidratos de carbono, como la Atkins, serían las más recomendables. Pero todas las dietas de adelgazamiento tienen consecuencias. El mecanismo que hace perder peso también puede afectar a otras partes de nuestro organismo. Alterar nuestra alimentación, y con ello nuestro metabolismo, de un día para otro puede desencadenar cambios, algunos de los cuales pueden ser buenos, y otros, directamente peligrosos. Las dietas bajas de hidratos pueden ser muy arriesgadas, dependiendo de los alimentos que se ingieran.

Por ejemplo, aunque la dieta Atkins original permite perder peso con rapidez, hay bastante controversia respecto a hasta qué punto es segura. Las dietas bajas en hidratos de carbono por lo general tienen escaso valor nutricional. Los desagradables efectos secundarios que acompañan a la dieta Atkins van desde problemas leves, como mal aliento y estreñimiento, a otros considerablemente más serios, como daños al corazón y a los riñones. Por estas razones la American Heart Association no recomienda de forma específica la dieta Atkins, que es muy rica en proteínas. Conocí a alguien que cenaba un filete todas las noches durante más de ocho meses, y con ello logró perder más de ochenta kilos. Pero aquello fue muy peligroso, y aunque esta persona estaba sometida a control médico, tuvo una serie de problemas de salud. Y, lo que es peor, dado que una dieta así no puede hacerse de forma indefinida, terminó por recuperar todos los kilos que había perdido.

De hecho, un estudio publicado en el *Journal of the American Dietetic Association* informaba de cómo había sometido a veintiséis adultos sanos a la dieta Atkins, a la South Beach (que incluye cantidades moderadas de grasas insaturadas como aceite de oliva e hidratos de carbono saludables), y la Dean Ornish, un mes cada una. El objetivo era determinar los efectos biológicos de cada una de estas dietas, antes que comparar las pérdidas de peso. Los investigadores concluyeron que la dieta Atkins aumentaba el colesterol LDL o «malo», mientras que las otras dos resultaban en una reducción moderada del mismo. El doctor Michael Miller, de la Universidad de Maryland, investigador jefe de este estudio, concluía: «Una vez que se ha conseguido la pérdida de peso deseada, una dieta baja en grasas saturadas es la mejor receta para un corazón sano».

Existe sin embargo, al menos un estudio de calidad que concluía que las dietas de adelgazamiento bajas en hidratos de carbono —no la Atkins específicamente— pueden ser tan seguras y efectivas como las bajas en grasas. Dicho estudio realizado en 2008 y divulgado en el *New England Journal of Medicine*, se realizó en la universidad israelí Ben Gurion en colaboración con el Harvard School of Public Health y universidades alemanas y canadienses. Se asignó de forma aleatoria a trescientas veintidós personas moderadamente obesas una dieta baja en grasas, la famosa dieta mediterránea, que incluía altos niveles de ingesta de fibra y de grasas monoinsaturadas y saturadas, o bien una dieta baja en hidratos pero rica en grasas, proteínas y colesterol alimentario. Sorprendentemente, el 85 por ciento de los participantes permanecieron dentro del estudio durante los dos años que duró, un grado de respuesta muy alto. Comparados con los resultados supuestamente obtenidos de la colección de las dietas de adelgazamiento «milagrosas» más populares, las del tipo: «¡Pierda hasta seis kilos en UNA SEMANA!», la pérdida neta de peso en los participantes que siguieron la dieta baja en grasas fue de casi tres kilos, comparados con los cinco de la dieta mediterránea y los cinco-seis de la baja en hidratos. Aparentemente ninguno de los participantes tuvo efectos secundarios, aunque debe tenerse en cuenta que todos estuvieron sometidos a una estricta vigilancia médica durante todo el tiempo que duró el estudio.

Tal y como la pérdida de peso moderada parece sugerir, esta dieta baja en hidratos era considerablemente menos restrictiva que la Atkins, que afirma que los que la siguen pueden perder esos mismos kilos en sólo unas pocas semanas.

La capacidad de las dietas bajas en grasas para reducir el colesterol quedó demostrada en el estudio de un año de duración con más de cuatrocientos varones realizado por el Departamento de Medicina de la Universidad de Wisconsin. Los investigadores pusieron a prueba la capacidad de cuatro dietas de adelgazamiento con distintos niveles de escaso aporte en grasas para reducir el colesterol. Las conclusiones demostraron las ventajas de las dietas bajas en grasas: «Al cabo de un año la restricción moderada de la ingesta de grasas resulta en reducciones significativas y sostenidas del colesterol LDL».

Sin embargo, parece ser que esta reducción del colesterol no se traduce necesariamente en un riesgo menor de enfermedades cardiacas. La Woman's Health Initiative, patrocinada por el NIH, el HHS y el National Heart, Lung and Blood Institute comparó a cerca de veinte mil mujeres que limitaron su ingesta de grasas hasta cerca de un 20 por ciento, tomaban cinco o más porciones de frutas y verduras al día y hasta seis de cereales con treinta mil mujeres que no variaron sus hábitos alimentarios. Este estudio, de cuatrocientos quince millones de dólares y divulgado en *JAMA*, concluyó que: «Tras una media de ocho años y medio, la dieta que reducía la ingesta total de grasas y aumentaba la de verduras, frutas y cereales no reducía de forma significativa el riesgo de enfermedad coronaria, infarto o enfermedad cardiovascular en mujeres posmenopáusicas y tan sólo lograba limitar moderadamente los factores de riesgo cardiovascular».

Lo principal es recordar que los peligros relacionados con el sobrepeso exceden a los posibles efectos secundarios de ciertas dietas de adelgazamiento. Estar gordo puede desembocar en una serie de problemas graves de salud. La tan archisabida excusa: «Me resulta imposible hacer régimen» ya no sirve, pues existen dietas de adelgazamiento prácticamente a la medida de cada uno. Desde la poco saludable abstinencia a una muy popular que recomienda comer cada tres horas, lo que supuestamente mantiene el metabolismo funcionando y quemando grasas y ayuda a eliminar el picoteo o las ganas compulsivas de comer normalmente asociadas a hacer régimen, hay dietas para todos los gustos. Y tan cierto como que el sol sale todos los días es que siempre habrá nuevas dietas haciendo grandes promesas al que decida seguirlas.

Una de las formas más novedosas de perder peso es unirse a algún grupo online, de esos que nos obligan a perder un número específico de kilos para una fecha determinada, o de lo contrario sufriremos alguna clase de penalización. Este refuerzo conductista suele funcionar. Algunas personas se comprometen a dar dinero a obras de caridad si no logran alcanzar la pérdida de peso que se han propuesto. Hubo un individuo aquí en Boston que se hizo muy popular al prometer que, si no conseguía adelgazar los kilos que se había propuesto, se gastaría doscientos dólares en parafernalia de los Yankees.

Para mucha gente que hace régimen la clave es tener apoyo, una persona o varias con las que puedan hablar de forma regular. Por esa razón hacer dieta en grupo, o pertenecer a una asociación que se reúne periódicamente suele dar mejores resultados.

Cuando mis pacientes me piden consejo sobre qué dieta de adelgazamiento seguir siempre les recomiendo la «F V». Cuando me preguntan qué es eso, les explico: «la dieta de la fuerza de voluntad». Se trata sencillamente de comer menos. Un colega mío sigue la «dieta de la baraja». Cuando está tratando de perder peso reduce las porciones de lo que come al tamaño de una baraja de cartas.

La mejor dieta para adelgazar es aquella que se puede hacer durante toda la vida. Hay que encontrar la dieta adecuada a nuestro estilo de vida. Si cambiamos nuestros hábitos de forma drástica para hacer un régimen determinado nos será difícil mantenerlo durante mucho tiempo. Aunque las dietas rápidas pueden ayudarnos a perder peso enseguida, no tardaremos en recuperar esos kilos... e incluso más. Para muchas personas lo más razonable es seguir un programa que implique raciones de comida más pequeñas, menos hidratos de carbono, suficientes proteínas y ejercicio regular. Lo mejor es encontrar un patrón de conducta que podamos seguir. Tengo un amigo cuyo lema es tomar sólo una porción de cada cosa y nunca repetir. Otra persona que conozco se bebe dos vasos de agua media hora antes de cada comida. Otro amigo toma un puñado de cacahuetes o nueces, unas zanahorias o un jugo de verduras entre media hora y cuarenta y cinco minutos antes de comer, sabedor de que los frutos secos le producirán una sensación de saciedad. También existen técnicas de modificación de comportamiento, incluida una llamada «encadenamiento», que consiste en alargar todo lo posible los preparativos necesarios antes de comer. Por ejemplo, si no guardamos tentempiés en casa tendremos que ir a la tienda a comprarlos si queremos comerlos, de manera que nos será más fácil resistir la tentación. Cuanto más larga la cadena, más sencillo nos resultará romper uno de los eslabones y más difícil saltarnos la dieta. Un error que comete mucha gente es privarse de aquellas cosas que les encanta comer pensando que serán capaces de renunciar a ellas para siempre. Si nos gusta el helado de postre, por ejemplo, no nos engañemos pensando que podemos renunciar a él de forma indefinida y limitemos en cambio la cantidad y la frecuencia con que lo comemos. En lugar de dos bolas después de cada comida, tomemos sólo una en días alternos. Ese tipo de cambios sí resultan factibles.

Las dietas saludables pueden requerir un periodo de tiempo hasta resultar en un pérdida de peso significativa. Eso no debería ser un problema: para que se produzca el cambio permanente, todos los programas de pérdida de peso deben estar acompañados de un cambio en el estilo de vida que mucha gente, sencillamente, no está dispuesta a hacer. Mark Twain dijo en una ocasión que dejar de fumar era una de las cosas más sencillas que había hecho nunca. De hecho, le resultaba tan fácil que lo dejó una docena de veces. Lo mismo sirve para la mayoría de las personas que hacen régimen, y ése es el verdadero problema. No olvidemos que cuando el doctor Atkins murió en 2003 como resultado de una caída en una acera helada de Nueva York estaba obeso: pesaba ciento dieciséis kilos, medía un metro ochenta y dos centímetros y tenía un historial de problemas cardiacos, aunque afirmaba que no guardaba relación con su peso.

Mi padre, K. L. Chopra, eminente cardiólogo y profesor de Medicina en la India, estaba convencido de que casi todos comemos demasiado por la noche, antes de irnos a la cama. Su consejo me sigue pareciendo de lo más sensato: «Desayuna como un rey, almuerza como un príncipe y cena como un mendigo».

El consejo del doctor Chopra

Casi todas las dietas de adelgazamiento que limitan la ingesta calórica hacen perder peso. Algunas dietas exprés que eliminan por completo los carbohidratos o las grasas también pueden funcionar, aunque son peligrosas. Las dietas bajas en hidratos de carbono, en particular la Atkins, nos permiten perder peso, pero también tienen efectos secundarios potencialmente peligrosos, como elevar los niveles de colesterol*. Pero el verdadero problema no suele ser perder peso, sino mantenerse después, y para algunas personas ello requiere introducir cambios en su estilo de vida.

Hay muchas estrategias que pueden funcionar a la hora de hacer régimen, pero lo esencial es encontrar una dieta que se ajuste a nuestros horarios y costumbres y nos permita comer aquellos alimentos sin los cuales no podemos pasarnos. Tratar de suprimir los alimentos que más nos gustan convierte una situación ya por sí difícil en dura de soportar, y una vez hayamos perdido los kilos que queríamos es probable que no tardemos en recuperarlos.

Siempre es mejor hacer tres comidas al día, con hincapié en el desayuno. Estudios preliminares demuestran que si nuestro desayuno es saludable también lo será nuestro almuerzo, pero si nos saltamos el desayuno podemos caer en la tentación de atiborrarnos de alimentos calóricos y poco saludables.

Y recuerden: hacer ejercicio de forma regular nos ayudará a perder peso y a mantenernos después, además de proporcionarnos otros muchos beneficios para nuestra salud.

* La AESAN tiene una página dedicada a las dietas milagro, sus características y sus riesgos potenciales para la salud: http://www.aesan.msc.es/AESAN/web/destacados/dietas_milagro.shtml

Segunda parte

Fármacos, vitaminas y complementos nutricionales

Hubo un tiempo en que cualquier tratamiento médico venía a resumirse en la frase: «Tómese dos aspirinas y llámeme por la mañana». En muchos sentidos hemos desplazado el centro de atención del tratamiento a la prevención. Constantemente buscamos maneras de protegernos frente a una gran variedad de enfermedades. Hemos llegado a convencernos de que existen medidas proactivas que pueden ayudarnos a reforzar nuestras defensas. Como resultado de ello, la industria de complementos nutricionales nació y se convirtió en un lucrativo negocio que mueve miles de millones de dólares cada año y, cosa sorprendente, se ha descubierto que algunos medicamentos de consumo tradicional tienen propiedades preventivas.

Probablemente no hay otro campo de la medicina que más se aproveche de nuestros miedos como la venta y publicidad de pociones y lociones, pastillas, curas varias y cremas. Literalmente a lo largo de la historia cada cultura ha tenido sus brujos, curanderos o vendedores de pócimas milagrosas anunciando la cura milagrosa de todo tipo de dolencias y plagas, y todo ello a un precio moderado. Tal vez la principal diferencia entre nuestra cultura y otras es que hoy disponemos de productos que tienen un valor real.

Algunos. Lo que pone las cosas más difíciles es que, a diferencia de los medicamentos, las vitaminas y los suplementos alimenticios no están sujetos a regulaciones. Básicamente, mientras no existan pruebas de que un producto puede ser dañino, los fabricantes pueden anunciarlo como mejor les parezca y venderlo. Y eso es lo que hacen.

Así que cuando acudimos al supermercado o a la parafarmacia nos encontramos con una asombrosa variedad de productos que nos prometen protección frente a la enfermedad. ¿Merece la pena comprarlos? ¿Podemos practicar la medicina preventiva en casa? ¿Qué vitaminas y complementos nutricionales deberíamos tomar? ¿Es la aspirina una medicina milagrosa? ¿Y qué hay de las estatinas? ¿Sirven para algo? Claro que no existe un único producto que nos proteja de todo. Pero así las cosas, hay investigaciones que demuestran que hay medidas que podemos tomar para protegernos de ciertas enfermedades.

IX

¿Previene la vitamina D_3 el cáncer y otras enfermedades?

La vitamina D_3 es lo último en medicina. Se sospecha que la deficiencia de vitamina D_3 es al menos parcialmente responsable de una serie de enfermedades, desde la depresión hasta una tasa mayor de nacimientos por cesárea. También puede servir de protección frente a enfermedades cardiacas. Muchos pacientes insisten hoy a sus médicos en que les midan sus niveles de vitamina D_3, aunque nadie entiende realmente los resultados de este tipo de pruebas. Se han obtenido resultados algo desconcertantes en estudios sobre la relación entre deficiencia de vitamina D_3 y varias enfermedades —básicamente, que las personas que padecen dichas enfermedades tienen también carencia de vitamina D_3— aunque al día de hoy disponemos de escasas pruebas causales. Pero sin duda el área de investigación más importante, y que más expectativas levanta, es el posible vínculo entre vitamina D_3 y cáncer.

Se trata de una situación del todo inusual, en la que las medidas para prevenir una clase mortal de cáncer pueden resultar en un aumento de otros tipos de cáncer. Es sabido desde hace tiempo que una exposición prolongada al sol puede causar melanoma, el cáncer de piel más mortal. En un esfuerzo por prevenirlo, los dermatólogos han llevado a cabo una eficaz campaña para recordar a la gente que debe limitar su exposición al sol, cubrirse bien cuando están al aire libre y ponerse filtro solar. El resultado ha sido una reducción significativa en la incidencia de cáncer de piel, pero hay cada vez más pruebas de que como consecuencia de ello está aumentando la tasa de otros tipos de cáncer, en especial el de próstata.

Todo empezó hace casi dos siglos. En 1822 un médico de Varsovia reparó en que el raquitismo era común en áreas urbanas con altos índices de contaminación pero inusual en las comunidades rurales. El raquitismo es una enfermedad terrible que afecta sobre todo a los niños. Causa un reblandecimiento de los huesos y puede resultar en fracturas y deformidad, incluidas piernas arqueadas, curvatura de la columna, agrandamiento de muñeca y de tobillo. Pensando que la falta de luz solar podía ser la causa de la enfermedad, este médico realizó un experimento con dos grupos de niños y demostró que la exposición al sol curaba el raquitismo.

Con el tiempo se descubrió que el agente protector producido por el organismo cuando el sol entra en contacto con la piel era la vitamina D_3. Un siglo más tarde investigadores en Estados Unidos e Inglaterra demostraron que consumir alimentos irradiados —es decir, que han sido expuestos a radiaciones que matan las bacterias e insectos con objeto de prolongar su caducidad, pero que también aumentan la potencia de su contenido natural en vitamina D_3— prevenía el raquitismo en niños y también una enfermedad similar, la osteomalacia, en adultos. Añadiendo vitamina D_3 a la leche y el pan irradiándolos, para finales de la década de 1920 el raquitismo había sido prácticamente erradicado.

La ironía es que la vitamina D_3 no es, técnicamente, una vitamina. Por definición una vitamina es una sustancia necesaria para un buen estado de salud —que a menudo evita contraer enfermedades específicas— que el organismo no es capaz de producir de forma natural, pero que puede obtenerse ingiriendo determinados alimentos. Años después de haber sido clasificada como vitamina se descubrió que se produce cuando la piel se expone al sol. Así que en realidad se trata de una hormona, y en 1971 fue reclasificada en la terminología científica como «hormona de vitamina D_3».

La vitamina D_3 es desde luego uno de los nutrientes más subestimados en el mundo de la salud. Por desgracia uno de los resultados no planeados de la campaña para limitar la exposición solar fue un aumento sustancial en el número de pacientes con deficiencia de vitamina D_3. El hecho de que muchos pacientes de cáncer tienen carencia de vitamina D_3 ha llevado a los investigadores a formular la hipótesis de que esta vitamina pueda tener un papel causal, en especial en el cáncer de próstata y de colon.

La mejor fuente de vitamina D_3 es el sol, que no es propiedad de nadie ni está patentado ni comercializado por ninguna compañía comercial. Por eso en parte la investigación científica en este campo ha sido bastante limitada, ya que no existen razones económicas para que una corporación quiera invertir dinero en ella.

Así que se trata de una cuestión puramente científica. Sabemos desde hace tiempo que la vitamina D_3 ayuda a fortalecer los huesos y los dientes, pero cada vez hay más indicios de que puede ayudar a prevenir o al menos mitigar la incidencia de una serie de enfermedades graves. Ya en 1941 un patólogo llamado Frank Apperly proporcionó pruebas estadísticas de que la incidencia de cáncer no de piel era mayor en las latitudes septentrionales. La luz solar, decidió, proporcionaba «inmunidad relativa frente a cánceres no de piel».

Varios estudios realizados a lo largo de la década siguiente confirmaron la teoría de que la vitamina D_3 conducía a un aumento en la incidencia de distintos tipos de cáncer, en especial el de próstata. El cáncer de próstata es el más común en varones, y más de treinta y un mil hombres mueren de él cada año. En 1990 los científicos propusieron que la deficiencia en vitamina D_3 podía ser una de las causas primarias de esta enfermedad. Entre las pruebas estadísticas que confirmaban esto figuraba el hecho de que los hombres estadounidenses tenían diez veces más probabilidades de padecer cáncer de próstata que los japoneses, cuya dieta es rica en aceites grasos procedentes de pescado, con un alto contenido en vitamina D_3. Probablemente el científico que más contribuyó a estos descubrimientos fue el epidemiólogo Gary Schwartz, doctor de la Wake Forest University, quien recopiló pruebas estadísticas que mostraban que los hombres que pasaban más tiempo al sol tenían menos probabilidades de padecer cáncer de próstata. También descubrió una correlación entre muertes por cáncer de próstata y esclerosis múltiple, enfermedad que también se cree asociada a la falta de exposición al sol.

Schwartz no se hizo científico para descubrir una causa probable de cáncer de próstata: «Antes fui biólogo especializado en primates», explica. «Me interesaba la evolución de los monos, incluidos los cambios de pigmentación y de color. Es un área de investigación en la que puedes pasarte toda tu carrera científica tratando de entender por qué este animal evolucionó de esta manera, y cuando terminas resulta que sólo le interesa a cuatro personas. Pero si logras dilucidar por qué una determinada enfermedad es más común en determinados grupos de población y resuelves el problema, que intelectualmente no es distinto de ningún otro, entonces hay setenta mil personas interesadas en los resultados».

Después de realizar su tesis doctoral, Schwartz regresó a la universidad para una segunda licenciatura, esta vez en epidemiología. «Cuando empecé ni siquiera sabía dónde estaba la próstata. Mi tutor me sugirió que trabajara con el cáncer de próstata y me sorprendió lo poco que se sabía con seguridad respecto a él. Yo sabía que el raquitismo era una enfermedad que deforma los huesos causada por falta de exposición al sol y que los individuos de piel más oscura corrían un riesgo mayor de contraerlo porque la melanina que da su color a la piel también impide que ésta absorba los rayos ultravioleta, dificultando la producción de vitamina D_3 en cantidades suficientes. Pensé, esto puede ser una perogrullada, pero si las personas de raza negra corren el riesgo de contraer una enfermedad que se considera es causada por la deficiencia de vitamina D_3, no veo por qué no tienen el riesgo de contraer otras enfermedades por la misma razón. Me pregunté si sería capaz de desarrollar un modelo basado en el raquitismo para la deficiencia de vitamina D_3 en el cáncer de próstata».

Schwartz comparó las tasas de mortalidad por cáncer de próstata en cada uno de los tres mil setenta y tres condados estadounidenses con la cantidad de radiación ultravioleta que recibía cada uno. «Descubrimos unas llamativas tasas de mortalidad inversa en los caucásicos —porque ésos eran los datos que teníamos— en relación con la cantidad de radiación ultravioleta. Resultó que hay una mayor incidencia de cáncer de próstata en Maine que en Boston y conforme descendemos, en Virginia, en Carolina del Norte, en Florida, la tasa sigue bajando».

«Hubo mucha gente que intentó convencerme de que no hiciera esta investigación», recuerda Schwartz. «Pensaban que dañaría mi carrera. En un congreso celebrado a mediados de la década de 1990 recuerdo haber escuchado a un grupo de reputados oncólogos debatiendo las posibles causas del cáncer de próstata. Uno de ellos se dio una palmada en la rodilla y, riendo, dijo: "¡Ya lo tengo. Es la luz solar!". No me lo tomé a mal. Era comprensible que les indignara que un investigador del que nadie había oído hablar nunca pudiera descubrir este vínculo».

La percepción pública del asunto cambió por completo en 1998 cuando Schwartz y su equipo demostraron que las líneas celulares prostáticas podían de hecho, activar la vitamina D_3. «Hicimos bastantes experimentos con vitamina D_3 y células prostáticas. Durante un tiempo a mucha gente le costó aceptar esta tesis, hasta que descubrimos que la próstata puede sintetizar la forma activa de la vitamina D_3. Si la próstata fabrica su propia hormona de vitamina D_3, entonces es evidente que la necesita. Me entusiasmé tanto con este descubrimiento que todo adquirió tintes casi cómicos. Me preguntaba si no había ido demasiado lejos cuando alguien me puso una pegatina amarilla en el coche que decía: "Adelante, pregúntame todo lo que quieras sobre la vitamina D_3"».

En 2001 miembros de la Facultad de Medicina del North Staffordshire Hospital publicaron tres estudios diferentes mostrando un vínculo probado entre la exposición ultravioleta, el tipo de piel y el cáncer de próstata. Varones que habían pasado mucho tiempo al sol, ya fuera voluntariamente o por su trabajo, tenían menos probabilidades de contraer cáncer de próstata.

Un año más tarde un estudio publicado en la revista *Cancer* informaba: «Un examen de quinientas seis regiones (de Estados Unidos) ha encontrado una correlación inversa entre mortalidad por cáncer y niveles de luz ultravioleta B». Según el autor del estudio, el doctor William Grant, director del Sunlight, Nutrition and Health Research Center (Centro de investigación de la luz solar, la nutrición y la salud), «hay trece casos que muestran esta correlación inversa, en su mayoría cánceres del aparato reproductor o digestivo».

En 2006 el *Journal of Nacional Cancer* informaba sucintamente: «Entre los caucásicos de Estados Unidos la mortalidad por varias clases de cáncer, incluidos los de mama, próstata y colon, muestra un notable gradiente latitudinal, con tasas de mortandad más elevadas entre individuos que residen en los estados del norte comparados con los estados más meridionales. Estos patrones persisten incluso ignorando cuando se toman en consideración otros factores de riesgo, tales como estatus socioeconómico, residencia rural o urbana o herencia hispana».

El mismo número de la revista incluía dos estudios epidemiológicos —que sumaban casi siete mil participantes— que «sugieren que los rayos del sol pueden reducir el riesgo de linfoma no de Hodgkin y pueden estar asociados a tasas de supervivencia más altas en pacientes en los primeros estadios de melanoma».

Los resultados del primer ensayo clínico de intervención con humanos (en el que una conducta particular observada en un grupo de población cambia y los resultados de dicho cambio se miden) se anunciaron en noviembre de 2004 en un simposio del National Institute of Health sobre vitamina D_3 y cáncer. Investigadores de la Universidad de Toronto informaron que dos mil unidades de vitamina D_3 tomadas diariamente —la D_3 se obtiene de los rayos del sol mientras que la D_2 procede de plantas— reducían o prevenían aumentos en la PSA de varones con cáncer de próstata. La PSA es un medidor de la proteína de la próstata y niveles elevados del mismo pueden ser indicadores de cáncer. Esto demostró que la vitamina D_3 tenía un impacto significativo a la hora de combatir —y posiblemente prevenir— el cáncer prostático.

Otros estudios han demostrado una correlación inversa similar entre carencia de vitamina D_3 y otros tipos de cáncer, incluidos los de vejiga, útero, esófago, recto, estómago y, sobre todo, pecho, colon y ovarios, así como otras enfermedades como esclerosis múltiples y artritis reumatoide. El Moores Cancer Center de la Universidad de California en San Diego publicó estudios en 2005 y 2006 en los que empleaban una nueva base de datos compilada por la Organización Mundial de la Salud que rastreaba la incidencia, la mortalidad y la prevalencia del cáncer en ciento setenta y cinco países y demostraba «una asociación clara entre deficiencia de vitamina D en la exposición al sol» y cáncer de ovario y renal.

En 2007 investigadores alemanes de la Johannes-Gutenberg University informaron en el *International Journal of Cancer* de una «reducción del riesgo total de linfoma en sujetos que habían pasado sus vacaciones en climas soleados o se daban rayos uva con frecuencia». En otras palabras, la exposición a los rayos ultravioleta parece reducir estadísticamente la incidencia de cáncer en el sistema linfático.

Estudios publicados en 2009 sugieren que la vitamina D_3 también puede ayudar a reducir la mortalidad en pacientes diagnosticados con cáncer. Un estudio de más de mil pacientes de cáncer de colon tratado en el Dana Farber Institute de Boston demostró que aquellos con niveles altos de vitamina D_3 tenían el doble de probabilidades de sobrevivir que aquellos con niveles bajos. Un estudio británico similar encontró que pacientes con cáncer de piel y niveles bajos de vitamina D_3 tenían más de un 33 por ciento de posibilidades de tener una recidiva que aquellos con niveles altos.

Pero aunque las pruebas estadísticas parecen sólidas, la capacidad de los rayos solares de prevenir estos tipos de cáncer aún no ha sido demostrada en ensayos clínicos. «No tenemos una sola prueba que demuestre que pueden ser preventivos», explica el doctor Ronald Lieberman, director de programa de investigación Prostate and Urologic Cancer Research Group en el Departamento para la Prevención del Cáncer del National Cancer Institute. Pero también añade que los estudios realizados con pacientes sugieren que la vitamina D_3 parece reforzar los efectos de la quimio y la radioterapia.

Aunque la mayoría de los dermatólogos continúan aconsejando a la gente que reduzca su exposición al sol, poca duda cabe de que al menos hay que pasar algo de tiempo al sol sin estar completamente cubierto de protección solar. La vitamina D_3 se encuentra en muchos alimentos, incluidos la leche, el salmón, el atún, el arenque, el queso, los cereales vitaminados, el zumo de naranja y la margarina vitaminada, pero parece improbable que nuestro organismo sea capaz de absorberla en cantidades suficientes sólo ingiriéndolos y obtener así la misma protección que tomando el sol. En opinión de Gary Schwartz, «a la hora de elegir un suplemento nutricional es mejor el D_3 que cualquiera sólo de vitamina D. Pero la mejor fuente de vitamina D_3 continúa siendo el sol, y encima es gratis. Yo tengo la piel tan oscura que me bronceo con sólo pensar en el sol. En los días muy soleados uso filtro solar. Pero también tomo complementos de vitamina D_3. Son seguros y eficaces a la hora de corregir la deficiencia de vitamina D_3. Y si me equivoco, entonces simplemente reducen el riesgo que tengo de contraer cáncer de próstata. En último extremo tendré un esqueleto más fuerte y por muy poco dinero, y ya obtengo la vitamina D_3 que necesito del sol».

¿Cuánto tiempo deberíamos pasar al sol? La respuesta depende de dónde vivamos y de nuestro tipo de piel. Cuanto más clara sea nuestra piel menos tiempo debemos pasar al sol. Las personas de tez oscura necesitan exponerse durante más tiempo para obtener la misma protección. En general sin embargo, los investigadores coinciden en que quince minutos al día al sol —un paseo corto— tres o cuatro días a la semana es suficiente para obtener la protección que garantiza la vitamina D_3. Por desgracia durante los meses de invierno el ángulo solar impide a la gente que vive al norte de la latitud 35, en ciudades como Nueva York, Denver o Madrid, recibir la cantidad necesaria de rayos ultravioleta. Para estas personas los complementos y las sesiones esporádicas de rayos ultravioleta pueden ofrecer cierto grado de protección.

En cuanto a mí, la vitamina D_3 es la única que tomo de forma habitual. Así es como yo lo veo: si las pruebas resultan ser falsas y los suplementos de vitamina D_3 no reducen las probabilidades de contraer determinadas enfermedades, tan sólo habría desperdiciado veinte dólares al año. Tendré un esqueleto más fuerte y me habré gastado unos cuantos pesos. Pero, ¿y si los indicios resultan ser ciertos y, habiendo podido tomar suplementos de vitamina D_3, no lo hice? Mal negocio.

Como en todo, es una cuestión de encontrar el punto justo. Tomar demasiado el sol puede causar cáncer de piel, pero existen indicios de que no tomarlo puede favorecer la aparición de otras enfermedades. El vínculo entre deficiencia de vitamina D_3 y otras dolencias no ha sido aún establecido tan firmemente como el que tiene con el cáncer, pero se cree que la vitamina D_3 puede reducir el riesgo de diabetes, insuficiencia renal, osteoporosis, enfermedades cardiovasculares, depresión, asma severa e incluso el resfriado común o los partos por cesárea.

Y aunque no existen pruebas que clínicas en que basar la afirmación de que la vitamina D_3 puede prevenir estas enfermedades, u otras, hay estudios que demuestran que la falta de esta vitamina puede estar asociada a muchas de ellas. Por ejemplo, investigadores del Harvard School of Public's Health y del Brigham and Women's Hospital localizaron a casi quinientos profesionales sanitarios que habían sufrido un ataque el corazón o muerto de enfermedad cardiaca y a otros novecientos hombres con corazón sano durante una década y descubrieron que aquellos con deficiencia de vitamina D_3 tenían dos veces y media más probabilidades de tener un infarto que aquellos con niveles normales de dicha vitamina. El autor del estudio, el doctor Edward Giovannucci, subrayó que no se sabe aún por qué la vitamina D_3 parece ofrecer protección frente a los ataques al corazón. Entre las posibles causas se sugiere que puede controlar la tensión arterial, reducir la inflamación e incluso la calcificación de las arterias.

Un estudio similar realizado en el Harvard Medical School y publicado en *Circulation* en 2008 hizo un seguimiento de mil setecientas personas mayores de 59 años durante siete años y concluyó que aquellas con deficiencia de vitamina D_3 tenían el doble de probabilidades de sufrir un ataque al corazón, parada cardiaca o ictus que las que no la tenían. Pero, tal y como apuntaba el investigador jefe, el doctor Thomas Wang: «Lo que aún no se ha demostrado es que la deficiencia de vitamina D_3 de hecho, aumente el riesgo de enfermedades cardiovasculares».

Recientemente médicos británicos han encontrado un aumento del riesgo de raquitismo y osteoporosis en mujeres musulmanas que llevan habitualmente el *hiyab*, que les cubre la parte superior del cuerpo, o el *burka*, que les cubre el cuerpo entero, ya que ambas prendas impiden la exposición solar.

El estudio más interesante, publicado en *Archives of Internal Medicine* en 2008, informaba de que «individuos con deficiencia de vitamina D_3 tienen el doble de probabilidades de morir comparados con aquellos con niveles mayores de esta vitamina en sangre». Se trata de una afirmación muy contundente. Investigadores de la Universidad de Graz, en Austria, realizaron análisis de sangre a tres mil doscientas personas de una media de edad de 62 y candidatas a pacientes cardiacas. Al cabo de ocho años cuatrocientos sesenta y tres de los pacientes habían muerto en una enfermedad del corazón, trescientos siete de los cuales tenían niveles bajos de vitamina D_3. Los autores del estudio subrayaron que «no se había podido establecer un vínculo causal para la mortalidad».

Este resultado fue confirmado por un estudio de grandes dimensiones del que se informó en el Intermountain Medical Center, en Salt Lake City (Utah) en 2009. Alrededor de veintiocho mil pacientes fueron divididos en tres grupos y monitorizados durante dos años. Aquellos con niveles más bajos de vitamina D_3 tenían un 77 por ciento más de probabilidades de morir o de sufrir un infarto y casi la mitad tenían un riesgo mayor de desarrollar algún tipo de problema coronario que aquellos con niveles normales. Los voluntarios con deficiencia de vitamina D_3 también tenían el doble de riesgo de contraer diabetes.

Curiosamente, los investigadores aún no han sido capaces de averiguar la manera de interpretar los niveles de vitamina D_3. Puesto que el mapa genético de cada persona ayuda a determinar cómo su organismo fabrica y usa la vitamina D_3 que contiene, es difícil saber con precisión cuándo hay deficiencia. No existe una regla general y hasta la fecha nadie ha sido capaz de relacionar niveles uniformes de vitamina D_3 con enfermedades específicas. Los análisis de sangre se emplean para medir los niveles de vitamina D_3 y los médicos a continuación comparan dichos niveles con los considerados normales para determinar si una persona es deficitaria. Por lo general se considera que hay deficiencia si los niveles son inferiores a quince nanogramos por milímetro de sangre. Cuando están entre quince y veintinueve nanogramos por milímetro, entonces se considera que hay insuficiencia.

Dos estudios publicados en el número de agosto de 2009 de *Pediatrics* informaban que el 70 por ciento de los niños estadounidenses no reciben la vitamina D_3 necesaria y tienden a tener la tensión alta y los niveles de HDL, el colesterol bueno, bajos. El autor de uno de estos estudios, que incluía a seis mil sujetos menores de 21 años, el doctor Michael Melamed, profesor asociado del Albert Einstein College en Nueva York, dijo a los periodistas: «Nos sorprendieron las cifras. [...] Hay muchos datos que sugieren que los adultos con niveles bajos de vitamina D_3 tienen riesgo de padecer diabetes, hipertensión, enfermedades cardiovasculares y varias clases de cáncer, y si ya de niños tienen niveles bajos de vitamina D_3 y éstos no mejoran, corren el peligro de desarrollar alguna de estas enfermedades a edad temprana»*.

Como resultado de ello, el doctor Frank Domino, profesor adjunto del Massachusetts Medical School y editor jefe del libro de medicina *The 5-Minute Clinical Consult* [Consultas clínicas en cinco minutos] afirma rotundamente: «Creo que en este momento hay suficientes razones para administrar a todos los niños mil IU (unidades internacionales) de vitamina D_3 y a las adolescentes dos mil IU al día».

El consejo del doctor Chopra

Se ha demostrado que la deficiencia de vitamina D_3 tiene relación directa con ciertos tipos de cáncer y también se sospecha que puede favorecer la aparición de otras enfermedades. La vitamina D se obtiene de los rayos del sol, la D_3; de alimentos, la D_2, pero son muchas las personas con carencia. ¿Qué se pue-

* Fhoemo (Fundación Hispana de Osteoporosis y Enfermedades Metabólicas Óseas) advierte que hasta el 60 por ciento de los niños españoles sufren deficiencias en el aporte de vitamina D_3 debido a las dietas que no contemplan alimentos ricos en vitamina D_3, como pueden ser los pescados grasos (salmón, atún o sardinas) o verduras como las acelgas.

de hacer al respecto? La mayoría de nosotros deberíamos intentar estar al sol al menos quince minutos varias veces a la semana pero, si eso no es posible, o si se habita en una región fría y donde anochece temprano en invierno, entonces deberíamos tomar vitamina D_3. Pregunte a su médico cuál es la dosis adecuada. A modo de guía, el Institute of Medicine recomienda que los adultos menores de 50 años tomen doscientas IU: al día, los que tienen entre 50 y 70 años, cuatrocientas IU, y las personas mayores, incluso más.

X

¿Previene el cáncer la aspirina?

Pocos ensayos clínicos han tenido tanto impacto en la sociedad como el legendario Physicians' Health Story, que comenzó en 1980. Se trataba de un estudio nacional aleatorio, de doble ciego y controlado por placebo que tenía por objeto determinar si tomar un aspirina al día podía reducir el riesgo de enfermedades cardiovasculares. Mucho antes de que las computadoras estuvieran por todas partes, fue el primer estudio realizado enteramente por correo y en el que veintidós mil setenta y un médicos varones fueron distribuidos en cuatro categorías. La mitad de ellos debía tomar una dosis de trescientos veinticinco miligramos de aspirina un día sí y otro no. Todos los participantes respondían a un formulario cada seis meses. Los resultados fueron tan sorprendentes que el estudio se interrumpió varios años antes de lo previsto y en 1988 la FDA aprobó el uso de la aspirina en la prevención de ataques al corazón. Tal y como informaba en 1989 el *New England Journal of Medicine*, este estudio demostraba que la aspirina reducía el riesgo de sufrir un primer infarto en un 44 por ciento. El número de muertes o de infartos era demasiado pequeño como para juzgar de forma adecuada los efectos de la aspirina, y lo que se hizo fue recomendar a los varones con riesgo de enfermedad cardiaca que tomaran una aspirina al día.

De hecho, el doctor Randall Terry, director de Salud Cardiovascular de la clínica Mayo, lo expone así: «La gente se pregunta "¿Corro el riesgo de sufrir un infarto?". Si tienes más de 45 años y eres varón, o si tienes más de 55 y eres mujer, la respuesta es que probablemente sí, y lo más seguro es que tomar una aspirina al día lo ayude». En el número de marzo de 2009 de *Annals of Internal Medicine*, la U.S. Preventive Task Force (Unidad de Servicios Preventivos de Estados Unidos) hacía la misma recomendación, afirmando que se pueden obtener los mismos beneficios tomando una aspirina infantil o la dosis equivalente, pues no existen pruebas de que la dosis suponga diferencia alguna. De hecho, estudios posteriores han confirmado que la aspirina infantil y la de adultos tienen los mismos efectos preventivos frente a enfermedades cardiovasculares.

Tal y como señala el doctor Terry, no hay consenso sobre si las mujeres se benefician igual que los hombres de la aspirina. Las enfermedades cardiovasculares siguen siendo la primera causa de muerte en mujeres y aparentemente la aspirina desempeña un papel preventivo. Un estudio realizado en 2005 llamado *American Family Physician* con casi cuarenta mil mujeres mayores de 45 años o sin historial de enfermedad cardiaca a quienes se hizo un seguimiento de diez años concluyó que la aspirina reducía el riesgo de infarto o de amago de infarto en las mujeres, pero no parecía reducir el de un ataque al corazón o de muerte por dolencia cardiaca. Un metaanálisis realizado en 2009 que incluía a doscientos treinta y cinco mil participantes no mostró diferencias significativas en la respuesta en hombres y en mujeres. Y un análisis reciente de seis estudios clínicos de gran escala y varios metaanálisis «sugiere que no hay diferencias en la respuesta a la aspirina en hombres y en mujeres» y que la aspirina reduce el riesgo de ataque al corazón en mujeres en la misma proporción —entre un cuarto y un tercio— que en hombres.

En febrero de 2009 el *Journal of the American Asocciation* publicó: «Cien miligramos de aspirina al día en días alternos reduce ligeramente el riesgo de infarto en mujeres». Eso es todo.

Es imposible determinar cuántas vidas han salvado estos estudios, pero cuando se hicieron nadie sabía que aquello era sólo el principio de la historia de la aspirina. Se han invertido miles de millones de dólares en buscar la droga milagrosa capaz de prevenir o reducir la mortalidad de infartos y ataques al corazón, y al final resultó que llevaba más de un siglo en el botiquín. Pero hasta que los investigadores no empezaron a interpretar las cifras recopiladas en ensayos clínicos realizados en todo el mundo, no se empezó a apreciar el verdadero poder de la aspirina.

Por desgracia muchas personas que podrían beneficiarse de la protección que ofrece la aspirina no la toman. Es realmente una tragedia que gastemos millones de dólares en busca de un fármaco que prevenga las enfermedades cardiacas, cuando de hecho, muchas familias lo tienen ya en casa.

La aspirina es probablemente el medicamento de uso continuado más antiguo de la historia. Ya en el año 1500 a.C. los egipcios empleaban hojas secas de arrayán para aliviar el dolor. Hacia el 400 a.C. Hipócrates, padre de la medicina moderna, reparó en que el polvo obtenido de machacar la corteza y las hojas de sauce podía emplearse para aliviar dolores de cabeza, fiebres y otras dolencias comunes. Para 1838 científicos de Europa habían logrado aislar el ingrediente activo de la corteza de sauce y convertirlo químicamente en una sustancia llamada ácido salicílico, que se encontraba también en las hojas de arrayán de los egipcios. Para hacerlo más suave al estómago, el ácido salicílico se modificó químicamente, dando lugar al ácido acetilsalicílico. En 1899 un químico alemán empleado por Bayer llamado Felix Hoffmann se lo dio a su padre en un intento por aliviar el dolor que le producía su artritis. Cuando el remedió funcionó, Hoffmann convenció a Bayer de que lo patentara y comercializara. Se le llamó aspirina: la «a» por acetil, *spir* por la planta *Spiraea ulmaria*, de la que se obtiene el ácido salicílico y el «ina» porque era un sufijo común en medicamentos. Pronto se convirtió en el fármaco más vendido del mundo.

Estoy firmemente convencido de que todos los lectores de este libro deberían llevar una aspirina encima en todo momento. Lo digo en serio. Deberían tenerla en casa, en el trabajo, en el coche y en la bolsa de golf, si es que juegan. A finales de 2008, por ejemplo, una amiga mía de 70 años, radióloga en un centro médico, experimentó de repente un fuerte dolor en el pecho. Llamó a su marido, patólogo, y le dijo: «Dame una aspirina y llama a una ambulancia». De inmediato se tomó dos aspirinas infantiles, la llevaron en ambulancia al hospital y tres horas después fue operada. Es casi seguro que la aspirina le salvó la vida. Yo siempre llevo una encima. Siempre. Si nos duele el pecho y nos tomamos una aspirina no nos hará daño; si se trata de un problema sin importancia la aspirina no nos perjudicará, pero si se trata de un ataque al corazón y hay un coágulo formándose y estrechando una arteria coronaria, entonces la aspirina ayudará a diluirlo y puede salvarnos la vida.

Durante casi cien años la aspirina fue el analgésico de venta sin receta más seguro, pero hasta la publicación del Physicians' Health Study los científicos no empezaron considerar que podía salvar la vida de las personas. Los datos de dicho estudio fueron más tarde analizados para determinar con certeza el papel que la aspirina desempeñaba en otras enfermedades, en especial a la hora de reducir la incidencia de cáncer de colon y esófago. De hecho, de estos resultados han salido más de ciento setenta descubrimientos nuevos y muchos de ellos han conducido a nuevos estudios de seguimiento, los cuales a su vez han desembocado en titulares del tipo: «¿Puede la aspirina reducir el riesgo de cáncer?», «La aspirina combate cinco clases de cáncer», «¿Es la modesta aspirina el fármaco milagroso del siglo XXI?».

¿Están justificados estos titulares? ¿Hasta qué punto es la aspirina una herramienta potente contra el cáncer? La respuesta es que no tenemos una respuesta completa. La aspirina ya no es una patente protegida, lo que quiere decir que es de dominio público, de manera que cualquier corporación puede fabricarla, comercializarla y obtener beneficios. En la industria farmacéutica la competencia es dura, así que sin la motivación económica ninguna compañía privada está dispuesta a invertir millones de dólares necesarios para llevar a cabo los costosos ensayos clínicos que podrían determinar de una vez por todas la capacidad de la aspirina para combatir el cáncer. Pero no es sólo el dinero lo que ha impedido la realización de estos ensayos clínicos. La aspirina tomada de forma regular puede afectar seriamente al estómago, puede irritar la mucosa gástrica y puede causar úlcera y hemorragia interna, lo que limita la cantidad de ensayos clínicos que se pueden hacer con ella. Así que casi todas las pruebas que indican que la aspirina puede reducir el riesgo de varias clases de cáncer provienen de estudios epidemiológicos antes que de ensayos clínicos. Los gobiernos y el mundo académico son quienes en su mayoría han patrocinado los estudios que han revelado algunas propiedades extraordinarias —y poco divulgadas— de la aspirina en la prevención de enfermedades.

Incluso aquellos médicos en Estados Unidos familiarizados con estos estudios se han mostrado reacios a recetar aspirina a sus pacientes simplemente como medida preventiva contra el cáncer —a pesar de las pruebas que lo recomiendan— porque no se trata de un tratamiento aprobado por el gobierno federal. Además, existe el riesgo de que sean demandados si uno de sus pacientes experimenta una reacción adversa y sencillamente los médicos no tienen manera de demostrar los beneficios de la aspirina. ¿Cómo puede un médico probar que su paciente no enfermó de cáncer porque le estaba recetando aspirina?

Como muchos estudios epidemiológicos, el British Doctors' Aspirine Trial, que incluía a cinco mil ciento treinta y nueve médicos, y otro estudio similar también británico con dos mil cuatrocientos cuarenta y nueve participantes, se hicieron años antes de que nadie hubiera reparado en la relación entre aspirina y cáncer colorrectal. Aunque estos estudios se llevaron a cabo entre finales de la década de 1970 y principios de la de 1980, tuvieron que pasar más de diez años para que se reconocieran todas las propiedades beneficiosas de la aspirina. Tal y como informó la publicación médica británica *The Lancet*, en pacientes que habían tomado de forma regular trescientos miligramos o más de aspirina durante más de cinco años la incidencia de cáncer colorrectal se había reducido en un 37 por ciento y después de diez años en un 74 por ciento.

Otros estudios han obtenido resultados similares. Los pólipos en el colon a menudo desembocan en cáncer colorrectal. En principio los pólipos son crecimientos benignos pero que pueden aumentar de tamaño y volverse malignos, de modo que disminuir su número de pólipos reducirá directamente la incidencia de cáncer de colon y el número de muertes por éste. Son corrientes los ensayos en laboratorio mientras se conducen estudios de mayor envergadura. En 2004 *ScienceWeek* publicó que experimentos realizados en laboratorio con animales indicaban que los fármacos antiinflamatorios no esteroides (AINE) y la aspirina «han demostrado capacidad de frenar el crecimiento tumoral... Ensayos clínicos han demostrado de forma consistente el efecto beneficioso de la aspirina y otros AINE en la incidencia de adenomas colorrectales». Dos ensayos aleatorios financiados por el National Cancer Institute determinaban que tomar aspirina de forma regular durante sólo tres años reducía la aparición de pólipos entre un 19 y un 35 por ciento en pacientes con alto riesgo de cáncer colorrectal.

Es importante mencionar que la aspirina y los AINE o antiinflamatorios no esteroides —como el ibuprofeno o el naproxeno— funcionan aproximadamente de la misma forma, pero el analgésico acetaminofeno, comercializado generalmente como Tylenol, no está clasificado como un AINE y actúa de forma muy distinta. La principal diferencia es que no reduce la inflamación, de manera que las pruebas aquí citadas no son aplicables en su caso.

Las ventajas estadísticas de reducir el riesgo de cáncer variaban de forma significativa en función de la dosis. De hecho, el estudio aleatorio Women's Health Study demostraba que el consumo a largo plazo de dosis bajas de aspirina —las que recomiendan para prevenir enfermedades coronarias— no parecen tener efecto alguno en el riesgo de cáncer. Y el Physicians' Health Study también encontró que trescientos veinticinco miligramos de aspirina tomados en días alternos durante cinco años no tenían efecto alguno en la incidencia de cáncer colorrectal.

A la inversa, el Cancer Prevention Study, un estudio epidemiológico que siguió a casi setenta mil hombres y a setenta y seis mil mujeres, comprobó que tomar trescientos veinticinco miligramos de aspirina al día reducía estadísticamente la incidencia de cáncer de colon y de próstata en los hombres y ligeramente la de cáncer de mama en mujeres. *The Lancet* informó en mayo de 2007 de que investigadores de la Universidad de Oxford habían analizado un estudio realizado a finales de las década de 1970 y principios de la de 1980 en el que siete mil quinientos participantes habían recibido trescientos, quinientos, mil doscientos miligramos de aspirina al día o un placebo entre cinco y siete años y después se les había hecho un seguimiento durante dos décadas. Las conclusiones fueron que una dosis diaria de trescientos miligramos de aspirina reducía el riesgo de cáncer de colon en un 74 por ciento durante los diez-quince años siguientes de haberlas tomado.

Resulta que la aspirina no sólo reduce el riesgo de contraer cáncer de colon, también parece aumentar la tasa de supervivencia de los pacientes ya diagnosticados. El *Journal of the American Medical Association* informó en su número de agosto de 2009 que un estudio conducido en el Massachusetts General Hospital y el Harvard Medical School había llegado a la conclusión de que pacientes diagnosticados con cáncer colorrectal no extendido a otras partes del cuerpo que tomaban aspirina de forma regular después de concluido su tratamiento tenían un tercio menos de posibilidades de morir de la enfermedad. Este estudio, que siguió a mil doscientos setenta y nueve hombres y mujeres durante una media de doce años, llegó a la conclusión de que los pacientes que habían tomado aspirina diariamente de forma regular antes y después de haber sido diagnosticados tenían un tercio de probabilidades menos de morir, mientras que aquellos que empezaron a tomar aspirina después del diagnóstico reducían el riesgo de morir en un 50 por ciento. Uno de los autores del estudio, el doctor Andrew Chen, señaló: «Estos resultados sugieren que la aspirina puede influir en la biología de tumores colorrectales así como prevenir su aparición».

El problema es que no se han hecho suficientes estudios complementarios para determinar con exactitud qué dosis proporcionan la protección deseada contra qué tipos de cáncer. Así, aunque parece seguro que la aspirina es efectiva frente a determinadas clases de cáncer, no sabemos exactamente en qué dosis.

Por ejemplo, investigadores del Kaiser Permanente Medical Health Care Program examinaron la historia médica de noventa mil cien hombres y descubrieron que los que tomaban seis o más aspirinas al día reducían ligeramente sus probabilidades de contraer cáncer de próstata, aunque hay que añadir que no informaban sobre los efectos adversos de tomar tanta aspirina de forma diaria.

El de próstata es el cáncer más extendido en los hombres occidentales. El hecho de que la aspirina u otro antiinflamatorio no esteroide pueda prevenirlo ha sido demostrado en varios estudios. El National Cancer Institute informó en 2005 de que el consumo diario a largo plazo de aspirina u otros antiinflamatorios no esteroides daba como resultado una reducción modesta del riesgo de sufrir cáncer de próstata. Un estudio canadiense de cuatro mil ciento setenta y cinco hombres conducido en 2006 por el McGill University Health Centre llegó a conclusiones similares, a saber, que entre varones de 65 años o más el consumo frecuente de aspirina o AINE reducía el riesgo de cáncer de próstata.

Y aunque la aspirina no parece tener los mismos beneficios para la salud cardiovascular en las mujeres que en los hombres, hay indicios de que también puede reducir la incidencia de cáncer de mama. En Long Island, Nueva York, se identificaron una serie de áreas con una incidencia de cáncer inusualmente alta, lo que las convertía en emplazamientos idóneos para realizar estudios. Uno de los primeros estudios sobre cáncer de mama, el Long Island Breast Study Project, analizaba los casos de algo más de seiscientas pacientes en 1996 y 1997. Los investigadores encontraron que consumir aspirina de forma regular reducía el riesgo de cáncer de mama en un 20 por ciento y que las mujeres que tomaban al menos siete aspirinas a la semana lo reducían en un 28 por ciento. Otro analgésico de uso común, el ibuprofeno, obtenía efectos más débiles, y con el paracetamol no se observaba efecto alguno.

Por lo general los estudios de proporciones pequeñas arrojan información desconcertante y en teoría conducen a investigaciones de mayor escala, pero sólo si hay un patrocinador que los pague. Departamentos del National Institutes of Health estadounidense, que depende del gobierno federal, financian a menudo estudios con sustancias que son de dominio público, como la aspirina y los AINE. Así, en 2003, un estudio realizado con ochenta mil mujeres demostró que aquellas que tomaban antiinflamatorios no esteroides de forma regular reducían de forma significativa sus probabilidades de contraer cáncer de mama. Aunque estos resultados son esperanzadores, el problema de este estudio es que, examinado de cerca, se podía ver que no incluía grupo de control y que era retrospectivo, es decir, que se basaba en información que daban las mujeres a toro pasado. Así que, como parte del Women's Health Study se realizó un estudio de doce años con más de treinta y nueve mil mujeres con fondos del National Heart, Lung and Blood Institute del NIH. En él la mitad de las participantes recibieron dosis bajas de aspirina y la otra, placebo. Los resultaron fueron decepcionantes, ya que los investigadores no encontraron pruebas de que dosis pequeñas de aspirina redujeran el riesgo de cáncer de mama o de ninguna otra clase.

Los distintos resultados de estos experimentos han desconcertado a los investigadores. Los efectos preventivos de la aspirina y los AINE parecen claros. A finales de 2008 el National Cancer Institute anunció que un metaanálisis a gran escala, que incluía a dos millones setecientas mil personas que habían participado en treinta y ocho estudios diferentes, había descubierto que las mujeres que tomaban aspirina de forma regular tenían un 13 por ciento menos de riesgo de padecer cáncer de mama que las del grupo de control que no tomaban aspirina. Pero a diferencia del estudio de Long Island, en este análisis las mujeres que tomaban ibuprofeno reducían su riesgo en un 21 por ciento. Las razones de estos resultados contradictorios eran, según los investigadores, que existen diferentes tipos de cáncer de mama y que los AINE parecen prevenir sólo aquéllos causados por determinadas enzimas.

Por confuso que esto pueda parecer ya, aún hay más. Un estudio italiano publicado en el *British Journal of Cancer* en 2003 informó de que los participantes que habían tomado aspirina de forma regular durante cinco años o más tenían dos tercios menos de probabilidades que un grupo de control que no la había tomado de desarrollar cáncer de boca, garganta y esófago, llevando al director del estudio a afirmar: «Ésta es la primera evidencia cuantitativa de que tomar aspirina puede reducir el riesgo de cáncer en lo que llamamos tracto aéreo digestivo, que conecta la boca con el estómago».

Las pruebas son abrumadoras: una cierta dosis de aspirina tomada con cierta frecuencia puede impedir la aparición de determinadas clases de cáncer. Entonces ¿por qué no se ha difundido más? ¿Por qué no hay más gente —aparte de los enfermos cardiacos— que toma aspirina diariamente?

Hay varias razones para ello. En primer lugar, no se ha realizado aún el ensayo clínico definitivo, de manera que muchos médicos desconocen estos beneficios potenciales de la aspirina. Y puesto que no disponemos de las pruebas que dicho ensayo podría ofrecer, no hay una plataforma pública desde la que defender el uso de la aspirina. Por último, en casos excepcionales, la aspirina puede tener efectos secundarios muy peligrosos. Éstos incluyen irritación gástrica severa, úlcera y acción anticoagulante que puede conducir a hemorragias en el tracto gastrointestinal. Y aunque excepcionales, son reales, de manera que nadie debería empezar a tomar aspirina sin consultarlo antes con un médico. Así pues, aunque la aspirina pueda ser de utilidad en la prevención de cáncer de colon, por ejemplo, los chequeos periódicos para vigilar la aparición de posibles pólipos pueden ser igualmente efectivos en pacientes de riesgo. De hecho, la American Cancer Society ha establecido que «el consumo de aspirina en cualquier dosis en prevención del cáncer no es recomendable [...] debido a los posibles efectos secundarios».

La aspirina es de verdad un fármaco milagroso. Pero si su valor analgésico está fuera de duda, parece obvio que encierra más beneficios, muchos de los cuales requieren de nuevos estudios. Así que aunque la mayoría de los médicos son conscientes de que la aspirina puede reducir la incidencia de determinados tipos de cáncer, sabedores de los peligros que encierra su consumo, son reacios a aconsejarla a sus pacientes en dosis diarias.

El consejo del doctor Chopra

Está comprobado que la aspirina reduce nuestras probabilidades de sufrir un infarto o un ataque al corazón, y hay pruebas sustanciales de que la aspirina y los AINE pueden reducir la incidencia de algunos tipo de cáncer en ciertas personas. El coautor de este libro, el doctor Lotvin, está convencido de ambas cosas.

Pero sería una irresponsabilidad sugerir a los lectores de este libro —ya sean hombres o mujeres— que empiecen a tomar una aspirina al día para reducir el riesgo de contraer cáncer. Aquellas personas a las que su médico ya haya recetado una aspirina diaria por motivos cardiovasculares pueden estar beneficiándose de otras propiedades preventivas adicionales, pero el resto debería consultar con un profesional antes de cambiar su régimen médico. Si su organismo tolera bien la aspirina tomada de forma regular y en su familia hay historial de cáncer, desde luego es una posibilidad que usted y su médico deberían explorar. Y llevar siempre encima aspirina infantil y masticar dos tabletas si experimenta dolores en el pecho es una buena idea.

XI

¿Tiene la marihuana propiedades médicas legítimas?

El ya fallecido dramaturgo George Carlin explicó en una ocasión que la verdadera razón por la que la marihuana nunca se legalizará en Estados Unidos era que sus defensores nunca recuerdan dónde han hecho la solicitud.

La marihuana es la droga ilegal de uso más extendido en Estados Unidos y su consumo no hace sino aumentar. El cultivo, la posesión, fumar o vender marihuana son ilegales, a pesar de que son muchos quienes afirman que tiene propiedades terapéuticas reales y que es prácticamente inofensiva. Según el programa televisivo de investigación *Frontline*, se calcula que uno de cada seis reclusos de prisiones federales está allí por delitos relacionados con marihuana y en la actualidad hay más gente encarcelada por delitos de compra-venta de marihuana que por crímenes violentos.

El hecho de que sea ilegal hace muy difícil la medicina experimental. El investigador de la Universidad de Massachusetts Lyle Craker, que ha pasado años tratando de obtener permiso legal para realizar experimentos, compara sus esfuerzos con la locura retratada en la novela de Joseph Heller *Trampa 22*. «Podemos decir que [la marihuana] no tiene propiedades terapéuticas porque no se han hecho estudios, y a continuación denegamos el permiso para realizar dichos estudios». El debate sobre el valor médico se ha convertido en un asunto constitucional, con estados que aprueban leyes directamente en oposición a las leyes federales. California, por ejemplo, legalizó el uso de la marihuana con fines médicos en 1996, pero con el apoyo del Tribunal Supremo el gobierno federal ha emprendido acciones para cerrar centros médicos donde se administra. Y, aunque las leyes federales siguen prohibiendo su consumo, quince estados la han legalizado con fines terapéuticos y otros están debatiéndolo en la actualidad. Y la Administración de Obama ha anunciado que no hará de la aplicación de las leyes federales contra la marihuana en estados donde es legal una prioridad. Tal y como el presidente anunció en su campaña: «No quiero que el Departamento de Justicia se dedique a perseguir y juzgar a los consumidores de marihuana con fines terapéuticos».

Pero a menudo en el debate legal se pierde la pregunta más importante: ¿cuál es el valor real de la marihuana en medicina? ¿Alivia los síntomas, tal y como afirman sus defensores, o según dicen quienes están en contra, el argumento de sus propiedades terapéuticas no es más que una excusa para consumir?

La marihuana cultivada de forma natural lleva empleándose en medicina más de cuatro mil años. Se extrae de las hojas de la planta de cannabis, que se fuman una vez secas. Se consumía incluso antes de la historia escrita con fines espirituales, sociales y medicinales. Los antiguos chinos la empleaban como anestésico para tratar los vómitos y las hemorragias —en el año 2737 a.C. el emperador Shen Neng sugirió que el té de marihuana era un tratamiento efectivo para la gota, el reumatismo, la malaria e incluso la pérdida de memoria—. Los egipcios usaban el cannabis para tratar una variedad de dolencias, incluidas las hemorroides. En India se empleaba para todo, desde dolores de cabeza hasta dolores de parto y los griegos trataban con ella las heridas de sus caballos y también las lombrices. En el mundo occidental la marihuana se ha empleado como analgésico principal desde 1830 y hasta el descubrimiento de la aspirina.

La marihuana no se ilegalizó en Estados Unidos hasta el siglo XX, y ello se debió a razones políticas antes que de salud. Las primeras leyes que regulaban su uso se aprobaron en la colonia de Jamestown en 1619, cuando se ordenó a los granjeros que cultivaran cáñamo, la planta de la marihuana, porque con ella se podían fabricar productos de primera necesidad, como ropas o cuerda. Se empezó a emplear con propósitos medicinales, principalmente como relajante muscular y antiinflamatorio contra el dolor, en Estados Unidos, entre 1869 y 1937. Hasta 1937 el gobierno federal —contraviniendo las declaraciones de la American Medical Association— hizo de la posesión y venta de marihuana un delito federal, más que nada para poder mantener en sus puestos de trabajo a los funcionarios que habían trabajado en la Prohibición una vez ésta se hubo revocado. De hecho, el director de la Oficina de Narcóticos Harry Anslinger afirmó en varias ocasiones: «La marihuana es una droga adictiva que causa a quien la consuma locura, delincuencia y muerte» y «la marihuana favorece el pacifismo y el comunismo subversivos». «Basta fumar un cigarro y tendrá deseos de matar a su hermano». «La marihuana es la primera causa de violencia en la historia de la humanidad».

La criminalización de la marihuana ha resultado en el encarcelamiento de miles de personas y en el gasto de miles de millones de dólares en hacer cumplir leyes altamente controvertidas. Al mismo tiempo, su cultivo es uno de los más extendidos en Estados Unidos y puede encontrarse en prácticamente todo el país. Pero desde 1937 sólo se ha autorizado a unas cuantas personas a consumirla para tratar su enfermedad, y la investigación sobre su valor terapéutico es muy limitada. Irónicamente, debido a lo restringido de su uso y a la ausencia de estudios legalmente aprobados, mucha gente cree que la marihuana es una suerte de remedio mágico para multitud de enfermedades. Además de aliviar el dolor, se ha dicho que trata diversas dolencias, desde las náuseas y la pérdida de peso causadas por la quimioterapia, hasta la anorexia, los espasmos que produce la esclerosis múltiple e incluso para el glaucoma, una enfermedad en la que el aumento de la tensión ocular puede producir ceguera. Por ejemplo, un estudio publicado en la edición online de agosto de 2009 de *Cancer Prevention Research* informaba de que las personas que llevaban fumando marihuana muchos años tenían más del 50 por ciento menos de riesgo de desarrollar tumores en la cabeza y en el cuello que aquellas que no han fumado nunca o lo han hecho de forma esporádica. El estudio incluía alrededor de mil participantes divididos más o menos en dos grupos, la mitad de ellos con tumores en cabeza o cuello y la otra mitad sin cáncer. Los resultados demostraban que fumar marihuana una vez cada dos o tres semanas podía estar asociado con una reducción del 50 por ciento de contraer dichas clases de cáncer. Los autores del estudio no sugerían razón alguna que explicara dichos resultados, pero sí apuntaban que las sustancias químicas presentes en la marihuana habían demostrado reducir el riesgo de varios tipos de cáncer en otros estudios.

Por el contrario, muchas personas argumentan que la marihuana tiene efectos secundarios potencialmente peligrosos, incluyendo pérdida de la capacidad de concentración y coordinación y, si se fuma en grandes cantidades, riesgo de enfisema y cáncer de pulmón. También afirman que su consumo puede llevar al consumo de otras drogas y que allí donde su uso puede ser recomendable existen otros tratamientos terapéuticos mejores y más seguros.

Lo que resulta sorprendente es que aunque en apariencia son muchas las personas que testifican su valor terapéutico —incluso el icono conservador William Buckley escribió que la marihuana ayudó a su hermana a combatir las náuseas durante su tratamiento contra el cáncer— las pruebas tanto de sus supuestos beneficios como de sus peligros no son concluyentes.

El alivio del dolor es el beneficio más discutido de la marihuana, que lleva empleándose con ese fin desde hace miles de años. Parece haber una aceptación general, aunque no universal, de la capacidad de la marihuana para mitigar el dolor. La marihuana contiene hasta cuatrocientos compuestos químicos diferentes; entre ellos, setenta cannabinoides diferentes, sustancias que activan los receptores situados en la superficie de las células nerviosas del cerebro que simulan actividad bioquímica. El cannabinoide al que se atribuyen principalmente las propiedades analgésicas de la marihuana es el tetrahidrocannabinol o THC. Se han hecho numerosos intentos por aislar este compuesto químico en una pastilla para reproducir los resultados que se obtienen fumando la droga, pero sin gran éxito.

Y aunque los obstáculos legales han hecho imposible llevar a cabo los ensayos clínicos y los estudios a gran escala necesarios para obtener pruebas concluyentes en uno u otro sentido, sí se han hecho estudios de calidad con un número reducido de pacientes. En 1999 la National Academy of Science's Institute of Medicine concluía: «Las pruebas procedentes de estudios con seres humanos y animales indican que los cannabinoides pueden tener un efecto analgésico sustancial». Uno de los estudios citados en el artículo era de doble ciego y controlado por placebo y en él habían participado diez pacientes de cáncer. En él los investigadores encontraron que la marihuana era más efectiva que altas dosis de codeína y, que en la mayoría de las dosis administradas proporcionaba un «significativo alivio del dolor».

Así que mientras parece haber pruebas fisiológicas que apoyan el hecho de que los ingredientes químicos de la marihuana pueden reducir el dolor, el efecto psicológico ha de tomarse también en consideración. En varios estudios un número sustancial de sujetos que tomaron placebo creyendo que se trataba de marihuana afirmaron tener menos dolor. Por ejemplo, en el número de febrero de 2007 de *Neurology* se informaba de que investigadores de la Universidad de California en San Francisco habían realizado un estudio aleatorio y controlado por placebo de siete años de duración de cincuenta pacientes con el virus VIH y dolor neuropático (nervioso). La mitad de ellos fumó tres cigarrillos de marihuana al día, la otra mitad fumó placebo, un cigarrillo de marihuana del cual se habían extraído los componentes químicos. A lo largo de todo el estudio aquellos pacientes que fumaban marihuana afirmaron experimentar una reducción del 75 por ciento del dolor, mientras que aquellos que fumaban el placebo decían que éste se había reducido en un 20 por ciento. No existía razón fisiológica alguna para esto.

Un estudio realizado por el Departamento de Neurología Clínica de Oxford se propuso determinar si la marihuana podía ser eficaz a la hora de aliviar aquellas clases de dolor en las que las terapias tradicionales no funcionan. En 2004 se administró a veinticuatro pacientes con dolor causado por varias enfermedades, incluida la esclerosis múltiple y la amputación, extractos de marihuana. Tras varias semanas los investigadores informaron de que dichos extractos «pueden mejorar los síntomas neurogénicos que no responden a los tratamientos estándar».

En junio de 2007 la revista *Journal of Pain* publicó los resultados de un estudio de doble ciego conducido en la Universidad de California en Davis. En dicho estudio cuarenta y cuatro pacientes —un número pequeño, es cierto— aquejados de dolor nervioso causado por distintas enfermedades fumaron marihuana o placebo. Los que fumaron marihuana declararon que la intensidad del dolor neuropático se había reducido en un 46 por ciento, mientras que aquellos que recibieron placebo afirmaron que su dolor había disminuido en un 27 por ciento. Así que si la FDA declara que no hay estudios científicos que apoyen el uso de marihuana con fines medicinales, las pruebas que apuntan a su efectividad analgésica son numerosísimas, como también lo son los estudios que apuntan a que puede mitigar el dolor nervioso.

Como la medición del dolor es a menudo algo subjetivo, tal vez las experiencias personales pueden tener tanto valor como las estadísticas. En 1978 el gobierno federal puso en marcha un programa llamado Compassionate Investigational New Drug (IND) que permitía a los médicos recetar marihuana a sus pacientes con fines terapéuticos. En el momento álgido del programa éste contaba con treinta y un pacientes, entre ellos un hombre llamado Irv Rosenfeld, que en 2009 era uno de los cuatro estadounidenses que seguían consumiendo marihuana por razones médicas y el que más tiempo llevaba vivo, Rosenfeld padece exocitosis cartilaginosa congénita múltiple, una enfermedad poco frecuente que causa el crecimiento de dolorosos tumores en las articulaciones. Estos tumores deben ser extirpados mediante cirugía. «En el instituto yo estaba contra el consumo de marihuana», explica Rosenfeld. «Tuve que estudiar en Virginia, donde vivía, porque tenían que operarme constantemente. Pero cuando me encontraba bien me dedicaba a ir por las aulas con mi bolsa de medicamentos y les decía a los estudiantes: "No tomen drogas ilegales. Sobre todo marihuana". En la universidad, en Miami, rompí con mi novia porque fumaba marihuana. Estaba solo y no tenía amigos. Con el tiempo cedí a la presión del grupo y decidí probarla. Pensé: esto es basura, pero al menos así me aceptarán. La décima vez que la probé estaba jugando al ajedrez. Odio el ajedrez, pero me quedé allí sentado jugando durante treinta minutos. Fue la primera vez que conseguía estar sentado en un mismo sitio más de diez minutos seguidos. Normalmente tenía que levantarme, estar diez minutos de pie y después sentarme otra vez. Ello se debía a los tumores y malformaciones que tengo en las piernas. Recordé que llevaba seis horas sin tomar una de mis pastillas, y cuando me puse a pensar me di cuenta de que lo único que había hecho distinto aquella vez era fumarme un cigarro. Me pregunté si aquello no tendría propiedades médicas. Investigué un poco y descubrí que la marihuana en tintura se había usado sobre todo como relajante muscular y antiinflamatorio. *Voilà*!, me dije. Ése es el efecto que me está haciendo. Había estado tomando hidromorfona, morfina sintética, para el dolor, y mi médico y yo descubrimos que su efecto se intensificaba si la tomaba acompañada de cannabis. La Facultad de Derecho de la Universidad de Virginia me ayudó con mi caso y me convertí en el segundo paciente de Estados Unidos con permiso legal para consumir marihuana.

»Aquello fue en 1983. Hoy soy agente de bolsa y la consumo con regularidad. Sé que funciona, si no, no llevaría todos estos años consumiéndola. No me drogo, no noto ningún efecto eufórico; no fumo marihuana por placer sino como medicina. Y me ha cambiado la vida».

Enfermos de esclerosis múltiple han afirmado que la marihuana alivia sus síntomas, en particular los espasmos musculares involuntarios. También muchos veteranos de la guerra de Vietnam con lesiones de columna vertebral aseguran que esta droga les aliviaba los espasmos dolorosos. Y hay pruebas clínicas de ello. Por ejemplo, investigadores de la Universidad de Oxford realizaron un estudio aleatorio de doble ciego y controlado por placebo sobre los efectos del sativex, un extracto de marihuana, en los síntomas de ciento sesenta pacientes de esclerosis múltiple. El resultado fue que «El sativex reducía los espasmos [...] de forma significativa en comparación con el placebo».

En otro estudio británico realizado en 2007, aleatorio y de doble ciego, parcialmente subvencionado por la sanidad pública británica, ciento ochenta y nueve enfermos de esclerosis múltiple tomaron un medicamento a base de marihuana o placebo para tratar su incapacidad de controlar determinados músculos, lo que causa espasmos continuos. El resultado fue que los fármacos a base de marihuana «pueden constituir un nuevo agente en el tratamiento sintomático de los espasmos».

Un estudio suizo similar también de doble ciego conducido en 2004 con cincuenta pacientes encontró que un extracto de marihuana «podía reducir la frecuencia de los espasmos y aumentar la movilidad en pacientes con esclerosis múltiple con espasticidad persistente que no responde a otros fármacos».

Por desgracia otro estudio de 2004, éste realizado en Gran Bretaña con sólo catorce pacientes, no encontró «mejoras significativas en ninguna de las mediciones objetivas de temblor de las extremidades superiores con el extracto de cannabis comparado con el placebo». De igual manera, un estudio internacional aleatorio en Holanda encontró que en dieciséis pacientes de esclerosis múltiple con espasticidad severa «en comparación con el placebo, ni el TCH ni el tratamiento con extracto de la planta reducían los espasmos».

También se ha hecho mucha publicidad de la marihuana como cura del glaucoma, con numerosos pacientes afirmando que les salvó de quedarse ciegos. De hecho, Robert Randall, el hombre que demandó al gobierno federal y se convirtió en el primer estadounidense al que se autorizó consumir marihuana con fines medicinales, afirmó precisamente eso. Pero lo que continúa intrigando a muchos científicos es que las pruebas clínicas son siempre menos convincentes que los testimonios en primera persona. Los científicos afirmaron por primera vez que fumar marihuana reducía la presión intraocular que causa el glaucoma en 1971 y desde entonces se han realizado numerosos estudios para determinar si esto es cierto. Casi todos han concluido que si bien la marihuana reduce la presión de forma temporal, es por un breve espacio de tiempo, rara vez superior a las tres o cuatro horas, y a no ser que el paciente se fume otro porro, el efecto desaparece. El Instituto Nacional de Oftalmología del National Healths Institute empezó a experimentar este uso de la marihuana en 1978 e informó: «Ninguno de los estudios realizados demuestra que la marihuana —ni ninguno de sus componentes— reduzca la tensión intraocular de forma tan efectiva como los fármacos que hay actualmente en el mercado», aunque el Instituto añade que no se han realizado suficientes investigaciones.

La American Academy of Ophtalmology opina que: «La marihuana produce un efecto transitorio de reducir la tensión intraocular; así, muchos pacientes asumen que es buena para tratar o aliviar los síntomas de glaucoma y otros problemas oculares. De hecho, la marihuana sólo tienen un efecto efímero (de tres o cuatro horas) en la tensión intraocular y la respuesta disminuye con el tiempo [...] lo que significa que esta droga no es clínicamente útil en oftalmología».

Y lo más probable es que tampoco sea necesaria. Existen procedimientos quirúrgicos, tratamientos en forma de colirio y con láser que han demostrado ser eficaces a la hora de impedir que pacientes de glaucoma pierdan la visión.

El consejo del doctor Chopra

Aunque el debate político es intenso, mientras la marihuana siga siendo una droga ilegal las investigaciones sobre sus posibles usos terapéuticos —o sus riesgos— seguirán siendo limitadas. Y aunque pocos de los beneficios médicos que sus defensores proclaman parecen ser ciertos, la doctora Jocelyn Elders, antigua cirujana general de Estados Unidos, afirmó en 2004: «Las pruebas de que la marihuana puede aliviar ciertos dolores, las náuseas, los vómitos y otros síntomas de enfermedades como la esclerosis múltiple, el cáncer o el sida —así como los efectos secundarios de los tratamientos de las mismas— son abrumadoras. Y su uso es notablemente seguro; de hecho, la marihuana es menos tóxica que muchos de los fármacos que los médicos recetan cada día».

Legislar la práctica médica es un asunto complejo. Por ejemplo, para algunos pacientes de cáncer, la morfina es una bendición. Pero muchos médicos en Estados Unidos son reacios a recetarla en las dosis necesarias porque saben que con ello llamarán la atención de la Drug Enforcement Agency, la agencia gubernamental encargada de regular el uso de medicamentos. Hay médicos que han terminado en prisión con o sin motivo. Algunos de ellos desde luego han cometido actos delictivos vendiendo drogas, pero hay otros que las recetan sólo en dosis aprobadas legalmente para evitarse posibles quebraderos de cabeza. Hay mucho alboroto en torno a la cuestión de los efectos terapéuticos de la marihuana, pero escasa información fiable. Lo cierto es que, en general, muchos médicos creen que el gobierno debería regular en lugar de legislar. Y los testimonios personales sugieren que la marihuana mitiga o reduce los síntomas de una amplia variedad de problemas médicos.

XII

¿Son las estatinas la nueva medicina milagrosa?

¿Cuándo es un fármaco milagroso realmente milagroso? Cada cierto tiempo los medios de comunicación descubren un «remedio milagroso» que parece capaz de curar cualquier cosa, desde las enfermedades cardiacas hasta la alopecia. La mayoría de las veces el medicamento sirve para vender periódicos y enriquecer a los laboratorios que lo fabrican y no para curar nada. Pero en ocasiones sí se descubren fármacos milagrosos. Tanto para los pacientes como para las compañías farmacéuticas las estatinas —el nombre comercial con que se designa a los inhibidores de la HMG-CoA reductasa, un nuevo tipo de fármacos que reduce los niveles de colesterol de forma segura— han demostrado ser el caldero de oro al final del arcoiris médico. La única pregunta que queda por responder es, ¿que tan grande es el caldero? Desde la introducción de la lovastatina en 1987, las estatinas han salvado supuestamente innumerables vidas, al tiempo que se han convertido en uno de los medicamentos más vendidos que existen, arrojando unos beneficios anuales de más de veinte mil millones de dólares. Pero aunque la FDA sólo ha aprobado su uso para reducir el colesterol LDL, lo que a su vez reduce de forma sustancial la incidencia de ataques al corazón e infartos cerebrales, existen pruebas que sugieren que estos fármacos pueden tener muchas más aplicaciones. Así que la pregunta es, ¿quién debería tomarlos y para qué?

El colesterol es un esteroide lípido producido sobre todo por las células hepáticas y que cumple varias funciones vitales en nuestro organismo, pero cuando producimos más de lo que nuestro cuerpo es capaz de gestionar forma una placa arterioesclerótica en las paredes arteriales. Si se forma demasiada placa, ésta restringe el flujo sanguíneo al corazón, o si se rompe pueden formarse coágulos potencialmente destructivos que pueden desembocar en derrames o ataques al corazón. La búsqueda de una sustancia capaz de rebajar los niveles de colesterol de forma segura comenzó en la década de 1950 y condujo a la aprobación por parte de la FDA del triparanol en 1959. Por desgracia tres años más tarde se ordenó su retirada del mercado después de hacerse público que el fabricante había falsificado datos y que el fármaco podía causar cataratas.

Una década más tarde los científicos japoneses Akira Endo y Masao Kuroda empezaron a buscar un inhibidor natural que evitara la formación del llamado colesterol «malo» o LDL (una lipoproteína de baja densidad). En 1979 sus investigaciones permitieron a científicos como Merck a aislar el fármaco por primera vez: la lovastatina.

La hipótesis de que rebajar el colesterol LDL reduciría la incidencia de ataques al corazón demostró ser cierta gracias al ensayo clínico Lipid Research Clinic Coronary Primary Prevention Trial, que generó gran expectación cuando se publicó en el *Journal of American Medicine* en enero de 1984. Se trataba de un estudio multicéntrico (realizado con datos procedentes de varios centros médicos u hospitales), aleatorio y de doble ciego que testaba el valor médico de rebajar el colesterol a tres mil ochenta y seis varones sanos de mediana edad con el colesterol alto. En lugar de estatinas, el estudio empleaba otro fármaco en conjunción con cambios en la alimentación para reducir los niveles de colesterol. En aquel momento cada una de las tres sustancias que lograban inhibir el colesterol tenían efectos secundarios indeseables. Pero este estudio concluyó que rebajar los niveles de colesterol durante siete años resultaba en una reducción de 19,4 por ciento de la incidencia de enfermedades cardiacas, ataques al corazón y muertes. Aunque aún no se comprendía el mecanismo preciso, no había duda de que rebajar los niveles de colesterol reducía de forma sustancial el riesgo de ataques al corazón e infartos cerebrales.

Dos meses más tarde Merck presentó ante la FDA su petición para la aprobación de un nuevo fármaco. En ella demostraba que la lovastatina reducía los niveles de colesterol, y por ello también probablemente el riesgo de enfermedad cardiaca. La lovastatina se aprobó en sólo nueve meses y se convirtió en la primera estatina del mercado, en 1987.

A ella siguieron otras estatinas, con una competencia desesperada por parte de las compañías farmacéuticas por hacerse con una porción de este lucrativo mercado*. Las estatinas reducen el colesterol alterando su metabolismo básico. En general han demostrado ser muy seguras, pero pueden tener ligeros efectos secundarios que incluyen dolor muscular, erupción cutánea, problemas digestivos como náuseas y diarrea y un incremento en la producción de enzimas. Yo, por ejemplo, pertenezco a la pequeña porción de población que no puede tomar estatinas, porque unas pocas semanas después de empezar a hacerlo comencé a tener calambres musculares muy dolorosos por la noche, que desaparecieron en cuanto interrumpí la medicación. Pero la gran mayoría de personas pueden tomar estatinas sin problemas; de hecho, en algunos países se venden sin receta, como la aspirina. Hay distintas clases de estatinas, y aunque cada una de ellas administrada por separado rebaja el LDL, parecen actuar de formas distintas contra otras enfermedades. La más eficaz ha sido Lipitor, de los laboratorios Pfizer, que se ha convertido en el medicamento más vendido en todo el mundo, con ventas que en 2008 ascendieron a ocho mil millones de dólares.

Desde 1987 más de cien mil personas han participado en estudios controlados de gran calidad con estatinas. Estos ensayos han demostrado que las estatinas reducen el riesgo de enfermedad coronaria, ataques al corazón y mortandad en varones con colesterol alto hasta en un 60 por ciento según algunos, y la de ictus en un 17 por ciento. Como el número de mujeres que ha participado en estos estudios ha sido considerablemente menor, los datos referidos a ellas son más limitados. La primera prueba concluyente de que las estatinas prevenían los ataques al corazón fue el Scandinavian Simvastatin Survival Study, un estudio multicéntrico y aleatorio que incluía cuatro mil cuatrocientos cuarenta y cuatro pacientes con enfermedades cardiacas y colesterol alto. Éstos fueron divididos en dos grupos, uno de los cuales tomó estatinas y el otro placebo. La simvastatina reducía el nivel total de colesterol en una media de 25 por ciento, y en especial reducía el colesterol «malo» o LDL en más de un tercio, aumentando el «bueno» o HDL en un 10 por ciento.

* Las estatinas más consumidas son la simvastatina y la atorvastatina.

Aunque la muerte por causas distintas a enfermedad cardiaca se reducía en todos los participantes en un 30 por ciento, el riesgo de que los miembros del grupo de muestreo sufrieran un ataque mortal al corazón se reducía en un 42. Además de ello, la estatina también reducía de forma significativa todos los posibles problemas coronarios no mortales. Estos espectaculares resultados han sido desde entonces confirmados por numerosos estudios posteriores.

Aunque son menos los estudios realizados con mujeres, investigadores de la Universidad de California en San Francisco y de la Universidad de Carolina del Norte analizaron datos procedentes de cinco estudios de calidad. Su informe, publicado en *JAMA* en 2004, concluía que las estatinas reducen efectivamente el riesgo de problemas coronarios no mortales en mujeres con enfermedad cardiaca en alrededor de un 20 por ciento, y el riesgo de ataque al corazón mortal en un 26 por ciento.

Que las estatinas reducen el riesgo de problemas coronarios en individuos con colesterol alto rebajando el colesterol LDL parece por tanto evidente. Pero el caso es que otros investigadores en otros estudios de calidad continúan obteniendo resultados inesperados. Un estudio europeo realizado con diez mil pacientes con niveles de colesterol normales o bajos pero con hipertensión u otros factores de riesgo de enfermedades cardiacas, encontró que las estatinas reducían el riesgo de problemas coronarios en más de un tercio. Los resultados eran tan marcados que el estudio se detuvo después de llevar sólo un año en marcha, menos de la mitad del tiempo normalmente requerido para un estudio serio. El hecho de que individuos con otros factores de riesgo que no fueran niveles altos de colesterol se beneficiaran casi tanto de las estatinas como los que tenían colesterol alto resultaba de lo más desconcertante. El investigador principal, el doctor Peter S. Sever declaró: «Que los beneficios sean evidentes tan pronto desafía la explicación científica sobre el funcionamiento de estos fármacos». A continuación sugería que tal vez lo que se considera un nivel alto de colesterol LDL pueda ser demasiado elevado.

Pero otros estudios han indicado que podría haber otra explicación. Un estudio cuya duración prevista era de cinco años realizado con dieciocho mil pacientes —siete mil de ellos mujeres— con niveles relativamente bajos de colesterol y patrocinado por AstraZeneca, la compañía fabricante de Crestor, se interrumpió a los dos años porque revelaba que el grupo que tomaba este medicamento reducía su riesgo de sufrir ataque al corazón, ictus y muerte en casi un 50 por ciento. El investigador principal, el doctor Paul Ridker, profesor de Medicina de Harvard, se preguntó si la inflamación podía ser de hecho, un factor causante de enfermedad cardiaca y si las estatinas eran efectivas porque reducían la inflamación además de los niveles de colesterol LDL. Pero aunque todos los participantes de este estudio tenían niveles bajos de colesterol, también tenían niveles altos de proteína C-reactiva, un marcador biológico que indica que hay inflamación. La pregunta que planteaba este estudio era importante: ¿es posible que las estatinas prevengan los ataques al corazón reduciendo la inflamación en lugar de los niveles de colesterol? ¿O tal vez los beneficios que producen son el resultado de la reducción de ambas cosas, el colesterol LDL y la inflamación?

El llamado ensayo Enhance, un estudio aleatorio de doble ciego realizado con setecientos veinte sujetos holandeses aquejados de una enfermedad que causaba niveles muy elevados de colesterol, aportó nuevas pruebas de que la inhibición del colesterol puede no estar directamente relacionada con la formación de placas en las arterias. Este ensayo de dos años de duración, patrocinado por los laboratorios Merck y Schering-Plough, estaba diseñado para probar que el Zetia (ezetimiba), un fármaco de uso extendido que no es una estatina pero que reduce los niveles de colesterol hasta un 20 por ciento en la mayoría de los pacientes que lo toman, también podía prevenir la formación de placa arterioesclerótica. En lugar de ello, los resultados publicados en 2008 revelaron que aunque el Zetia rebaja los niveles de colesterol LDL no afecta a la formación de placa y, según el *New York Times*, «no tiene beneficios médicos [...] ningún estudio ha demostrado nunca que pueda reducir la incidencia de ataques al corazón o derrames, ni siquiera que reduzca el grosor de las placas lípidas de las arterias causantes de los problemas cardiacos».

Así que si la inhibición del colesterol LDL no previene necesariamente la formación de placas, ¿por qué consiguen las estatinas reducir la incidencia de ataques al corazón, ictus y mortalidad? Es una pregunta para la que todavía no tenemos respuesta —aunque sospecho que los cardiólogos en su mayoría siguen convencidos de que su valor reside en la capacidad de rebajar el colesterol LDL—. De lo que no hay duda es de su capacidad de salvar vidas. De hecho, los investigadores están descubriendo que las estatinas parecen ser efectivas frente a enfermedades que no sean cardiacas, entre ellas una sorprendente variedad de problemas médicos, incluyendo algunas clases de cáncer, alzhéimer, osteoporosis, neumonía y trombos (coágulos sanguíneos).

In vitro, es decir, en el laboratorio, las estatinas han logrado limitar la supervivencia y el crecimiento de células cancerígenas, y hay cada vez más pruebas de que pueden proporcionar protección frente a varias clases de cáncer en humanos, entre ellas de colon, mama, páncreas, próstata e hígado. Por ejemplo, un estudio caso-control conducido en 2005 en la Universidad de Michigan que incluía casi cuatro mil pacientes que llevaban más de cinco años tomando estatinas demostró que éstas —tras ser ajustada su administración a la posible presencia de otros factores de riesgo— reducían las probabilidades de contraer cáncer colorrectal en casi un 50 por ciento. Un estudio más pequeño en la Health & Sciences University de Oregón concluyó que el consumo de estatinas estaba «asociado a una reducción significativa del riesgo de cáncer de próstata». Un estudio caso-control con cohortes realizado en el Health Sciences Center de la Universidad Estatal de Louisiana examinó las historias clínicas de casi medio millón de pacientes beneficiarios del sistema de cobertura sanitaria para veteranos de guerra Veterans Affair Health Care compiladas entre 1998 y 2004. Los investigadores informaron de que consumir estatinas durante más de seis meses reducía el riesgo en más de un 50 por ciento, y que «los efectos protectores de las estatinas eran manifiestos en distintos grupos de raza y edad e independientemente de la presencia de diabetes, tabaquismo o consumo de alcohol». El Women's Health Initiative Study, por su parte, demostró que las mujeres que toman un tipo de estatinas llamadas hidrofóbicas, entre las que están la lovastatina, la simvastatina, atorvastatina, fluvastatina y cerivastatina, reducían el riesgo de cáncer de mama en un 18 por ciento. Este estudio de cohortes de grandes dimensiones, que estuvo coordinado desde el Fred Hutchinson Cancer Center en Seattle y fue publicado en la edición online de *Cancer*, incluía a más de ciento cincuenta mil mujeres. La conclusión principal fue que «en esta nutrida muestra de población de mujeres posmenopáusicas con factores de riesgo de cáncer de mama bien definidos, cuando se consideraba a las estatinas en su conjunto, no se encontraba una asociación estadística significativa con la incidencia de cáncer de mama. Sin embargo, el uso de estatinas hidrofóbicas se asociaba a una incidencia menor y estadísticamente significativa de cáncer de mama, un descubrimiento que garantiza la realización de estudios futuros».

Otro importante estudio con cohortes, conducido por investigadores del DeBakey Veterans Affairs Medical Center, del Baylor College of Medicine y de la Facultad de Farmacia de la Universidad de Huston informó de que «el uso de estatinas está asociado a una reducción significativa del riesgo de carcinoma hepatocelular (es decir, cáncer de hígado) en pacientes diabéticos». Los diabéticos fueron incluidos en este estudio porque tienen un riesgo mayor de padecer cáncer de hígado.

Con resultados como éstos ¿cómo es que la gente no sale a la calle a pedir que las estatinas se añadan al suministro de agua corriente? De hecho, las propiedades del Crestor de reducir el riesgo de ataque al corazón, muerte y derrame en pacientes *sin* historial de problemas cardiacos demostrados en el llamado estudio JÚPITER llevaron a la FDA en febrero de 2010 a aprobar su uso para la prevención primaria de enfermedades vasculares en pacientes de alto riesgo.

Pero como ocurre con la mayoría de las investigaciones de medicamentos a largo plazo, no todos los estudios han sido tan prometedores. Aunque hay motivos para la esperanza, hasta que no se hayan realizado ensayos clínicos de envergadura y a largo plazo no hay pruebas concluyentes de que las estatinas prevengan el cáncer. Tal y como advertían los investigadores del estudio hepático de Huston: «Este estudio caso-control con pacientes diabéticos es la primera indicación del posible efecto preventivo de las estatinas específicamente relacionado con el carcinoma hepatocelular. Habrá que confirmar este hallazgo con estudio futuros».

Y de hecho, se han realizado algunos que apuntan a un vínculo débil —en el mejor de los casos— entre las estatinas y un riesgo menor de cáncer. Entre ellos, un estudio epidemiológico sobre la capacidad de las estatinas de prevenir el cáncer colorrectal realizado por el Sloane Epidemiology Center de la Facultad de Medicina de la Universidad de Boston concluyó que «el uso de estatinas no parecía estar asociado con un riesgo menor de cáncer colorrectal». Un segundo estudio hecho también allí para evaluar la relación entre estatinas y diez clases diferentes de cáncer incluía aproximadamente a nueve mil pacientes, de los cuales cinco mil tenían cáncer, y concluyó que «los datos actuales no sugieren asociaciones ni negativas ni positivas entre las estatinas y la incidencia de diez clases de cáncer».

Un estudio muy diferente también de la Facultad de Medicina de la Universidad de Boston y publicado en *The Lancet* en 2000, apuntaba la posibilidad de que las estatinas pudieran ralentizar o reducir el riesgo de demencia senil. Se trataba de un estudio pequeño de caso-control que comparaba a trescientas personas mayores de 50 años aquejadas de demencia con mil ochenta individuos seleccionados al azar y encontró que aquellos que tomaban estatinas mostraban un «riesgo sustancialmente menor de desarrollar demencia».

Un estudio de mayor calidad, este de doble ciego, controlado por placebo y aleatorio conducido por el Sun Health Research Center en 2006, midió el efecto de las estatinas en individuos diagnosticados con alzhéimer de moderado a medio. Transcurridos seis meses, el grupo de control, que recibía diariamente atorvastatina, mostraba «un rendimiento significativamente mejor en cognición y memoria», así como una moderación en la progresión de la enfermedad. Y otro estudio de la Universidad de Alabama encontró que las personas que toman estatinas reducen su riesgo de enfermar de alzhéimer en casi un 40 por ciento.

Entre los muchos estudios que han informado de un vínculo entre estatinas y alzhéimer figura el Canadian Study of Health and Aging de Canadá realizado en 2002 y que incluía alrededor de dos mil quinientas personas. Este estudio concluyó que podía asociarse el uso de estatinas con una reducción del riesgo de demencia —y específicamente de alzhéimer— en personas menores de 80 años. En su explicación, los investigadores señalaban los puntos débiles de este tipo de estudios, a saber, que no se posee información suficiente acerca de los participantes. Por ejemplo, aquellos individuos que eligieron tomar estatinas pueden tener un mejor estado de salud general y seguir su tratamiento médico con más seriedad que las personas que no las tomaron, por lo que puede haber otras razones que expliquen por qué su riesgo es menor.

Pero fue un estudio llevado a cabo por la Facultad de Medicina de la Universidad de Washington el que finalmente proporcionó pruebas sólidas de que las estatinas afectan al funcionamiento del cerebro. En él, ciento diez individuos mayores de 65 años accedieron a que sus cerebros fueran examinados después de muertos. Fue el primer estudio que comparó las diferencias físicas en los cerebros que individuos que tomaban estatinas con los que no. El alzhéimer se caracteriza por la existencia de placa arteriosclerótica y de ovillos neurofibrilares —depósitos de proteínas en las células nerviosas que impiden a dichas células realizar sus funciones con normalidad— y las autopsias revelaron que se formaban significativamente menos ovillos en los cerebros de los pacientes que habían tomado estatinas. Una vez más, las razones aún se desconocen.

También hay indicios de que las estatinas puedan evitar o incluso revertir ligeramente los efectos de la osteoporosis, una enfermedad en la que disminuye la masa ósea y los huesos se vuelven tan frágiles que pueden romperse con facilidad. Hay datos que apuntan a que las estatinas no sólo ralentizan la pérdida ósea, sino que ayudan a fortalecer los huesos. Se han realizado varios estudios sobre el tema, con resultados dispares. Por ejemplo, un estudio británico de más de veinticinco mil participantes mostraba que los consumidores de estatinas sufrían casi la mitad de fracturas óseas que aquellos que no las tomaban. Pero otro equipo de investigadores, empleando un muestreo mucho más amplio de la misma base de datos británica, no encontró prácticamente diferencias en el número de fracturas de cadera entre quienes tomaban estatinas o no. Un análisis de cuatro estudios de gran magnitud publicado en *Archives of International Medicine* en 2004 concluía que las personas que tomaban estatinas reducían de manera significativa su riesgo de fracturas no espinales. Los datos parecen indicar que las estatinas pueden aumentar la densidad ósea, aunque los estudios que lo demostraron eran pequeños, no hacían un seguimiento de los participantes muy largo y no tomaban en consideración otras posibles razones para este aumento de densidad ósea. Pero desde luego hay razones para pensar que las estatinas pueden mitigar los efectos de la osteoporosis, lo que a su vez ha conducido a nuevas investigaciones.

De hecho, parece que los investigadores están descubriendo nuevos beneficios potenciales de forma regular. Un estudio danés de gran magnitud demostró que pacientes de neumonía que habían estado tomando estatinas antes de ser hospitalizados reducían sus probabilidades de morir de dicha enfermedad en casi una tercera parte. Investigadores del Albert Einstein Medical Center en Filadelfia informaron de que la capacidad de las estatinas para reducir la inflamación puede reducir trombosis arteriales potencialmente letales, una enfermedad en la que se forman coágulos en las piernas o muslos. Un informe del Nurses' Health Study hecho público en 2007 indicaba que las estatinas podían reducir la incidencia de cálculos biliares: en mujeres diabéticas que llevaban tomándolas más de dos años la incidencia de cálculos biliares se reducía en dos tercios. Los investigadores también encontraron que las estatinas reducían parcialmente la inflamación en pacientes de artritis reumatoide, «un punto de inflexión importante en nuestra forma de abordar el tratamiento de la artritis», según el doctor John Klippel, presidente y director general de la Arthritis Foundation.

Así que, con todos estos resultados aparentemente prometedores, los médicos se preguntan quién debería tomar estatinas y para qué. Cuando un paciente que no presenta síntomas de enfermedad cardiaca pregunta si debería tomar estatinas a modo de prevención, ¿qué debe decirle su médico? ¿Quién quiere privar a nadie de la pastilla milagrosa que puede prevenir el cáncer y la demencia, aliviar el dolor causado por la artritis e incluso evitar la formación de cálculos biliares?

Bien, obviamente cualquiera con enfermedad cardiaca o con riesgo de padecerla o con una historia familiar de problemas coronarios debería consultar a su médico y considerar la posibilidad de tomar estatinas. La buena noticia para quienes las están tomando ya para el corazón es que probablemente se están beneficiando de sus otras propiedades, aunque no sepamos a ciencia cierta cuáles son.

¿Y qué hay de los demás? Por ejemplo, ¿deberían tomar estatinas las personas con antecedentes familiares de cáncer de colon? La respuesta en este momento es que probablemente no. Aunque las estadísticas son prometedoras, también pueden llevar a interpretaciones erróneas. Si, por ejemplo, hay diez casos de enfermedad por cada mil personas, y las estatinas reducirán esa cifra en un 10 por ciento, eso significa que sólo tres de cada mil personas se beneficiarán de tomarlas, mientras que el resto estará pagando entre cincuenta y doscientos dólares al mes por una estatina. En el estudio con Crestor, aunque las estadísticas son impresionantes, en la vida real significan que alrededor de ciento veinte pacientes tendrían que tomar estatinas durante casi dos años para que uno de ellos se librara de tener un ictus o un ataque al corazón. De hecho, los estadísticos han señalado que, basándose en los resultados de los estudios que se están realizando en la actualidad, cien personas tendrían que tomar estatina durante diez años para prevenir tres ataques al corazón. Las estadísticas pueden interpretarse de muchas maneras diferentes, esto no parece gran cosa, pero pensemos en lo que significaría si pudiéramos prevenir tres mil ataques al corazón por cada cien mil personas cada década. No cabe duda de que tres mil es un número significativo de ataques al corazón, sobre todo si tenemos en cuenta que cada uno de ellos equivale a una vida humana.

Como yo mismo he podido experimentar, existen efectos secundarios. Las estatinas no son una medicación del todo benigna. Sus efectos secundarios más graves son los calambres y el dolor muscular. El efecto secundario más serio, y que se da en casos excepcionales, es la rabdomiolisis, una enfermedad que causa la repentina descomposición de las fibras musculares y que puede ser mortal si no se detecta pronto. Los ensayos de una estatina realizados por Bayer se terminaron en 2001 después de que treinta y una personas murieran de esta enfermedad aparentemente causada por el nuevo fármaco. Y el National Institutes of Health ha advertido de que hay indicios de que mujeres embarazadas que toman estatinas en el primer trimestre de gestación pueden correr más riesgo de que sus bebés nazcan con problemas del sistema nervioso central o deformaciones en las articulaciones. Y en el estudio del Crestor los investigadores informaron de un ligero aumento de la incidencia de diabetes en los pacientes que habían tomado estatina.

Así pues, ¿compensan los beneficios potenciales los riesgos? La respuesta a esa pregunta varía con cada persona. Si uno está perfectamente sano, pero tiene antecedentes familiares de problemas cardiacos o alzhéimer, desde luego es algo a discutir con el médico de cabecera. Pero tal vez la mejor respuesta a esta pregunta la proporcionaron los investigadores de los Maccabi Healthcare Services y la Facultad de Medicina Sackler en Tel Aviv, quienes analizaron datos de más de doscientos veinticinco mil pacientes de 50 o más años. Éstos incluían individuos ya diagnosticados de problemas de corazón y un grupo de control mayor que no tenía dichos problemas. En 2009 informaron de que los participantes de ambos grupos que habían tomado estatinas de forma regular, es decir, el 90 por ciento del tiempo, reducían su riesgo de morir en casi un 50 por ciento más que aquellos que las habían tomado de manera esporádica, o menos de un 10 por ciento del tiempo. El informe concluía: «El tratamiento continuado con estatinas causaba una reducción persistente de mortalidad por cualquier causa de hasta nueve años y medio entre pacientes con o sin historia clínica de enfermedades cardiacas. Los beneficios de las estatinas observados eran mayores que los obtenidos en ensayos clínicos aleatorios, lo que subraya la importancia de promover la terapia con estatinas y de incrementar su aplicación con el tiempo».

Esto suena muy prometedor, pero a no ser que tenga usted una necesidad imperiosa de beneficiarse de la reducción de los riesgos que ofrecen las estatinas, tal vez le convenga esperar hasta que tengamos toda la información. Pero manténgase pendiente...

El consejo del doctor Chopra

Las estatinas han demostrado ser una herramienta efectiva frente a enfermedades coronarias, reduciendo de forma significativa los ataques al corazón y los ictus. Pero también parecen ofrecer protección frente a una amplia gama de problemas médicos potencialmente graves, desde cáncer hasta cálculos biliares. Hay algunos efectos secundarios, que en la mayoría de los pacientes son leves y pueden revertirse con facilidad. Aunque están en marcha estudios sobre el valor de las estatinas para prevenir esas otras enfermedades, a día de hoy no poseemos pruebas suficientes para recomendar su consumo a personas que no tengan problemas de corazón.

XIII

Suplementos dietéticos. ¿Esperanza o negocio millonario?

Un hombre entra en un bar. Va muy bien vestido, lleva el cabello cuidadosamente peinado y proyecta una imagen saludable. Se sienta al lado de otro hombre y mientras se toman una cerveza ambos entablan conversación. En algún momento ésta deriva en temas de salud.

—Tengo mucha suerte —explica el primer hombre—. Siempre me encuentro bien. Tengo mucha energía y las mujeres me encuentran atractivo.

—Vaya —dice el segundo hombre—. Ojalá yo pudiera decir lo mismo. ¿Cuál es su secreto?

—No es un secreto —dice el primer hombre—. Todo se lo debo a los suplementos dietéticos.

El segundo hombre se endereza en su asiento.

—He oído hablar de ellos. ¿Cuáles toma usted?

El primer hombre sonríe:

—Tomar, no tomo ninguno. Pero, ¡los vendo todos!

Según la Natural Products Association, más de la mitad de los estadounidenses adultos, es decir, más de ciento cincuenta millones de personas, han tomado en algún momento o toman en la actualidad algún suplemento dietético. Se calcula que hay en el mercado unos cuarenta mil productos diferentes, que incluyen vitaminas, minerales y hierbas que supuestamente tienen amplia variedad de propiedades, desde mejorar la salud cardiaca a fortalecer las uñas. Se calcula que las ventas anuales de estos productos sólo en Estados Unidos ascienden a cincuenta mil millones de dólares y es una industria en crecimiento —más de mil nuevos productos se comercializan cada año— aunque las pruebas de que sean realmente beneficiosos para la salud siguen siendo escasas.

Como bien se encarga de proclamar la industria de los suplementos alimenticios, el uso de hierbas y productos a base de plantas para satisfacer necesidades nutricionales y de salud ha sido una constante en la historia. Fósiles del Paleozoico indican que el árbol ginkgo biloba puede ser la hierba más antigua de la tierra, entendiendo por hierba una planta que puede usarse con fines medicinales, culinarios y en ocasiones también espirituales. El saber acumulado por las distintas civilizaciones sobre plantas y hierbas comestibles se ha transmitido de generación en generación. Estos productos formaban el botiquín médico del curandero de la tribu, los primeros sanadores y también los médicos del siglo XVIII.

Es imposible determinar quién empezó a vender o comerciar con estos productos, pero para principios de la década de 1800 la compañía American Shakers vendía más de doscientas hierbas medicinales con fines terapéuticos y pronto se formó una reputación en todo el mundo.

Conforme los investigadores empezaron a descubrir que sustancias naturales como la corteza de sauce blanco podían aliviar dolores —y transformadas químicamente paliar de algún modo las molestias gástricas ocasionadas por la aspirina— o que la corteza del quino era efectiva contra la malaria, el valor de los productos naturales se convirtió en algo comúnmente aceptado. La existencia de una sustancia insípida y desconocida en los alimentos capaz de prevenir ciertas enfermedades se demostró en 1885, cuando un médico británico que trabajaba en la armada japonesa reparó en que los marineros de este país que sólo comían arroz a menudo contraían beriberi, pero los marinos occidentales que tomaban una dieta más equilibrada rara vez sufrían esta enfermedad. Para probar su hipótesis hizo un experimento: la tripulación de un destructor japonés comió una dieta a base de arroz solo y la otra comió carne, pescado, cebada, arroz y alubias. De la primera tripulación, ciento sesenta y un miembros enfermaron de beriberi y veinticinco hombres murieron mientras que del segundo destructor sólo catorce enfermaron y ninguno murió. Obviamente había algo en la dieta occidental que prevenía el beriberi.

En 1905 un médico inglés comprobó que comer arroz integral prevenía esta enfermedad, pero que una vez se le retiraba la cáscara, el efecto desaparecía. Ello le llevó a suponer que tal vez al procesar, pulir el arroz se le despojaba de las propiedades almacenadas en la cáscara. En 1912 el científico polaco Cashmir Funk llamó «vitaminas» a estas sustancias, *vita* por vida o por vital, en alusión al carácter vital que desempeñan a la hora de mantener la salud, y *-amina* por las sustancias que encontró en los compuestos aislados a partir de la cáscara del arroz.

Aunque las investigaciones sobre los poderes de estos misteriosos nutrientes se prolongaron durante décadas, la fiebre de los suplementos dietéticos llegó a Estados Unidos cuando el Congreso aprobó en 1994 la Ley de Salud y Educación sobre Suplementos Dietéticos. Por primera vez se establecía una distinción entre medicamentos y suplementos alimenticios. Los segundos, en lugar de estar sometidos a las mismas estrictas regulaciones que los fármacos, seguían la normativa aplicable para los alimentos, lo que quería decir que mientras que los fabricantes no afirmaran que sus productos curan, previenen o sirven para tratar una enfermedad no hacía falta demostrar sus propiedades médicas. En lugar de ello se les autorizaba a hacer afirmaciones muy generales sobres sus funciones de apoyo: La equinácea «refuerza el sistema inmunológico», el ginkgo biloba «favorece muchas funciones, entre ellas la memoria»; la glucosamina y la condoitrina «ayudan a la regeneración de los cartílagos y a la salud de las articulaciones». Todas estas afirmaciones deben ir precedidas de la frase: «Esta afirmación no ha sido aprobada por la Food and Drug Administration. Este producto no está destinado a diagnosticar, tratar, curar o prevenir ninguna enfermedad». Cualesquiera que sean las afirmaciones sobre el producto, deben estar apoyadas en algún tipo de investigación; ésta es la base legal de los interminables anuncios que nos prometen productos que nos harán sentir mejor, dormir mejor, rendir más, perder peso, fortalecer nuestra musculatura, combatir el envejecimiento y en general mejorar nuestra calidad de vida, aunque se guardan mucho de decir que su producto cura alguna enfermedad.

Al restringir la autoridad de la FDA, esta ley ha permitido a los fabricantes de complementos alimenticios vender productos que no han sido testados rigurosamente o que no han demostrado tener beneficios reales, siempre que en la etiqueta no se hagan promesas. Lo increíble es que los fabricantes ni siquiera tienen la obligación de demostrar que el producto es seguro antes de comercializarlo, y la FDA en cambio debe probar si un suplemento dietético es peligroso antes de retirarlo del mercado. Que sea peligroso físicamente, o que comprarlo sea tirar el dinero, no cuenta.

No es de sorprender que esta ley haya favorecido el abuso extendido por parte de muchos fabricantes. La puridad y la potencia de un producto no están reguladas, y los testeos de laboratorio que hace la reputada publicación *Consumer Reports* han demostrado que muchos de estos productos ni siquiera contienen la sustancia que se anuncia en la etiqueta.

Uno de los verdaderos problemas con el que se enfrentan los consumidores es simplemente que bajo las regulaciones actuales es imposible saber lo que contiene el frasco que se está comprando. De hecho, incluso puede contener restos de sustancias peligrosas como plomo o arsénico. Dos marcas de un mismo producto pueden variar por completo en cuanto a contenido y dosis recomendadas —una puede tener la flor de una planta y la otra puede estar hecha con sus semillas— lo que hace todavía más difícil testarlos clínicamente. La revista estadounidense *Consumer Reports* testó catorce suplementos a base de ginseng diferentes, por ejemplo, y encontró que seis de ellos no contenían las cantidades anunciadas en la etiqueta y que otros tres sobrepasaban los niveles de pesticida autorizados. Otros exámenes independientes han descubierto suplementos que contenían sustancias potencialmente peligrosas, incluidos pesticidas, bacterias e incluso medicamentos para los que es necesaria una receta. La FDA señala que un análisis de suplementos alimenticios llevado a cabo por un laboratorio privado encontró «que un número significativo de los productos analizados no contenía las cantidades de ingredientes dietéticos que cabría esperar leyendo su etiqueta». De manera que es muy difícil para el consumidor saber con precisión qué es lo que está tomando. Según el investigador de la Universidad de Illinois, Norman Farnsworth, existen cerca de ciento cincuenta marcas diferentes de *Cimifuga racemosa* en el mercado y «probablemente no hay dos iguales, y probablemente también hay gente rellenando cápsulas de aserrín y vendiéndolas con ese nombre»*.

---

* En 2010 el proyecto Publicidad y comercialización de productos milagro, subvencionado por el Instituto Nacional del Consumo (INC), analizó la comercialización y la publicidad de los llamados complementos alimenticios que son de fácil autorización y que en muchas ocasiones cuentan con una apariencia de medicamentos. Según la Confederación de Consumidores y Usuarios, «estos artículos [...] en la mayoría de casos no tienen efectos científicos demostrados o podría conseguirse el mismo resultado a base de una dieta variada y equilibrada».

Además, los expertos aseguran que algunos de estos productos, cuya venta en farmacias y tiendas naturistas otorga un prestigio infundado, pueden ocasionar

Uno de los errores más graves que cometen los consumidores es dar por hecho que estos productos son beneficiosos y que no entrañan peligro alguno porque son naturales. «Son parte del plan de la naturaleza», me dicen. Créanme, los fabricantes son conscientes de esto y se aprovechan de ello, a menudo incluyendo la palabra «naturaleza» en el nombre de sus productos o de su compañía. Cuando escucho eso siempre les recuerdo a mis pacientes que la naturaleza no siempre es benévola. Las inundaciones y los terremotos también son fenómenos naturales. Las serpientes y las setas venenosas también forman parte del plan de la naturaleza. Sólo porque algo sea natural, no significa que sea beneficioso o ni siquiera seguro. Únicamente lo parece. A nadie se le ocurre que la Madre Naturaleza pueda ser una farsante tratando de vendernos productos sin valor y potencialmente peligrosos.

En algunos casos hay intentos sutiles por parte de los fabricantes de equiparar lo «natural» con lo «orgánico». La afirmación de que un producto es orgánico quiere decir, entre otras cosas, que ha sido cultivado o producido sin ninguna clase de aditivos, incluidos pesticidas, herbicidas, antibióticos u hormonas, que no se han empleado semillas genéticamente modificadas ni irradiadas y que los animales han vivido al aire libre y se han alimentado de pastos naturales. Hay regulaciones adicionales específicas que deben seguirse para que un alimento o producto lleve la certificación de orgánico. La FDA no impone restricciones sobre el uso de la palabra «natural» en alimentos, leche o productos cosméticos, y «carne natural» significa que no lleva colorantes ni se le han añadido ingredientes artificiales. De modo que cualquier alimento orgánico puede figurar como «natural» en la etiqueta, mientras que en realidad muy pocos productos «naturales» pueden considerarse orgánicos.

De hecho, hasta el valor de los llamados productos orgánicos es cuestionable. En julio de 2009 la Food Standards Agency británica dijo de los alimentos orgánicos que: «Hay poca diferencia en cuanto a nivel nutricional y sus supuestos beneficios añadidos

---

efectos secundarios sobre la salud cardiovascular o provocar ansiedad, taquicardia, insomnio, alergias o hipertensión. Para más información y recomendaciones sobre los complementos alimenticios se puede consultar la página: http://www.aesan.mspsi.es/AESAN/web/comer_seguro_saludable/subseccion/complementos_alimenticios.shtml

para la salud no están demostrados». Citando un análisis de ciento sesenta y dos estudios realizados a lo largo de medio siglo por investigadores de la London School of Hygiene and Tropical Medicine, el doctor Alan Dangour, director del proyecto, declaró: «En la actualidad no tenemos pruebas de que consumir alimentos orgánicos suponga ventaja alguna para salud desde el punto de vista nutricional sobre los alimentos procesados de la manera convencional».

La Ley estadounidense de los suplementos dietéticos de 1994 incluía vitaminas, minerales, hierbas y otros productos bioquimicos, sustancias que aumentan la ingesta alimenticia total, aminoácidos y determinados concentrados y metabolitos. Estos productos básicamente «naturales» se producen en fábricas de todo el mundo que no están sujetas a regulación alguna. Se venden sin receta en variedad de formas: pastillas, cápsulas, polvos e incluso barritas energéticas y bebidas. Es un campo amplísimo, que abarca hasta cuarenta mil productos, y la falta de regulación y testeos legítimos no quiere decir necesariamente que carezcan de valor alguno.

Aunque la mayoría sí.

Vitaminas

Los suplementos vitamínicos en Estados Unidos comprenden una parte importante de un mercado valorado en cincuenta mil millones de dólares y, salvo unas pocas excepciones, no hay pruebas de que aporten ningún beneficio y, en determinados casos, pueden ser hasta perjudiciales. De hecho, en julio de 2009 la Asociación de la Prensa informó de que en la década anterior el gobierno federal había gastado cerca de veintincinco millones de dólares en testar toda la gama de productos a base de hierbas y remedios alternativos para determinar si alguno de ellos tenía valor médico real. Su conclusión fue que «la respuesta decepcionante es que casi ninguno de ellos lo tiene».

El doctor Joel Curtis, profesor adjunto del New York Presbyterian Hospital, se enfrenta a este problema en su consulta prácticamente a diario. «Es como si todo el mundo tomara suplementos vitamínicos, toda una serie de cosas que, de ser algo, son perjudiciales. Se gastan un montón de dinero en ellos. A veces vienen a mi consulta con frascos de vitaminas y me preguntan cuál es la mejor. Les explico que ninguna. Si siguen una dieta equilibrada ya toman todas las vitaminas que necesitan. Nuestro organismo sólo requiere cantidades mínimas de vitaminas, así que a no ser que una persona esté anémica —ocasionalmente también he visto a algún alcohólico con deficiencia de ácido fólico— no debería tomar ninguna vitamina con excepción de la D_3».

El hecho de que casi todo el mundo obtiene los micronutrientes —vitaminas— de su dieta diaria no ha impedido a los fabricantes crear un vasto mercado para los suplementos vitamínicos. El supuesto valor de éstos se basa en la noción de que las frutas y las verduras, que contienen vitaminas y minerales esenciales en abundancia, parecen prevenir la aparición de ciertas enfermedades y favorecer un buen estado de salud general. El Harvard Nurses' Health Study and Health Professional Follow-Up Study, que hizo un seguimiento de ciento diez mil hombres y mujeres durante catorce años demostró de manera concluyente que cuantas más frutas y verduras consuma una persona, menor riesgo tiene de padecer ataque al corazón, ictus, ciertas clases de cáncer, enfermedades causadas por el colesterol alto y otras patologías graves. La teoría detrás del éxito comercial de los suplementos es que además de brindar protección contra una serie de enfermedades, si se toman varias distintas y en dosis elevadas se pueden prevenir numerosas dolencias crónicas. Se trata de un argumento razonable, que parece tener sentido, sólo que no existen pruebas de que sea cierto. La hipótesis más extendida en la actualidad es que los beneficios nutricionales probados que tienen las frutas y las verduras proceden de un número de factores combinados que se obtienen al ingerir los alimentos enteros, mientras que las vitaminas solas únicamente proporcionan beneficios limitados.

Multivitaminas

Las multivitaminas —definidas como un suplemento que contiene tres o más vitaminas y minerales pero ninguna hierba— llevan comercializándose desde 1934 y son el complemento nutricional más vendido en Estados Unidos. Durante más de dos décadas antes de 2002 la American Medical Association afirmaba que comprar multivitaminas es malgastar el dinero, pero en junio de ese año revisó sus declaraciones y señaló que con excepción de la vitamina D_3, los seres humanos deben obtener todas las vitaminas que necesitan de los alimentos —nuestro organismo no produce vitaminas— y que muchas personas tal vez no estén tomando la dosis diaria recomendada necesaria para prevenir deficiencia vitamínica. Tal y como anunciaron: «Algunos grupos de pacientes tienen mayor riesgo de avitaminosis o estados vitamínicos subóptimos. Muchos médicos pueden no ser conscientes de cuáles son las fuentes de vitaminas en la alimentación o no estar seguros de qué vitaminas deberían recomendar a sus pacientes». Como resultado de ello, el *JAMA* sugirió que todos los adultos deberían tomar al menos una multivitamina al día, más a modo de póliza de seguros preventiva que porque constituya una protección garantizada frente a problemas médicos concretos. En resumen, que la política adoptada es ¿por qué no?

Pues tal vez por esto: uno de los estudios más amplios realizados sobre el tema incluyó a ciento sesenta mil participantes de la Women's Health Initiative, de las cuales aproximadamente un 40 por ciento tomaba multivitaminas de forma regular. Después de seguirlas durante ocho años, los investigadores concluyeron: «El estudio Women's Health Initiative proporciona pruebas convincentes de que el consumo de multivitaminas tiene escasa o ninguna incidencia en el riesgo de las clases más comunes de cáncer, enfermedad cardiovascular o tasa de mortalidad total en mujeres posmenopáusicas». De hecho, los investigadores encontraron que las multivitaminas no proporcionaban beneficio alguno en diez categorías diferentes, incluidas las tasas de cáncer de mama o de colon, ataque al corazón o derrame, trombosis o mortalidad en general.

Más recientemente, el *task force* o grupo de trabajo United States Preventive Services declinó pronunciarse sobre el valor de tomar una multivitamina diaria para prevenir el cáncer o las enfermedades del corazón, admitiendo que existen pocas pruebas de sus ventajas pero tampoco de que sea peligroso. Citando otros estudios, el grupo de trabajo concluía que un estudio de calidad informaba de una reducción significativa de problemas coronarios entre personas que tomaban multivitaminas como protección frente a enfermedades cardiovasculares, otros dos estudios también de calidad afirmaban que las multivitaminas «no tenían efecto alguno en la mortalidad general» y otro informaba de un aumento general de la mortalidad por diversas causas en varones.

El National Institutes of Health también se muestra neutral sobre los posibles beneficios, admitiendo que no hay pruebas suficientes para determinar si las multivitaminas pueden prevenir enfermedades o siquiera proporcionar energía extra a quienes las toman. Pero la mayoría de las organizaciones responsables sí sugieren que si alguien come de forma equilibrada, no hay razón de que tome también suplementos vitamínicos. De hecho, uno de los principales peligros de tomar multivitaminas es que en conjunción con la comida pueden resultar en dosis demasiado altas y, en algunas situaciones excepcionales, megadosis de vitaminas han resultado ser perjudiciales.

Hay varias multivitaminas dedicadas especialmente a la tercera edad, basadas en la suposición de que conforme cumplimos años nuestras necesidades nutricionales cambian. Eso es cierto, pero los nutrientes que necesitamos no los vamos a obtener de las multivitaminas, ni siquiera de aquellas diseñadas específicamente para personas mayores. A cualquier edad, la clave de un buen estado de salud es seguir una dieta equilibrada que nos proporcione las vitaminas y los nutrientes que necesitamos. Varios estudios recientes han confirmado que las multivitaminas tienen pocos o ningún beneficio inmediato para la salud. En un estudio de 2009 publicado en *Archives of Internal Medicine*, investigadores del Fred Hutchinson Cancer Research Center realizaron un seguimiento a ciento sesenta y una mil ochocientas ocho mujeres posmenopáusicas de edades comprendidas entre los 50 y 79 años y concluyó que no había prácticamente diferencia en la incidencia de las clases más comunes de cáncer, ataques al corazón u otros problemas cardiovasculares entre las que tomaban vitaminas y las que no. «Los nutrientes hay que obtenerlos de la comida», es lo que dijo la doctora JoAnn Manson, coautora del estudio y jefe del Servicio de Medicina Preventiva del Brigham and Women's Hospital. «Los alimentos completos son mejor fuente de vitaminas que cualquier suplemento dietético». También añadió que es imposible determinar a partir de este estudio si las vitaminas proporcionan protección frente a aquellas formas de cáncer que tardan muchos años en desarrollarse.

Por su parte el *British Medical Journal* comparó el consumo de multivitaminas con tasas de infección por virus y visitas al médico en personas de edad avanzada y no encontró prueba alguna de que quienes tomaran vitaminas sufrieran menos resfriados o pasaran menos tiempo en la consulta del médico.

VITAMINA A

Aunque al menos hay algún indicio de que las multivitaminas puedan tener beneficios limitados, no se puede decir lo mismo de otros suplementos vitamínicos. La vitamina A fue descubierta en 1917 por científicos que trataban de identificar una sustancia distinta de las grasas, los carbohidratos o las proteínas que mantenía sano al ganado, aunque hasta 1947 no se logró sintetizar. La vitamina A, que por lo general se encuentra en alimentos ricos en grasas saturadas y colesterol, sirve para mantener sanos los dientes, el esqueleto y los tejidos blandos, las membranas mucosas y la piel. El betacaroteno es lo que se conoce como precursor de la vitamina A, lo que quiere decir que, una vez ingerido, el organismo lo transforma en vitamina A. Pero al igual que la mayoría de las vitaminas, sencillamente no hay pruebas de que los suplementos a base de vitamina A tengan ningún valor.

Aunque hay datos basados en la observación que sugieren que la vitamina A puede reducir el riesgo de cáncer de colon y de mama en mujeres, no se ha realizado aún un ensayo clínico de calidad que demuestre beneficio real alguno de los suplementos de vitamina A. Sí hay pruebas en cambio que sugieren que la vitamina A tomada en dosis altas puede ser perjudicial, causar náuseas, ictericia, vómitos, dolor abdominal y de cabeza. La enfermedad se llama hipervitaminosis A y alude a una ingesta excesiva de dicha vitamina. Puesto que la vitamina A se almacena en el organismo sus dosis pueden aumentar con el tiempo. La dosis diaria recomendada por la FDA es de dos mil trescientas treinta y tres unidades internacionales para mujeres y tres mil para hombres. El Institute of Medicine, que publica unas directrices básicas, considera que diez mil unidades de vitamina A es la dosis máxima recomendable. De ahí que es difícil que las multivitaminas causen toxicidad por exceso de vitamina A si se toman en las dosis recomendadas. Muchos años atrás tuve un paciente que murió de esta enfermedad.

De hecho, es peligroso comer el hígado de ciertos animales, incluidos el oso polar, el perro husky y la foca por su alto contenido en vitamina A. Si se come entero y de una sola vez, el hígado de un oso polar puede ser mortal.

Es más, el betacaroteno, precursor de la vitamina A —lo que quiere decir que una vez se ingiere nuestro cuerpo lo transforma en vitamina A— ha sido asociado en dos estudios de calidad con un aumento de casi el 25 por ciento de la incidencia de cáncer de pulmón y muerte por cualquier causa cuando personas que fuman mucho lo toman en dosis altas. Un estudio de 2002 de la Universidad de Harvard hecho con setenta y dos mil enfermeras concluyó que las mujeres que tomaban vitamina A de forma regular procedente de alimentos, multivitaminas y suplementos tenían casi un 50 por ciento más de riesgo de fracturarse la cadera que aquellas que tomaban poca vitamina A.

Estos resultados han llevado al grupo de trabajo de Servicios Preventivos a recomendar que no se tomen suplementos de betacaroteno solos o en combinación alguna para prevenir cáncer o enfermedades cardiovasculares. Es importante señalar que no hay pruebas de que el betacaroteno presente en los alimentos sea peligroso para fumadores, ni para no fumadores. Pero también hay pruebas fiables de que dosis moderadas de vitamina A pueden reducir la densidad ósea, causando fragilidad en los huesos.

Ácido fólico

Se le llama vitamina B, ácido fólico, folato, folacina y también ácido pteroil-L-glutámico; probablemente por eso es tan difícil determinar su verdadero valor. Básicamente nuestro organismo lo utiliza para crear nuevas células, pero se le ha atribuido la capacidad de prevenir defectos de nacimiento, reducir el riesgo de enfermedad cardiaca, cáncer de colon, de próstata, incluso de mitigar el avance del alzhéimer. Y existen pruebas bastante fiables de que puede resultar de gran valor en la prevención de todas estas enfermedades.

El ácido fólico se descubrió en India en 1931, cuando la doctora Lucy Wills comprobó que la levadura de cerveza podía revertir la anemia durante el embarazo, aunque no sabía por qué. Casi una década después la sustancia se aisló en hojas de espinaca y se llamó folato, del latín *folium*, que significa «hoja». Fue sintetizado en 1945 y se encuentra en una gran variedad de alimentos, incluidas verduras, alubias, frutas y cereales, aunque, a diferencia de otras vitaminas, los suplementos de ácido fólico son absorbidos fácilmente por el organismo.

Se ha demostrado que el ácido fólico evita malformaciones en el cerebro y la médula espinal de los bebés, en especial espina bífida y anencefalia. Por esa razón Estados Unidos requiere que los alimentos a base de cereales lleven un suplemento de ácido fólico. El Centro de Control de Enfermedades sugiere que las mujeres empiecen a tomar cuatrocientos microgramos de ácido fólico al día tres meses antes de quedarse embarazadas y que continúen tomándolo durante la gestación*.

Las mujeres pueden obtener esta dosis de un suplemento, tomando un bol de cereales enriquecidos equivalente al 100 por cien de la dosis recomendada u otros alimentos enriquecidos, como verduras o frutas.

Pero los beneficios del ácido fólico en la prevención de otras enfermedades es objeto de intensos debates, y por una buena razón. Las pruebas son contradictorias. Puesto que el ácido fólico parece regular el nivel de un aminoácido llamado homocisteína, que se cree es un factor de riesgo de enfermedad cardiovascular, los investigadores empezaron a preguntarse si serviría también para prevenir otras enfermedades del corazón. Un estudio británico de 2006 pareció confirmar esta teoría, según uno de sus autores. «Hay pruebas convincentes de que puede reducir el riesgo de ataque al corazón e infarto cerebral entre un 10 y un 20 por ciento». Pero otros dos estudios publicados ese mismo año en el *New England Journal of Medicine* llegaban exactamente a la conclusión contraria. El Norwegian Vitamin Trial incluía a trescientos setenta pacientes que habían sufrido recientemente un ataque al corazón. La combinación de ácido fólico y vitamina B_6 lograba rebajar los niveles de homocisteína, pero no reducía el riesgo de un segundo ataque al corazón o infarto cerebral. De hecho, los pacientes que habían tomado esta combinación presentaban un riesgo mayor de sufrir una de estas dos cosas que los del grupo de control. Un estudio canadiense, así como el ensayo llamado Vitamin Intervention for Stroke Prevention Trial, conducido en 2004, demostraron que las vitaminas B reducían los niveles de homocisteína pero no de enfermedades cardiacas.

Los resultados relativos al cáncer eran igualmente contradictorios. Investigadores de la Universidad de California informaron que el Aspirin/Folate Polyp Prevention Study, que siguió a seiscientos cuarenta y tres pacientes que tomaron un miligramo de

* En su *Guía de la Alimentación Saludable* AESAN recomienda a las mujeres que desean ser madres un aporte extra de ácido fólico, de cuatrocientos microgramos diarios, especialmente antes de la concepción, ya que así se previenen malformaciones en el feto.

aspirina al día encontraron que ésta reducía el riesgo de poliposis en el colon, mientras que el ácido fólico lo aumentaba.

Este estudio también demostraba que los hombres que tomaban el suplemento tenían tres veces más riesgo de sufrir cáncer de próstata comparados con el grupo que tomó placebo durante diez años, mientras que aquellos que obtenían el ácido fólico de su dieta tenían una incidencia ligeramente menor de cáncer de próstata. Investigadores de Estocolmo, que hicieron un seguimiento de cerca de ochenta y una mil personas durante seis años, descubrieron que las personas que tomaban un mínimo de trescientos cincuenta microgramos de folatos en su dieta reducían su riesgo de cáncer de páncreas en un 70 por ciento, frente a los individuos que consumían menos de doscientos microgramos. Pero aquellos que tomaban suplementos de ácido fólico tenían exactamente el mismo riesgo de tener cáncer de páncreas que los que no los tomaban.

Tampoco se ha demostrado aún que el ácido fólico tenga propiedades de prevención frente al alzhéimer. Según un estudio de la Universidad de California en San Diego, doscientas dos personas diagnosticadas con alzhéimer leve o moderado tomaron bien altas dosis de un suplemento de vitamina B, bien placebo, y los investigadores no observaron diferencia alguna en los resultados.

Aunque las dosis altas de ácido fólico en los alimentos no están asociados a ningún riesgo para la salud, dosis elevadas de suplementos que contengan el mismo —más de mil microgramos al día— pueden provocar una deficiencia grave de vitamina B_{12} que puede conducir a daños irreparables en el sistema nervioso.

VITAMINA C

En 1747 se sabía ya que un nutriente presente en los cítricos podía prevenir el escorbuto, una enfermedad potencialmente letal, pero hasta la década de 1930 no se consiguió aislar el ácido ascórbico o vitamina C. En 1934 se convirtió en la primera vitamina en ser sintetizada en un laboratorio, y desde entonces es también la más vendida, y la más controvertida. En 1970 el científico y Premio Nobel Linus Pauling afirmó en un libro que pronto fue superventas titulado *La vitamina C y el catarro común*, que tomar vitamina C cada día reducía en casi un 50 por ciento los riesgos de resfriarse. La segunda edición del libro, publicada unos años después, afirmaba que dosis altas de vitamina C ¡podían incluso prevenir la gripe! Pauling aseguraba tomar doce mil microgramos al día y hasta cuarenta mil cuando notaba que se estaba resfriando. Más de veinticinco años después sigue habiendo millones de personas que creen en la afirmación de Pauling, a pesar de que prácticamente todos los intentos por demostrarla en un ensayo clínico han fracasado.

Desde la década de 1930, cuando se comercializó la vitamina C artificial, se ha convertido en el suplemento más testado, puesto que los investigadores trataban de demostrar que podía prevenir el catarro y la gripe. Se han conducido numerosos experimentos distintos: en 1967 y 1972, por ejemplo, dos investigadores independientes dieron a la mitad de los voluntarios participantes en el estudio dosis altas de vitamina C y placebo a la otra mitad; a continuación les insertaron el virus del resfriado común en la nariz. En ambos experimentos todos los voluntarios tuvieron catarros, que no se diferenciaron en cuanto a intensidad en uno y otro grupo.

Otros científicos se preguntaron si la vitamina C podría prevenir ciertos tipos de resfriado o reducir la duración o la intensidad de los mismos. En 1974 alrededor de trescientos niños navajos recibieron una dosis diaria de vitamina C, mientras que otros tantos recibían placebo. Los investigadores del estudio informaron de que el grupo de la vitamina C había tenido resfriados menos fuertes, pero cuando otros científicos pusieron en cuestión la escala de medición empleada, repitieron el experimento y encontraron que no había una diferencia perceptible en el número de resfriados o en la intensidad de los mismos entre uno y otro grupo.

Pauling reaccionó ante estos experimentos criticando a los investigadores por no emplear megadosis de vitamina C, de manera que en 1974 un equipo de la Universidad de Toronto dividió a tres mil quinientos voluntarios en ocho grupos, seis de los cuales recibieron dosis variadas de vitamina C, mientras que los otros dos recibían placebo. Después de tres meses no se detectó diferencia alguna entre aquellos grupos que tomaron doscientos cincuenta microgramos de vitamina C al día después de atrapar el resfriado y los que tomaron hasta ocho mil microgramos al día, aunque quedaba la posibilidad de que aquellos que tomaron los suplementos vitamínicos tuvieran resfriados ligeramente menos fuertes.

Numerosos ensayos clínicos han llegado más o menos a la misma conclusión: la vitamina C no tiene utilidad alguna a la hora de prevenir la duración o la intensidad de los catarros. En un resumen publicado en 1986 de veintidós estudios de doble ciego y controlados por placebo realizados en los últimos quince años y en los cuales los voluntarios habían tomado vitamina C o placebo antes y durante un resfriado, ni uno solo de ellos demostró que la primera tuviera efectos preventivos. Cinco de ellos mostraba una ligera reducción, insignificante desde el punto de vista estadístico, de la intensidad del catarro y otros cinco una reducción pequeña pero significativa en la duración, haciendo evidente una vez más que no disponemos de pruebas que confirmen que la vitamina C prevenga los resfriados.

En cuanto a los otros beneficios potenciales, un estudio de cohortes conducido en 2001 que incluía a casi mil mujeres, de las cuales una tercera parte llevaba doce años tomando suplementos de vitamina C de forma regular, encontró que la densidad mineral ósea de éstas era hasta un 3 por ciento más alta en la diafisis del radio, el cuello y la cadera. Un estudio de 2009 indicó que también podía reducir la incidencia de gota, un tipo de artritis que se da en los hombres. En un estudio pequeño aleatorio de doble ciego y controlado por placebo en el que veintiún pacientes con enfermedad coronaria tomaron un suplemento de vitamina C durante un mes y a continuación se les administró una única dosis de dos mil microgramos, dos horas después de ingerir ésta mostraron un aumento significativo de la dilatación de la arteria braquial, la vena principal de la parte superior del brazo, lo que parecía sugerir que el suplemento vitamínico parecía aumentar el flujo sanguíneo en la arteria, aunque otros cuatro estudios parecieron demostrar que la vitamina C (administrada en combinación con vitamina E) tenía escasos o ningún beneficio cardiovascular. Tal vez el estudio más extenso del valor potencial de la vitamina C frente al riesgo de ataques al corazón fue el Physicians' Health Study II, que realizó un seguimiento de casi quince mil médicos varones mayores de 50 años que llevaban una década tomando vitamina C, E o una combinación de ambas. Los resultados, publicados en *JAMA* en 2008, revelaron que ni la vitamina C ni la E brindaban protección frente a ataques al corazón, ictus o cáncer en individuos de bajo riesgo. De hecho, los médicos que habían tomado suplementos de vitamina E mostraban un ligero aumento «marginalmente significativo» en la incidencia de hemorragia cerebral.

Se ha sugerido también que la vitamina C puede brindar protección frente al cáncer, pero varios estudios realizados en el Memorial Sloan-Kettering Cancer Center de Nueva York concluían:

«Los suplementos de vitaminas C, E y betacaroteno no han resultado ser beneficiosos en la prevención del cáncer ni afectan la mortalidad por dicha enfermedad. Los suplementos con vitamina C así como las vitaminas A, E y betacaroteno no previenen el cáncer gastrointestinal, no reducen el riesgo de cáncer de próstata y de hecho, pueden aumentar la mortalidad total».

La parte del Physicians' Health Study II dedicada al cáncer llegó a idénticas conclusiones. En opinión del epidemiólogo doctor Howard Sesso del Brigham and Womens' Hospital, «la ausencia de efectos de las vitaminas C o E en la incidencia de cáncer que hemos observado nos convence de que, al menos en las dosis testadas, no hay razón para recomendarla en la prevención del cáncer».

Otros estudios de laboratorio han demostrado que aunque la vitamina C protege las células sanas, también puede proteger las cancerosas. De hecho, se han encontrado niveles más altos de vitamina C en células tumorales que las que hay normalmente en tejido sano.

Las pruebas indican por tanto que los suplementos de vitamina C tomados solos o en combinación con otros no tienen efecto preventivo alguno frente al cáncer, las enfermedades cardiacas o ninguna otra dolencia grave.

VITAMINA E

La muy popular vitamina E se descubrió en 1922 cuando ratas de laboratorio sometidas a una dieta restringida se volvieron estériles, pero recuperaron rápidamente su fertilidad cuando fueron alimentadas con germen de trigo. Con el tiempo la sustancia del germen de trigo responsable de aquella respuesta fue aislada y llamada tocoferol, una combinación de vocablos griegos que significa «tener descendencia». La vitamina E pronto pasó a conocerse como la vitamina contra la infertilidad. Desde entonces se han hecho numerosas afirmaciones sobre sus beneficios, pero ensayos recientes han demostrado que los suplementos a base de vitamina E no sólo tienen pocas propiedades beneficiosas, también que pueden llegar a ser peligrosos.

En las décadas transcurridas desde 1922 se han realizado ensayos clínicos que parecían demostrar que la vitamina E podía ser beneficiosa en el tratamiento de una variedad de problemas médicos, desde la congelación a enfermedades cardiacas. A principios de la década de 1990 el Nurses' Health Study, que incluía a noventa mil participantes, sugirió que las mujeres que tomaban dosis altas de vitamina E —sobre todo en forma de suplementos— reducían sus probabilidades de enfermar del corazón hasta en un 40 por ciento. Un estudio finlandés de más de cinco mil varones realizado más o menos en la misma época arrojó resultados similares. La teoría era que la capacidad de la vitamina E de evitar que residuos grasos se acumularan en el interior de las arterias reducía las probabilidades de que dichas arterias se bloquearan. Otros investigadores informaron de que la vitamina E parecía ralentizar el daño celular asociado al envejecimiento, lo que la convirtió en un ingrediente muy popular en productos para la piel. Estudios adicionales indicaron que megadosis de vitamina E podían mantener alejados ciertos tipos de cáncer, alzhéimer, degeneración macular, algunas infecciones del tracto respiratorio y otros problemas graves de salud.

Apoyándose en lo que parecían pruebas científicas concluyentes y en la recomendación de revistas de salud respetadas como la *Berkeley Wellness Letter*, millones de estadounidenses empezaron a tomar grandes dosis de vitamina E, convirtiéndola en uno de los suplementos más populares. El problema es que los estudios realizados con posterioridad no han logrado confirmar los resultados iniciales y, de hecho, parecen indicar que los suplementos con dosis elevadas de vitamina E —es decir, de dosis diarias superiores a los cuatrocientos microgramos tomados regularmente en periodos prolongados— pueden ser muy peligrosos.

Estas consideraciones empezaron a hacerse en 2001, cuando un estudio pequeño realizado en la Universidad de Pensilvania demostró que la vitamina E consumida en dosis altas y bajas no detenía la oxidación de la grasa que puede dañar las arterias, tal y como se había afirmado. Pero la esperanza de que sí pudiera prevenir enfermedades cardiovasculares se desmoronó cuatro años después cuando los ensayos clínicos aleatorios y controlados por placebo llamados Heart Outcomes Prevention Evaluation, en los que casi diez mil pacientes mayores de 55 años y ya diagnosticados de enfermedad cardiaca o diabetes tomaron vitamina E durante más de cuatro años, concluyeron que el suplemento no tenía beneficio alguno. Peor aún, aquellos pacientes que tomaron la vitamina tenían más probabilidades de fallo cardiaco que los que tomaron placebo. Estos resultados fueron en su mayor parte confirmados en 2005 cuando el Women's Health Study, en el cual se siguió a cuarenta mil mujeres sanas mayores de 45 años durante al menos una década, encontró que no se habían observado beneficios cardiovasculares, es decir, no se había reducido el número de muertes por enfermedades del corazón.

Pero la mayor sorpresa —y decepción— de todas se produjo en 2004 cuando investigadores de la Facultad de Medicina del Johns Hopkins hicieron públicos los resultados de un metaanálisis que mostraba que tomar dosis mayores de vitamina E —superiores a las cuatrocientas unidades— aumentaba el riesgo de mortalidad en cerca de un 4 por ciento. Aquellas personas que habían tomado vitamina E y otro suplemento tenían un riesgo de mortalidad un 6 por ciento más alto. El autor principal del estudio, el doctor Edgar R. Miller III afirmó: «Mucha gente toma vitaminas porque creen que beneficiarán su estado de salud a largo plazo y les harán vivir más años. Pero nuestro estudio demuestra que ingerir suplementos con dosis altas de vitamina E no sólo no prolonga la vida, sino que está asociado a un riesgo de mortalidad mayor». Los investigadores examinaron diecinueve estudios controlados por placebo que sumaban un total de más de ciento treinta y seis mil participantes. Nueve de los once ensayos con dosis altas de vitamina E revelaban un aumento de la mortalidad; los otros ensayos fueron realizados con dosis bajas y sus resultados no eran concluyentes.

Aunque estudios realizados con posterioridad no han revelado el mismo impacto de la vitamina E en la tasa de mortalidad, ninguno de los importantes ha demostrado tampoco que ésta favoreciera la salud cardiovascular. Otros estudios sobre los posibles beneficios de tomar suplementos de vitamina E han tenido resultados similares. En 2007 el programa Cochrane Collaboration actualizó un estudio muy pequeño de 2000 según el cual «no existen pruebas de la eficacia de la vitamina E en la prevención o el tratamiento de personas con alzhéimer o con deficiencias cognitivas».

Los defensores de los suplementos de vitamina E —y son muchos— han criticado este tipo de ensayos, empleando las mismas explicaciones que los defensores de otros suplementos vitamínicos: los suplementos varían en cuanto a contenido y en casi todos los casos no hay una dosis o una marca recomendada. De manera que, argumenta, los investigadores han trabajado con dosis insuficientes o incluso han utilizado en sus experimentos suplementos con una composición equivocada. Los estudios de Johns Hopkins en particular fueron muy criticados porque los pacientes eran mayores y ya tenían problemas médicos graves. Sin embargo, tal y como lo expresó de forma contundente el doctor Miller: «Los suplementos son ineficaces y, tomados en dosis altas, pueden hacer daño. Las personas no están satisfechas con sus dietas, o sufren estrés y piensan que las vitaminas les ayudaran. Pero eso no son más que ilusiones».

Para complicar aún más las cosas, está el hecho de que los suplementos por lo general no se absorben tan bien como las vitaminas contenidas en los alimentos. Por ejemplo, un estudio de la Universidad Estatal de Oregón publicado en 2004 demostró que la vitamina E presente en los cereales enriquecidos tenía una tasa de absorción superior a la de los suplementos de vitamina E; de hecho, los suplementos tenían un efecto muy menor en los niveles de vitamina E del organismo. Tal y como han concluido muchos estudios, una dieta equilibrada nos proporciona casi todos los nutrientes que necesitamos.

En respuesta a los ataques, los defensores de los suplementos de vitamina E se remiten a estudios recientes que muestran beneficios de la vitamina D_3, incluida la posibilidad de que prevenga ciertas clases de cáncer. Tal y como decíamos en el apartado anterior dedicado a la vitamina D_3, existen pruebas que parecen indicar que la deficiencia de vitamina D_3 pueda ser responsable de numerosos problemas médicos. Lo malo de este argumento es que la vitamina D_3 no es realmente una vitamina, sino una hormona esteroide. A diferencia de las vitaminas, que nuestro organismo no fabrica y por tanto hemos de obtenerlas de la comida, nuestro cuerpo produce vitamina D_3 cuando estamos al sol. La vitamina D_3 es el único suplemento que yo tomo. Hay pruebas suficientes de que las personas no obtienen por lo general vitamina D_3 suficiente durante el invierno, e incluso la que obtienen en verano puede no ser bastante si utilizan protección solar, y que esa deficiencia de vitamina D_3 puede conducir a una serie de problemas graves de salud. Mi sugerencia es que, si está usted pensando en tomar vitaminas, empiece por la D_3.

ANTIOXIDANTES

Tal vez el beneficio mejor publicitado de los suplementos —en especial de las vitaminas A, E y las multivitaminas— es que son supuestamente antioxidantes, lo que quiere decir que reaccionan con otras moléculas del cuerpo para prevenir el daño celular, reduciendo de esta manera el riesgo de determinadas enfermedades cardiovasculares, algunas clases de cáncer y otras dolencias crónicas. Existen muchos otros antioxidantes, la mayoría de los cuales se encuentran en alimentos. Aunque estudios basados en la información han señalado que las dietas ricas en frutas y verduras —que contienen antioxidantes— pueden evitar estas terribles enfermedades, la mayoría de los ensayos clínicos no han podido confirmarlo. En 2003 el grupo de trabajo U.S. Preventive Services Task Force (USPSTF) declaró que «en su mayor parte los ensayos clínicos no han logrado demostrar efecto beneficioso alguno de los suplementos a base de antioxidantes en la tasa de enfermedades cardiovasculares o mortalidad por las mismas. [...] Esta ausencia de eficacia ha sido demostrada de forma consistente probando distintas dosis de antioxidantes en grupos de población diversos. Hay una pregunta importante y es la siguiente: ¿qué debemos hacer los médicos en la práctica? Por el momento existen pocas razones para recomendar a la gente que tome suplementos antioxidantes para reducir el riesgo de enfermedades cardiovasculares».

Sin embargo, la USPSTF sí señala que algunos de los datos obtenidos son llamativos, lo que les ha llevado a preguntarse si no existirá un mecanismo que ha sido pasado por alto en los ensayos —si tomaron en cuenta el espacio de tiempo durante el cual los sujetos tomaron antioxidantes, la edad en que empezaron a hacerlo, el antioxidante específico e incluso la raza de la población de muestra— y sugieren que los estudios deben continuar.

Los resultados de los estudios sobre cáncer son similares. Aunque varios estudios realizados en la década de 1990 parecían demostrar ciertos beneficios preventivos, pocos de los realizados después confirmaron o repitieron estos resultados. Por esa razón la American Cancer Society no recomienda que la gente tome suplementos a base de vitaminas o minerales para prevenir o tratar el cáncer. Entre los estudios más serios, uno aleatorio, de doble ciego y controlado por placebo realizado en la Facultad de Medicina de Harvard y el Brigham and women's Hospital hizo un seguimiento de casi ocho mil mujeres que tomaban o bien vitamina C, una fuente natural de vitamina E, betacarotenos o bien una combinación de estas tres cosas o un placebo durante alrededor de una década. Concluyó que no hay un vínculo estadísticamente significativo entre antioxidantes y cáncer, y que incluso el consumo combinado de tres antioxidantes no mostraba capacidad significativa de prevenir que la gente tuviera cáncer o muriera de cáncer. Sin embargo, según el doctor Albanes del National Cancer Institute, aquellas mujeres que tomaron vitamina E mostraron al menos «una tendencia a tener una incidencia menor de cáncer de colon», algo que también se había observado en otros estudios.

Pero la pequeña esperanza que parecen encerrar estos datos se ve contrarrestada por los resultados de un estudio de la Universidad de Washington realizado en 2008 sobre la capacidad de los suplementos vitamínicos de prevenir el cáncer de pulmón. Este estudio de cohortes incluyó setenta y siete mil participantes y llevó a los investigadores a concluir que los suplementos no previenen el cáncer pero, de acuerdo con el autor del estudio, el doctor Christopher Slatore, «un aumento en la ingesta de suplementos de vitamina E se asoció a un riesgo ligeramente mayor de cáncer de pulmón».

El ensayo clínico de mayor magnitud sobre la capacidad de la vitamina E de prevenir el cáncer fue el llamado Selenium and Vitamin E Cancer Prevention Trial (SELECT), que comenzó en 2003 e hizo un seguimiento de treinta y cinco mil varones mayores de 50 años para comprobar si los suplementos a base de selenio y vitamina E podían prevenir o reducir el riesgo de cáncer de próstata. El estudio se interrumpió antes de tiempo, en 2008, cuando se hizo evidente que ni la vitamina E ni el selenio, tomados solos o en combinación, prevenían el cáncer de próstata. De hecho, según la página web del estudio «los datos de que disponemos a día de hoy sugieren, aunque no prueban, que la vitamina E puede aumentar ligeramente las probabilidades de padecer cáncer de próstata, y que el selenio puede aumentar el riesgo de contraer diabetes melitus. Queremos resaltar el hecho de que estos resultados no han sido testados científicamente».

Los investigadores detuvieron el ensayo después de que un número estadísticamente significativo de hombres que tomaban sólo vitamina E fueran diagnosticados con cáncer de próstata y que cerca del mismo porcentaje que tomaba selenio le ocurriera lo mismo con diabetes. Aunque los investigadores del National Institute of Cancer hicieron hincapié en que las cifras eran bajas como para ser consideradas algo más que una anomalía estadística, no tenía sentido arriesgarse.

Éste no fue el único estudio que encontró indicios de que los antioxidantes podrían de hecho, aumentar el riesgo de cáncer. El doctor Peter Gann, director de investigación del Departamento de Patología de la Universidad de Illinois en Chicago, señala: «La mayoría de los antioxidantes son también pro oxidantes, en el contexto adecuado y con las dosis correctas, pueden causar problemas en lugar de prevenirlos».

Aunque no hay pruebas concluyentes más allá de unos cuantos estudios de resultados desconcertantes que sugieren que los antioxidantes pueden reducir las probabilidades de enfermar de cáncer, un área en la que altos niveles de estos suplementos, además del zinc, parecen ser beneficiosos es en el riesgo de la degeneración macular por envejecimiento, una enfermedad que puede llevar a la ceguera. Un estudio de 2001 patrocinado por el National Eye Institute encontró que una combinación de vitaminas C, E, betacaroteno (A) y zinc reducía la incidencia de degeneración macular en un grupo de alto riesgo en un 25 por ciento. El director del National Eye Institute Paul Sieving señaló: «Los nutrientes no son la cura de la enfermedad [...] pero tendrán un papel esencial en ayudar a las personas de alto riesgo de degeneración macular a conservar la vista».

Estudios posteriores han confirmado estos resultados. El Women's Antioxidant and Folic Acid Cardiovascular Study realizó un seguimiento de más de cinco mil trabajadoras sanitarias que o bien sufrían una dolencia cardiovascular o tenían alto riesgo de sufrirla. En este estudio aleatorio de doble ciego y controlado por placebo se dio a las mujeres o bien suplementos de vitamina B —que también eran antioxidantes— o placebo. Después de alrededor de siete años las mujeres que habían tomado antioxidantes habían reducido su riesgo de degeneración macular en más de un 30 por ciento. El director del estudio, el doctor William Christen, del Brigham and Women's Hospital y la Facultad de Medicina de Harvard, señaló: «Además de no fumar, ésta es la primera vez que un estudio propone una medida para reducir el riesgo de degeneración macular aguda».

Fibra

La fibra alimentaria son carbohidratos que el cuerpo no digiere de forma natural. Hay dos clases: la fibra soluble, es decir, que se puede disolver en agua y que se obtiene de determinados frutos secos, semillas, frutas y frutos rojos, y la fibra no soluble, que se encuentra en cereales integrales, hortalizas como la zanahoria, el pepino, el apio y los tomates. Es algo comúnmente aceptado que una dieta alta en fibra brinda cierta protección frente a una variedad de enfermedades, en especial el cáncer de colon. Esta teoría se remonta a finales de la década de 1960, cuando el doctor Denis Burkitt, que vivía en Uganda, reparó en que muchas enfermedades comunes en Europa y Estados Unidos eran raras en África y atribuyó este hecho a las diferencias de dieta y estilo de vida, en especial a que las dietas principalmente vegetarianas africanas eran ricas en fibra. Estudios epidemiológicos posteriores confirmaron que los habitantes de regiones donde se consumían dietas ricas en fibra tenían las tasas más bajas de cáncer colorrectal, y que quienes emigraban a Occidente y provenían de grupos étnicos con riesgo reducido de cáncer de colon con el tiempo perdían esta protección y pasaban a tener el mismo índice de riesgo que todo el mundo.

La lógica era convincente: la fibra hace que las heces se desplacen con rapidez por el colon, limitando la exposición a sustancias potencialmente cancerígenas. Durante décadas se creyó que una dieta con alto contenido en fibra protegía frente al cáncer de colon. Pero a partir de finales de la década de 1990 los estudios empezaron a demostrar que esto no es cierto. Tres estudios publicados en el *New England Journal of Medicine* en 1999 y 2000 —incluyendo uno prospectivo realizado por la Facultad de Medicina de Harvard y que siguió a ochenta y ocho mil mujeres durante dieciséis años— encontró que la fibra alimentaria no ofrecía protección alguna frente al cáncer de colon.

Un metaanálisis de cinco ensayos aleatorios y controlados clínicamente que estudió la capacidad de la fibra alimentaria de reducir la aparición de pólipos en el colon, que son potencialmente cancerígenos, realizado en la Universidad Estatal de Michigan en 2003, no encontró «pruebas del efecto directo de una dieta alta en fibra en la incidencia de cáncer de colon».

Un metaanálisis mucho más amplio conducido por la Harvard School of Public Health y publicado en 2005 analizaba trece estudios con setecientos veinticinco mil participantes adultos y encontró que no había diferencia alguna en el riesgo de cáncer entre los individuos que hacían una dieta rica en fibra, es decir, que tomaban treinta o más gramos de fibra al día, y los que consumían menos de la mitad de dicha cantidad.

Los investigadores sugirieron que los datos epidemiológicos podían deberse al hecho de que los occidentales consumen más carne roja que los inmigrantes, que suelen hacer una dieta más vegetariana.

Pero dos estudios publicados en *The Lancet* en 2007 vinieron a aumentar la confusión. Un estudio retrospectivo del National Cancer Institute preguntó a treinta y cuatro mil personas sobre sus hábitos alimentarios y a continuación las examinó en busca de pólipos, encontrando que las personas que consumían treinta y seis gramos de fibra al día reducían sus probabilidades de contraer cáncer de colon, comparados con aquellos que tomaban sólo doce gramos al día en al menos un 27 por ciento. Un estudio europeo similar conducido por el British Medical Research Council estudió a más de medio millón de participantes de diez países diferentes y llegó a prácticamente la misma conclusión.

Hay quienes afirman, basándose en estos y otros estudios, que el cáncer colorrectal puede ser una enfermedad causada por deficiencia de fibra. Los investigadores del estudio europeo también señalaron que no controlaron otros factores de riesgo que el estudio estadounidense sí había tenido en cuenta, incluyendo el consumo de tabaco y alcohol, la obesidad, y falta de ejercicio físico.

Y algo importante: esos mismos investigadores advertían de que estos estudios no pueden aplicarse a suplementos de fibra, sólo a fibra procedente de alimentos.

Aunque las pruebas de que la fibra pueda prevenir el cáncer colorrectal no son sólidas, hay poca duda de que la fibra es esencial en una dieta equilibrada. La American Cancer Society informa de que «los vínculos entre fibra y riesgo de cáncer son débiles, pero comer alimentos ricos en fibra sigue siendo recomendable. Estos alimentos contienen otros nutrientes que pueden ayudar a reducir el riesgo de cáncer y tienen otros beneficios para la salud». Parece ser que la fibra alimentaria desempeña un papel importante en la reducción del colesterol, baja los niveles de azúcar en sangre de los diabéticos, puede reducir ligeramente el riesgo de enfermedades cardiovasculares y el estreñimiento. Y aunque la American Gastroenterological Association sugiere «que las pruebas de que se disponen en la actualidad procedentes de investigaciones de intervención, epidemiológicas y con animales no confirman de forma inequívoca el papel protector de la fibra frente al cáncer colorrectal», a continuación recomienda a la gente consumir entre treinta y treinta y cinco gramos de fibra al día procedente de una variedad de fuentes. Por su parte, la American Dietetic Association recomienda seguir una dieta sana que incluya entre veinte y treinta y cinco gramos de fibra al día.

Así pues, ¿es necesario tomar suplementos de fibra? Podemos obtener toda la que necesitamos comiendo cinco porciones al día de verduras y frutas y siete de cereales integrales. Un cuenco grande de salvado y varias piezas de fruta equivalen a la ingesta diaria necesaria. Alan Lotvin es un entusiasta defensor de esta práctica. Por desgracia la ingesta media diaria de fibra de los estadounidenses oscila entre los doce y los dieciocho gramos.

Claramente la mejor manera de mantener una ingesta saludable de fibra es a través de nuestra dieta, pero si eso no es posible, tal vez sea buena idea recurrir a los suplementos. Casi todos los estudios que concluyen que la fibra reporta beneficios para la salud se hicieron con fibra alimentaria en lugar de con suplementos, pero éstos en general se consideran seguros si se toman con moderación y bebiendo mucha agua, al menos un vaso con cada dosis. Pero para algunas personas los suplementos de fibra pueden resultar problemáticos. Un estudio de la clínica Mayo demostró que los suplementos de fibra pueden interferir con la capacidad de absorción de medicamentos como la aspirina, la digoxina, el litio y ciertos antibióticos. La capacidad de los suplementos de fibra de reducir los niveles de azúcar en sangre puede también suponer un problema para los diabéticos que toman insulina. Además, un exceso de fibra puede causar problemas de colon. Bajo ninguna circunstancia debe darse suplementos de fibra a un niño sin haber consultado antes con un médico.

Equinácea

Además de los suplementos vitamínicos, los estantes de los supermercados y los herbolarios están bien equipados de gran variedad de suplementos nutricionales, casi todos ellos de dudoso valor. De la equinácea por ejemplo, una hierba muy popular, se dice desde hace tiempo que previene el resfriado común o al menos alivia sus síntomas. La equinácea es una flor muy bella que queda muy bien en los jardines, pero no existen demasiadas pruebas científicas que recomienden su inclusión en el botiquín doméstico.

Se supone que los indios americanos empleaban la equinácea para tratar los resfriados y los dolores de garganta, de cabeza e incluso para el dolor intenso. Los primeros médicos la llevaban siempre en el botiquín y para la década de 1930 se había hecho muy popular en Estados Unidos y Europa. Existen cantidad de pruebas anecdóticas de que la equinácea puede ser beneficiosa en el tratamiento de infecciones; muchas personas afirman haberla tomado al notar los primeros síntomas de resfriado y que éstos han desaparecido. Un metaanálisis de 2007 de catorce ensayos clínicos realizado en la Facultad de Farmacia de la Universidad de Connecticut concluyó que la equinácea reducía de forma drástica el riesgo de contraer catarro y la duración de éste en más de un día. Sin embargo, estos resultados fueron objeto de las críticas del profesor emérito de la Universidad de Stanford Wallace Sampson, editor de la *Scientific Review of Alternate Medicine*, quien señaló que estos estudios examinaban resultados diferentes, lo que dificultaba llegar a un única conclusión: «Si hay una serie de estudios que miden cosas diferentes no hay manera de corregirlo. Estos investigadores lo intentaron, pero es imposible».

La dificultad de conducir ensayos válidos —no hay una dosis recomendada ni tampoco consenso sobre qué parte de la planta ha de usarse— han causado no poca confusión. El National Institutes of Health informa: «Los estudios indican que la equinácea no parece prevenir los resfriados ni otras infecciones. [...] Hasta la fecha no se ha demostrado que la equinácea reduzca la duración de los resfriados. Dos estudios patrocinados por el National Center for Complementary and Alternative Medicine no encontraron propiedades algunas a la equinácea, pero otros han demostrado que puede ser beneficiosa en el tratamiento de infecciones del tracto respiratorio superior». Pero el NCCAM informa de que «no hay coincidencia en los estudios sobre si la equinácea es eficaz en el tratamiento del resfriado o la fiebre (pero) la mayoría de los estudios parecen concluir que no previene los resfriados ni otros procesos infecciosos».

Pero puesto que tampoco tenemos datos que indiquen que tomar equinácea pueda ser perjudicial, no hay razón —salvo la económica— para no hacerlo cuando notamos los primeros síntomas de un resfriado.

Glucosamina y condroitina

La glucosamina con condroitina es un suplemento dietético muy popular, famoso por su empleo en el tratamiento de la osteoartritis. Famoso sí, pero su eficacia es más bien dudosa. La glucosamina y la condroitina se venden por separado o en combinación. La glucosamina se obtiene a partir del exoesqueleto de crustáceos y la condroitina se fabrica a partir de cartílago de la tráquea de vacas. La osteoartritis es una enfermedad dolorosa causada por la degeneración del cartílago, el tejido que impide que los huesos rocen unos con otros. Puesto que la composición química de estos suplementos es de algún modo similar al cartílago humano, los fabricantes los anuncian como un tratamiento para aliviar el dolor artrítico. Se ha realizado un número considerable de estudios serios sobre el tema y los resultados obtenidos son contradictorios.

Por ejemplo, un ensayo realizado con doscientos doce enfermos de osteoartritis en la rodilla publicado en *The Lancet* en 2001 informaba que aquellos pacientes que habían tomado glucosamina habían experimentado menor deterioro del cartílago y algo menos de dolor que los otros. Otro estudio publicado dos años más tarde en *Archives of Internal Medicine* también informaba que, tomados juntos, estos dos suplementos mejoraban de forma significativa los síntomas de osteoartritis y la movilidad articular en el 20 por ciento de los pacientes. Un estudio español aleatorio, de doble ciego y controlado por placebo que incluía algo más de trescientos participantes publicado en 2007 y que comparaba la glucosamina con el ibuprofeno, concluyó que el suplemento era algo más efectivo que el ibuprofeno o el placebo. Y en cuanto a muchos de los suplementos, la casuística individual suele superar a las pruebas clínicas. Muchas personas aseguran que sufren menos dolor y que sus síntomas han disminuido al tomarlos.

Una vez más, como estos suplementos no están regulados y no hay uniformidad en cuanto a sus contenidos o a las dosis en que deben administrarse, es muy difícil llegar a una conclusión sobre su eficacia. Por desgracia tal y como advertía en 2002 el *Journal of the American Medical Association*, casi todos los estudios según los cuales la glucosamina y la condroitina «demostraban tener efectos amplios o moderados» han sido patrocinados por fabricantes de suplementos. Es común comprobar que los estudios sobre suplementos dietéticos mal diseñados o sufragados por un fabricante de los mismos arrojen resultados positivos. Tal y como concluyó *JAMA* tras realizar un análisis de quince estudios con glucosamina y condroitina, «ninguno estaba financiado por una organización gubernamental o sin ánimo de lucro. Seis de los artículos estudiados contenían información suficiente para saber que contaban con el apoyo del fabricante. El contacto con los autores de los restantes confirmó que, excepto dos de ellos, todos contaban con ayuda económica de un fabricante. En siete de los artículos un investigador de la compañía figuraba como autor. En al menos cuatro de ellos el fabricante era responsable de algunos de los aspectos claves del estudio, tal y como la aleatoriedad, la recopilación de datos o el análisis estadístico».

Los estudios recientes más fiables coinciden en que la glucosamina combinada con condroitina tiene escaso valor. Un metaanálisis de veinte estudios con un total de cuatro mil participantes realizado en la Universidad de Berna, Suiza, concluyó que «ensayos clínicos a gran escala y metodológicamente fiables indican que los beneficios sintomáticos de la condroitrina son mínimos o inexistentes». Para evitar muchos de los problemas enumerados por *JAMA*, los investigadores de este metaanálisis dejaron fuera varios estudios de la clase de los que patrocinan los fabricantes, con el argumento de que «los ensayos de pequeño formato, sin criterios claros de enmascaramiento o asignación y estudios que no han sido analizados de acuerdo con el principio de "intención de tratar" tenían resultados más favorables a la condroitina».

El trabajo más extenso y fiable realizado hasta la fecha fue el Glucosamine/Chondoitrin Arthritis Intervention Trial, patrocinado por el gobierno estadounidense. El GAIT fue un estudio multicentro de doble ciego y seis meses de duración destinado a testar la efectividad de estos suplementos, tomados individualmente y en combinación, en el alivio del dolor causado por la osteoartritis en la rodilla comparada con la del fármaco Celecoxib y con placebo. Entre los mil seiscientos participantes, aquellos pacientes que tomaron Celecoxib informaron de una reducción estadísticamente significativa del dolor comparados con los que tomaron placebo. Pero no había diferencia entre los suplementos tomados individualmente o en combinación y el placebo. Sin embargo, y aquí es cuando la cosa empieza a complicarse, los investigadores informaron de que aquellos participantes con dolor de moderado a severo sí experimentaron algún alivio del mismo con la combinación glucosamina/condroitina, pero advertían de que este grupo era tan reducido que «las conclusiones deben considerarse preliminares y tienen que ser confirmadas» en un estudio más amplio.

Básicamente, los veinte millones de estadounidenses que padecen osteoartritis deberían basar su tratamiento en fármacos recetados por su médico para tratar el dolor, pero si están dispuestos a gastarse el dinero y tal vez, sólo tal vez, encontrar un alivio adicional, pueden al menos probar estos suplementos. En ocasiones es complicado para un médico decir a sus pacientes que no tomen algo que están deseando probar. Cuando mis pacientes me dicen: «Oiga doctor, he oído que la glucosamina con condroitina es buena para la artritis», les explico: «Los estudios no lo han demostrado. El estudio más amplio que muestra que puede ser beneficiosa para la osteoartritis de rodilla estaba mal hecho». Casi siempre me responden: «Sí, pero tengo dos amigos que la están tomando y me dicen que juegan mejor al golf y que les tiemblan menos las articulaciones». Pues bien, en este caso sé que el suplemento no puede hacerles daño, y nunca me ha gustado menospreciar el poder de la mente sobre el cuerpo. Así que si insisten les digo: «En ese caso, adelante, probémoslo durante un mes y veamos qué pasa».

Selenio

La decisión de tomar o no un suplemento se vuelve más complicada con productos tan populares como el selenio. En la década de 1960 los investigadores observaron que en personas con altos niveles de selenio la incidencia de ciertas clases de cáncer parecía ser menor, incluidos los de pulmón, colorrectal y de próstata. También parecía que la tasa de mortalidad era inferior en individuos con niveles altos de selenio. Un descubrimiento inesperado en el curso de otros ensayos clínicos apuntaba a que estos suplementos podían reducir el riesgo de cáncer de próstata. Las pruebas parecían tan reveladoras que en 2001 el National Cancer Institute puso en marcha unos ensayos clínicos a largo plazo llamados SELECT para testar el valor de la vitamina E y el selenio. También había indicios de que el selenio podía curar el alzhéimer y otras dolencias propias del envejecimiento, la artritis reumatoide e incluso mejorar el asma. Los datos eran tan emocionantes que mucha gente decidió no esperar a que hubiera confirmación científica y empezó a tomar suplementos de selenio.

Aunque los SELECT se interrumpieron cuando se hizo evidente que ni el selenio ni la vitamina E prevenían ningún tipo de cáncer, un estudio realizado en la misma época en la Facultad de Medicina de Warwick en Inglaterra sugería que las personas que tomaban suplementos de selenio aumentaban de forma sustancial sus probabilidades de ser diabéticos. Este estudio, con mil participantes, empezó como una investigación de las propiedades del selenio frente al cáncer de piel, pero cuando las pruebas indicaron que este mineral podía ayudar a reducir el riesgo de contraer diabetes, el experimento se modificó. Los resultados, publicados en *Annals of Internal Medicine* en 2007, mostraban que tomar pastillas de selenio aumentaba el riesgo de contraer diabetes en cerca de un 50 por ciento. Cuanto más altos eran los niveles normales de selenio en el sujeto, mayor era el riesgo de diabetes. El director del estudio, el doctor Saverio Stranges, aclaró que la mayoría de las personas obtiene suficiente selenio de su dieta normal, pero advertía: «Los pacientes no deberían tomar suplementos de selenio en cantidades superiores a las contenidas en las multivitaminas».

En otro estudio, llamado Nutritional Prevention of Cancer, se encontraron pruebas de que el selenio aumentaba el riesgo de carcinoma de piel escamocelular. Y para terminar de confundir las cosas, un estudio realizado en la Facultad de Medicina de Dartmouth publicado en la edición de diciembre de 2008 de *Cancer Prevention Research* concluía que el selenio podía prevenir la aparición de cáncer de vejiga en pacientes de alto riesgo, incluidas mujeres, fumadores moderados, y también una clase del mismo que progresa por un determinado camino genético.

Hipérico o hierba de San Juan

Las pruebas clínicas parecen apuntar a las propiedades beneficiosas de la hierba de San Juan. Desde 1984, cuando una comisión del gobierno alemán aprobó el uso de esta hierba para el tratamiento de la depresión leve, su popularidad ha crecido en todo el mundo y se ha convertido en uno de los suplementos dietéticos más vendidos tanto en Europa como en Estados Unidos. Se llama hierba de San Juan porque suele empezar a florecer hacia el 24 de junio, festividad de San Juan. A lo largo de los siglos ha tenido múltiples usos: los griegos la recetaban como astringente, en la Edad Media al parecer era eficaz para exorcizar demonios y con el tiempo se convirtió en un tónico para los nervios. Hoy se usa sobre todo para tratar estados depresivos leves, así como trastornos de ansiedad y de estados de ánimo, aunque se han testado otras posibles aplicaciones.

Varios estudios serios, realizados tanto en Europa como en Estados Unidos, han llegado a conclusiones positivas. De hecho, las investigaciones de laboratorio han mostrado que el *Hypericum perforatum* inhibe la producción de ciertas sustancias químicas del organismo asociadas a la depresión. En 1998 el programa Cochrane Collaboration publicó el primer metaanálisis de veintinueve estudios realizados en distintos países y con diversas variedades de extractos de la hierba. En total incluía a más de cinco mil participantes y sus conclusiones fueron que: «En general los extractos de hierba de San Juan testados en los ensayos clínicos obtuvieron mejores resultados que el placebo, eran igual de efectivos que los antidepresivos estándar y tenían menos efectos secundarios. Sin embargo, las conclusiones fueron más favorables en ensayos conducidos en países de habla alemana, donde estos productos tienen una mayor tradición y es común que los médicos los receten, mientras que en estudios realizados en otros países el hipérico parece ser menos efectivo. Estas diferencias podrían deberse a la inclusión en los estudios de pacientes con distintas clases de depresión, pero no se puede descartar que algunos estudios de pequeño formato en países de habla alemana fueran inconsistentes y el informe de sus resultados, excesivamente optimista». Una actualización del metaanálisis hecha en 2008 llegó a prácticamente las mismas conclusiones.

Un metaanálisis publicado en 2003 por la Academia de Medicina Psicosomática estadounidense afirmaba de manera rotunda que «el hipérico ha resultado ser más eficaz que el placebo y tan efectivo como los antidepresivos tricíclicos en el tratamiento a corto plazo de depresión leve o moderada. En su conjunto, las pruebas que apoyan la eficacia del hipérico en la depresión leve o moderada parecen consistentes».

Un estudio europeo aleatorio, de doble ciego y controlado por placebo conducido en Alemania y Austria en 2006 incluyó a más de trescientos participantes y concluía que este suplemento era seguro y más efectivo que el placebo en el tratamiento de depresión de leve a moderada-profunda. Una actualización de estos datos conducida en la Universidad de Viena en 2008 confirmó que la hierba de San Juan posee «propiedades significativamente beneficiosas en el tratamiento de pacientes con depresión leve y conduce a un aumento sustancial de las probabilidades de remisión».

Pero igual que hemos visto con otros suplementos, estas conclusiones positivas han llevado a estudios complementarios, cuyos resultados no han sido tan prometedores. De hecho, son muchos quienes apuntan que la depresión leve desaparece con el tiempo, incluso sin tratamiento. Un ensayo clínico del Nacional Center for Complementary and Alternative Medicine copatrocinado por el Nacional Institutes of Health comparó el hipérico con placebo y un fármaco aprobado por la FDA, la sertralina, comercializada con el nombre de Zoloft ©, para tratar la depresión moderada. Los resultados de este estudio aleatorio de doble ciego de trescientos cuarenta pacientes, publicado en *JAMA*, mostraban que «el extracto de hipérico era más efectivo en el tratamiento de depresión de severidad moderada que el placebo». Sorprendentemente, este estudio también concluía que «la respuesta total a la sertralina en las respuestas primarias no fue superior a la del placebo». Los críticos de este estudio aducen que el hipérico no debería emplearse para tratar la depresión profunda.

En suma, existen pruebas de que el hipérico puede ser beneficioso para pacientes con depresión leve. A partir de esta información, los investigadores han intentado determinar si este suplemento también puede resultar de utilidad en el tratamiento de trastornos psicológicos. Dos estudios muy pequeños hechos públicos en 2000 concluyeron que el hipérico mitigaba los síntomas de pacientes aquejados de trastorno obsesivo compulsivo (TOC). Desde entonces no se han hecho demasiadas investigaciones. Un estudio de doble ciego y controlado por placebo realizado en 2005 en la Dean Foundation de Middleton, Wisconsin, repartió de forma aleatoria a sesenta pacientes diagnosticados con TOC en dos grupos. Uno de ellos tomó un suplemento de hipérico y el otro, placebo. Al cabo de tres meses los investigadores concluyeron que «los resultados no confirman la eficacia de la hierba de San Juan en el tratamiento del TOC».

El hipérico es también el suplemento más utilizado en el tratamiento del trastorno de déficit de atención con hiperactividad (TDAH), pero hasta 2008 no se realizaron ensayos clínicos sobre el tema. En junio de dicho año *JAMA* publicó los resultados de un estudio pequeño pero serio realizado en la Universidad de Bastyr, en Kenmore Washington, donde se cursan estudios de grado de ciencia basada en la medicina natural. Este ensayo de doble ciego y controlado por placebo dividió a cincuenta y cuatro adolescentes en dos grupos. Durante ocho semanas un grupo tomó hipérico y el otro placebo. Los investigadores no encontraron diferencias de respuesta entre uno y otro; el hipérico no resultó ser más efectivo que el placebo, aunque la autora del estudio puntualizaba que el suplemento empleado en el estudio no contenía tanta hiperforina, una sustancia química que puede actuar como antidepresivo natural, como en otras composiciones en el mercado. Advertía por tanto que un producto con mayor contenido en esta sustancia podría tener más propiedades, aunque no había pruebas que lo confirmaran.

Aunque muchos suplementos dietéticos tomados en las dosis comercializadas son inofensivos, existen indicios de que el hipérico no debería tomarse en combinación con otros fármacos. Algunos estudios han demostrado que magnifica el poder de una enzima hepática capaz de reducir la eficacia de otros medicamentos. Esta enzima, estimulada por la hierba de San Juan, al parecer metaboliza muchos medicamentos de uso común antes de que surtan efecto, entre ellos la píldora anticonceptiva, algunos fármacos empleados en quimioterapia y somníferos.

Efedrina

Se da por hecho que los suplementos dietéticos que circulan en el mercado no hacen daño, aunque tampoco hagan ningún bien. Mucha gente cree que no tiene nada que perder tomándolos, excepto algo de dinero, incluso si no les hacen efecto. Con la excepción de la vitamina D_3, estoy en desacuerdo. La mayor parte del tiempo ni siquiera sabemos lo que contienen los suplementos que tomamos. Y no todos son inofensivos. Se ha demostrado que dosis elevadas de betacarotenos y de vitamina A, pueden ser muy peligrosas para los fumadores. Dosis de vitamina A y D_3 superiores a las recomendadas también pueden ser dañinas, de hecho, las dosis muy altas de betacaroteno pueden ser letales, y tomar sesenta veces la cantidad recomendada de vitamina D_3 también puede resultar tóxico. Y otros suplementos pueden encerrar peligros que sus fabricantes ocultan a los medios de comunicación. La hierba efedrina, por ejemplo, lleva cinco siglos empleándose con éxito en China como tratamiento del asma, fiebre del heno y resfriado común. Pero se convirtió en extremadamente popular y lucrativa en Estados Unidos a finales de la década de 1990 porque aceleraba la pérdida de peso y tenía un efecto estimulante: proporcionaba energía rápidamente y muchos deportistas la consumían. Por desgracia tiene efectos secundarios graves que no se divulgaron. Puesto que actúa constriñendo los vasos sanguíneos, lo que aumenta la tensión arterial y hace que el corazón lata más deprisa, ha resultado ser extremadamente peligrosa para algunas personas. Aunque algunos de estos peligros se conocían, la industria presionó con éxito durante varios años para evitar que la FDA obligara a cambiar la etiqueta para incluir los efectos secundarios. Cuando la FDA por fin investigó esta hierba en 2002 encontró que el fabricante de la marca más vendida en Estados Unidos había recibido más de quince mil informes denunciando problemas de salud, desde insomnio a ataques al corazón mortales. La muerte del jugador profesional de fútbol americano Korey Stringer de un ataque al corazón en 2001 fue atribuida al menos en parte a la efedrina. Pero el gobierno estadounidense continuó permitiendo su venta sin receta. Y como resultaba muy eficaz en la pérdida de peso, la gente continuó comprándola.

Hasta que un jugador de béisbol murió durante un entrenamiento en 2003 la FDA no tomó medidas para retirar este peligroso producto del mercado. E incluso entonces los fabricantes demandaron al gobierno. El secretario de Sanidad Tommy Thompson advirtió: «Estos productos encierran riesgos para la salud inaceptables, y muchos consumidores que siguen tomándolos deberían dejar de hacerlo de inmediato». Con el tiempo se relacionaron más de mil muertes con este suplemento supuestamente inofensivo. Aunque terminó por retirarse del mercado, los fabricantes de efedrina continúan vendiendo productos con la llamada efedra, supuestamente «legal» y «sin contenido en efedrina», en los que esta sustancia se ha sustituido con otra hierba, en la mayoría de los casos naranja amarga, que al parecer es más segura que la efedrina, aunque su valor científico está por demostrar*.

Además de los riesgos fisiológicos, los suplementos también dan a quienes los consumen la falsa sensación de que están tomando medidas activas para cuidar su salud. Y eso tampoco es cierto. He tenido

* En algunos países como España, la efedrina se vende con receta médica y forma parte de la lista de sustancias prohibidas en la composición de productos cosméticos y de estimulantes deportivos.

pacientes que han decidido posponer un tratamiento y probar primero con suplementos nutricionales porque un amigo les ha dicho que funcionan o bien lo han visto por televisión. Los suplementos no son una alternativa al tratamiento médico ni un complemento del mismo.

Antes de empezar a tomar un suplemento es vital hablar con el médico de cabecera. Es muy importante también recordar que estos suplementos no han sido aún aprobados por el gobierno (de Estados Unidos) y que desde 1994 se obliga a los fabricantes que demuestren si sus productos son inofensivos y eficaces.

Así que tomar suplementos no está exento de riesgos. También es cierto que las afirmaciones de los fabricantes de que sus productos han sido clínicamente testados no deben confundirse con que se hayan realizado estudios independientes sobre su eficacia. En el caso de la efedra, un tribunal de California falló a favor del demandante y obligó al fabricante a pagar doce millones y medio de dólares y señaló que la compañía no sólo había exagerado las conclusiones de los ensayos clínicos que había patrocinado, sino que también había presionado a los investigadores para que cambiaran sus resultados antes de publicarlos. Otras pruebas presentadas en el juicio demostraron que los fabricantes habían manipulado los métodos estadísticos para mejorar los resultados, suprimido datos negativos y eliminado a participantes en el estudio que presentaban algún tipo de problema. En uno de los anuncios, por ejemplo, habían transformado una modesta pérdida de peso de un kilo y medio en la frase: «quienes tomaron el producto experimentaron una pérdida de peso 758 por ciento veces mayor que quienes no». Tal y como admitió un directivo de una asociación empresarial: «Si se persigue un resultado en particular es difícil que no haya sesgo».

El consejo del doctor Chopra

Una amiga de una amiga mía asegura que el sirope de cereza que compra en una farmacia naturista le ha mejorado la artritis. Desde luego existen pocos estudios clínicos que apoyen esta afirmación, pero el caso es que a ella le funciona. Esto parece ser cierto en el mundo de las vitaminas y los suplementos alimentarios. Se trata de un negocio gigantesco, que en Estados

Unidos mueve cincuenta mil millones de dólares al año, y los fabricantes hacen todo tipo de afirmaciones al publicitar sus productos. Algunas son ciertas, pero la mayoría no. Es importante comprender que no se trata de una industria regulada. No hay forma de saber qué contiene exactamente el frasco que compramos. La única pérdida garantizada es la de nuestro dinero.

Pero incluso cuando este mercado multimillonario continúa creciendo, siguen faltando pruebas que demuestren la eficacia de estos productos. Antes de comprar ninguno tal vez sea conveniente realizar una pequeña investigación, consultar con un especialista en salud que no sea parte interesada y no creerse sin más lo que dice la etiqueta. Aunque en teoría estos suplementos deberían ser beneficiosos para la salud, la realidad es que un comité de expertos convocado por el National Institutes of Health concluía en 2006 que «la mayoría de los estudios examinados no proporcionan pruebas convincentes de los supuestos beneficios para la salud de los suplementos tomados individualmente o en combinación con otros. [...] Las pruebas de las que se dispone en la actualidad no bastan para recomendar ni tampoco desaconsejar al público estadounidense el consumo de suplementos multivitamínicos y minerales».

Más específicamente, el cardiólogo de Nueva York, el doctor Alan Hecht, profesor adjunto de medicina en el hospital Mount Sinai afirma tajante: «No hay pruebas de que los suplementos nutricionales que se venden sin receta sean beneficiosos en la prevención de enfermedades cardiacas antes de que estas se manifiesten clínicamente. Hay algunos indicios, sin embargo —y esto sigue siendo objeto de controversia—, de que el aceite de pescado puede ser de ayuda una vez la enfermedad vascular ha sido diagnosticada. En términos de prevención primaria, mi opinión es que una pastilla no puede sustituir los buenos hábitos. Es decir que las dietas ricas en fibra, en vitamina E, en betacarotenos, en vitamina C, en todas las vitaminas que, cuando se obtienen de la alimentación parecen reportar beneficios a los grupos de población específicos que las consumen. Pero, ¿reunir todas esas sustancias y hacer con ellas una pastilla? Numerosos estudios demuestran que no hay una forma fácil de hacer esto y obtener los mismos beneficios para la salud».

El Departamento de Sanidad de Estados Unidos en sus recomendaciones señala que las multivitaminas pueden beneficiar a personas que siguen una dieta insuficiente y que en casos específicos los suplementos parecen tener un valor real, pero que la «suplementación de forma regular a base de un solo nutriente o de una combinación de varios no reporta beneficio alguno en la prevención primaria del cáncer, las enfermedades cardiovasculares, las cataratas, la degeneración macular por edad avanzada o el deterioro cognitivo».

Casi todos los informes concluyen diciendo que los suplementos vitamínicos y nutricionales no son una alternativa viable a una dieta saludable. Así que resulta que nuestras madres tenían razón: hay que comer muchas frutas y verduras.

El único suplemento que yo tomo es la vitamina D_3. La deficiencia de vitamina D_3 se ha asociado a varias enfermedades graves, y al vivir en Nueva Inglaterra es probable que no obtenga la suficiente vitamina D_3 del sol durante el invierno: por eso la tomo en forma de suplemento. Otros suplementos han demostrado ser efectivos en casos concretos; el ácido fólico en la prevención de defectos de nacimiento. Lo mejor que podemos hacer es investigar un poco antes de tomar nada, pero siendo conscientes de que los fabricantes se toman muchas libertades a la hora de publicitar sus productos.

Como he dicho, yo no tomo suplementos nutricionales. Sin embargo, hay muchas personas que sí lo hacen y aseguran extraer grandes beneficios de ello. Otras los han probado y afirman que no han notado ningún efecto. Así que no se pueden hacer afirmaciones generales sobre el tema. Probablemente lo mejor que puede decirse de estos productos es que algunos funcionan para algunas personas. Lo que sí parece seguro es que no existen productos milagrosos capaces de mejorar nuestro estado de salud de la noche a la mañana. Si están interesados en consumir alguno de ellos, infórmense primero. Lean los resultados de estudios clínicos realizados por universidades o agencias gubernamentales, ya que muchas de las compañías fabricantes llevan a cabo sus propios estudios, cuyos resultados por lo común, suelen favorecerlas.

XIV

¿Sirve la hormona del crecimiento de terapia antienvejecimiento?

«La ciencia médica moderna considera el envejecimiento una enfermedad tratable y que se puede prevenir [...] que puede detenerse y revertirse manteniendo unos niveles determinados de hormonas del crecimiento».

Anuncio de la hormona del crecimiento humana

«Cada minuto nace un crédulo».

Atribuido a P. T. Barnum

La búsqueda del elixir de la eterna juventud capaz de detener o al menos ralentizar el proceso de envejecimiento, y tal vez incluso revertirlo, tiene al menos seis mil años de antigüedad. Esta mítica fuente de la juventud era el santo grial que buscaba Alejandro Magno, la razón por la que el explorador Ponce de León descubrió Florida y el argumento que esgrimían los alquimistas cuando juraban que el oro que conseguirían producir proporcionaría juventud eterna. En la historia reciente la promesa de un producto capaz de prolongar la vida o hacernos parecer más jóvenes ha generado jugosos beneficios para las industrias cosméticas y farmacéutica. Desde pociones vendidas en una trastienda hasta el furor que causa el bótox, nada genera más excitación que la posibilidad de detener el proceso de envejecer.

Una de las afirmaciones que más entusiasmo ha suscitado en los últimos años es que por fin se ha encontrado este elixir y que se llama hormona del crecimiento humana o HGH (por sus siglas en inglés). La HGH es una hormona proteica, similar a la insulina. La mayoría de nosotros nacemos con reservas suficientes de ella. La produce la glándula pituitaria situada en la base del cerebro y su principal función es estimular el crecimiento y el desarrollo del cuerpo desde la infancia. Pero a partir de los 20 años su actividad empieza a declinar. Sin embargo, hay gente que nace con una insuficiencia de hormonas del crecimiento y por tanto no alcanzan su estatura máxima.

Aunque la función de la hormona del crecimiento se conoce desde la década de 1920, hasta 1958 el endocrinólogo de la Universidad de Tufts Maurice Raben no logró purificar una procedente de un cadáver y utilizarla con éxito para tratar a un adolescente con deficiencia hormonal. Fue entonces cuando nació una nueva rama de la medicina que no dejaría —literalmente— de crecer. Pero la dificultad que entraña obtener suficientes hormonas del crecimiento de cadáveres limitaba seriamente el número de niños que podían ser tratados. Con el tiempo los atletas descubrieron que estas hormonas les ayudaban a curarse antes de sus lesiones y, tomadas en combinación con esteroides, a aumentar su masa muscular. Para satisfacer la creciente demanda del mercado los científicos empezaron a extraer hormonas del crecimiento de gorilas además de cadáveres, lo que resultó ser extremadamente peligroso. Hay rumores persistentes de que la estrella de fútbol americana Lyle Alzado murió a los 43 años de un tumor cerebral causado por hormonas de gorila. El descubrimiento en 1985 de que la HGH procedente de cadáveres podía causar la enfermedad de Creutzfeldt-Jakob, una afección cerebral extremadamente rara y mortal, puso fin a este uso. Por fortuna en 1981 ya se había creado en el laboratorio la hormona del crecimiento sintética, y pasados cinco años la producción era suficiente como para que los científicos hicieran con ella variedad de experimentos.

El primer ensayo clínico que suscitó el interés del gran público sobre las posibilidades médicas de la HGH se realizó en el Medical College de Wisconsin en 1990. En este estudio veintiún varones sanos de edades comprendidas entre los 61 y los 81 fueron examinados durante seis meses para establecer un punto de partida. A continuación, durante los seis meses siguientes doce de ellos recibieron inyecciones de hormona del crecimiento tres veces a la semana, los otros nueve no. Al cabo de los seis meses el primer grupo había aumentado su masa muscular y ósea, reducido su nivel de grasa corporal y su masa. Y, algo asombroso, la densidad de su piel se había recuperado en más de un 7 por ciento, es decir, ¡tenía el grosor de una persona de 50 años! Los investigadores concluyeron que «los efectos de seis meses de tratamiento con hormona del crecimiento humano en masa corporal magra y en masa de tejido adiposo eran equivalentes en magnitud a los cambios ocurridos entre diez y veinte años de envejecimiento».

Era como si Ponce de León hubiera verdaderamente encontrado la fuente de la juventud. Pero eran sólo doce sujetos, una cifra muy baja. Así pues, aunque los resultados de este pequeño estudio son sin duda interesantes, en la realidad el margen de variaciones aleatorias es mucho mayor.

En la década siguiente floreció en todo el mundo un mercado negro de hormonas del crecimiento y la HGH pasó a conocerse como «cirugía plástica embotellada». Médicos y atletas no tardaron en descubrir que esta hormona parecía acelerar el metabolismo, lo que hacía que las lesiones sanaran antes —y para los atletas que debían pasar controles antidopaje, las noticias eran aún mejores— porque la HGH se comportaba como una hormona natural y el sistema la absorbía con rapidez, por lo que no había un método fiable de detectarla. Un director de la American Academy of Anti-Aging Medicine (Academia Estadounidense de Medicina antienvejecimiento) proclamó: «Con la HGH los llamados signos de envejecimiento pueden ser revertidos» y la sustancia se convirtió en el producto estrella de las terapias antiedad.

Kirk Radomski, un antiguo empleado del club de los New York Mets y que se convirtió en uno de los principales proveedores de hormonas del crecimiento para los jugadores profesionales de béisbol y que acabó testificando sobre el uso de esta sustancia y de esteroides ante el congreso estadounidense, explicó el atractivo que tenía para los deportistas: «La gente cree, erróneamente, que las hormonas del crecimiento mejoran el rendimiento físico, pero no es así. No son esteroides, no aumentan la masa muscular. Lo que hacen es acelerar el metabolismo para ayudar a los atletas a reponerse antes. La temporada de béisbol deja a los jugadores agotados, la hormona del crecimiento les permite dar el máximo en todo momento. Si resultan lesionados, les ayuda a volver antes al campo. Si estás pagando a un jugador millones de dólares, ¿no es eso lo que querrías, que volviera al campo cuanto antes? A los jugadores les encantaba porque les permitía jugar. Y en todos los años que estuve metido en ello no vi que ninguno tuviera problemas físicos».

Esta fuente de la juventud científica no sólo revertía el proceso de envejecimiento y permitía a los deportistas rendir el máximo en todo momento, de acuerdo a determinados anuncios publicitarios, también cura «las hemorroides, las enfermedades autoinmunes, la degeneración macular, las cataratas, la flibromialgia, la angina, la fatiga crónica, la neuropatía diabética, la hepatitis C, el estreñimiento crónico, la hipertensión, la ciática, el asma y los síntomas de la menopausia, ayuda a los pacientes de diálisis y en la recuperación de derrames cerebrales».

Fantástico, asombroso... e increíble. Sencillamente porque ninguna de estas cosas es cierta. Ah, sí, la compañía responsable de esta publicidad admite al final del anuncio: «Estas afirmaciones no han sido evaluadas por la FDA».

No hace falta que lo digan. La FDA ha aprobado el uso de la HGH únicamente para el tratamiento de desórdenes del crecimiento en niños y deficiencias en adultos. Pero debido a anuncios como éste así como a su popularidad entre deportistas y culturistas, la hormona se ha convertido en un producto de lo más popular. Se trata de uno de esos medicamentos para los cuales la FDA ha aprobado un uso determinado pero después los médicos la recetan para otras cosas. En Estados Unidos todo el mundo sabe lo que ocurre pero nadie habla de ello, es como un secreto a voces. Sin embargo, estas medidas no han detenido su consumo ni su demanda, en respuesta a la cual muchas compañías fabricantes de suplementos ofrecen sustancias supuestamente naturales que, afirman, duplican los efectos de la hormona del crecimiento.

Así pues la HGH se ha convertido en un producto muy rentable. Si introducimos en Google las palabras «comprar hormona del crecimiento» obtendremos miles de entradas. Aunque muchas personas que la han tomado hablan de sus ventajas, las pruebas actuales indican que sus supuestas propiedades antienvejecimiento son más bien dudosas. Cuando investigadores de la Universidad de Stanford empezaron a indagar sobre esta cuestión, según el doctor Hau Liu, «nuestra mayor sorpresa fue comprobar lo poco que se había investigado en este campo. Tan sólo unos quinientos pacientes han participado en ensayos clínicos serios y menos de doscientos de ellos habían tomado la verdadera hormona del crecimiento».

Para este metaanálisis, los investigadores de Stanford localizaron treinta y un estudios previos que incluían a doscientos veinte pacientes que habían tomado la hormona. Sus conclusiones, publicadas en *Annals of Internal Medicine* en 2007, establecían que las hormonas del crecimiento podían «asociarse a pequeños cambios en la composición corporal y a tasas crecientes de efectos adversos. A partir de las pruebas de que disponemos no recomendamos su uso en terapias antienvejecimiento».

El doctor Liu también participó en un estudio de 2008 destinado a determinar los efectos de la HGH en deportistas. El informe Mitchell, una investigación sobre el uso de esteroides y hormonas del crecimiento en los jugadores de la Liga Mayor de béisbol en Estados Unidos, había concluido que el uso de los mismos estaba extendido y que los jugadores creían que la hormona les ayudaba a recobrarse antes de sus lesiones y a sentirse mejor. Consideraba la combinación de HGH y esteroides una fórmula para mejorar el rendimiento. El análisis de la Universidad de Stanford incluía veintisiete estudios que sumaban más de trescientos participantes. Aunque los investigadores admitían que los estudios examinados «podían no reflejar las dosis consumidas en el mundo real» concluían que «las afirmaciones de que la hormona del crecimiento potencia el rendimiento físico no tienen base en la literatura científica. Aunque lo limitado de las pruebas disponibles sugiere que la hormona aumenta la masa corporal magra, ello no quiere decir que también aumente la fuerza. Además, puede empeorar la capacidad de hacer ejercicio y desencadenar efectos adversos».

En cuanto a sus beneficios cosméticos, el doctor Richard Ross, profesor de Endocrinología de la Universidad inglesa de Sheffield, señala: «Los niveles de hormona del crecimiento caen a partir de los 40 años, pero hasta la fecha nadie ha logrado demostrar que aumentarlos elimine las arrugas. Puede tener un efecto marginal, pero en ningún caso milagroso».

Y sin embargo, con toda la atención que recibe este asunto por parte de los medios de comunicación, mucha gente se pregunta si no deberían investigarse sus supuestos beneficios. Lo que no suele mencionarse es que esos supuestos beneficios vienen acompañados de peligros considerables. Puesto que los ensayos clínicos sobre el uso a largo plazo de la hormona del crecimiento biosintética en adultos sanos son escasos, no se ha podido demostrar su seguridad en el tratamiento de problemas que no sean desórdenes de crecimiento. De hecho, hay hipótesis según las cuales la reducción natural de los niveles de hormona del crecimiento en el organismo que se produce con la edad puede brindar cierta protección frente a enfermedades relacionadas con el envejecimiento. Las personas que la consumen con regularidad, por ejemplo los culturistas, advierten de que, puesto que hace crecer todo en nuestro cuerpo, incluidos los órganos, también puede acelerar la progresión de tumores. Hay pruebas que apuntan que dosis altas de HGH o el consumo prolongado de la misma puede causar infecciones, hipertensión, retención de líquidos y arritmia, dolor e inflamación de las articulaciones, agrandamiento de pies y manos, trastornos de la glándula pituitaria y también diabetes.

Puesto que su uso no hospitalario es ilegal, muchos médicos en Estados Unidos se niegan a recetarla salvo en casos obvios de trastornos de crecimiento. Pero ello no impide que quienes quieran tomarla la obtengan por otras vías. Comprarla por Internet puede conducir a problemas. El doctor Alan Rogol, testificando ante un comité del Congreso de Estados Unidos en la Endocrine Society, afirmó: «Las revistas e Internet rebosan de anuncios de sustancias identificadas como hormona del crecimiento. La HGH sólo es efectiva si se inyecta y muchos de esos preparados son orales, así que es imposible que sean HGH». Así pues, es posible que esas sustancias contengan ingredientes potencialmente peligrosos, entre ellos esteroides anabolizantes que, se sabe, favorecen el crecimiento de tumores.

Quizá llegue el día en que sepamos más acerca de los beneficios reales y los peligros de las terapias con hormonas del crecimiento, pero en este momento su uso sólo está indicado en niños y adolescentes con desórdenes que incluyen deficiencia de hormona del crecimiento, baja estatura idiopática y baja estatura asociada a enfermedades poco frecuentes como los síndromes de Turner y de Prader-Willi.

La HGH también puede ser beneficiosa para adultos con deficiencia documentada de la hormona del crecimiento así como para enfermos de sida con trastornos debilitantes graves, como caquexia. Y aunque su consumo en gimnasios y clínicas estéticas es bastante extendido en muchos países, no existen pruebas de que sus beneficios excedan sus posibles riesgos. Es importante no olvidar eso. Las hormonas del crecimiento se han vuelto muy populares en el mundo del deporte profesional y mueven un negocio clandestino de lo más lucrativo. Los medios de comunicación publican noticias sobre el tema todos los días. Pero hasta que no veamos los resultados de un estudio aleatorio, de doble ciego y controlado por placebo que demuestre que la hormona del crecimiento ayuda no sólo a los atletas, sino a todo el mundo a recuperarse de lesiones, debemos ser extremadamente cautelosos, y desde luego no comprarla nunca por Internet. Los productos que venden las compañías de Internet pueden contener otras sustancias adictivas, incluso esteroides, sin que tengamos manera de saberlo.

Sé que la HGH despierta gran curiosidad entre adolescentes deportistas, sobre todo jugadores de fútbol, en Estados Unidos. Y soy consciente de que muchos la toman. A estas personas les diría que sus supuestas bondades no han sido probadas, que se trata de un producto caro y que desconocemos muchos de sus posibles efectos secundarios, pues no contamos con estudios que muestren su comportamiento a largo plazo. Y que no les corresponde a ellos descubrirlo experimentando con sus cuerpos.

El consejo del doctor Chopra

La hormona del crecimiento parece encerrar grandes posibilidades. Pero de momento eso es todo. Se ha demostrado que favorece el crecimiento en niños con problemas y el estudio de casos aislados sugiere que puede tener otras propiedades. Pero hacen falta ensayos clínicos que lo demuestren. Si con el tiempo se confirma que esta hormona puede acelerar los procesos de curación sin riesgos asociados, entonces será de gran valor para la sociedad. Entre sus beneficios potenciales estarían acortar las estancias hospitalarias, lo que salvaría vidas y también ahorraría mucho dinero. Pero esta hormona debe atenerse a las mismas normas que regulan cualquier otro fármaco y a día de hoy su valor clínico ha de ser demostrado científicamente. Hasta que eso ocurra, lo único que hace crecer la hormona del crecimiento son las cuentas bancarias de quienes comercian con ella.

Tercera parte

Medicina

Se ha dicho que saber demasiado puede ser peligroso, pero desde luego no lo ha dicho alguien que sepa mucho. Tal y como demuestra esta sección, es aquello que ignoramos lo que puede hacernos daño. Incluso puede llegar a matarnos.

Hay al menos una enfermedad extremadamente grave en la que la medicina ha avanzado bastante. Hemos aprendido las causas de los ataques al corazón y los infartos cerebrales o ictus, sabemos cómo prevenirlos en muchos casos y sabemos también cómo reparar, al menos parcialmente, los daños en quien los ha sufrido. Los pasos a seguir están bastante claros: hacer mucho ejercicio, controlar la tensión arterial y el colesterol, no comer grasas, tomar una copa de vino al día, vigilar el peso corporal y tratar de evitar situaciones de estrés. Si hacemos todas esas cosas tendremos muchas menos probabilidades de sufrir un ataque al corazón o un derrame cerebral.

La de las enfermedades cardiacas es una de las pocas áreas de la medicina donde sí tenemos los conocimientos suficientes para su prevención. Por desgracia no ocurre lo mismo con el cáncer, por ejemplo, o con el alzhéimer, o con el comportamiento de las células madre; incluso sabemos poco del resfriado común. Sí hemos aprendido en cambio mucho acerca del sida, aunque todavía no hemos encontrado la llave que cierre para siempre la puerta a esta enfermedad. Una vez más, se trata de un campo de la sanidad en el que las personas a menudo confunden lo que les gustaría que fuera verdad con lo que es realmente...

Así pues, ¿qué podemos hacer para protegernos? Al igual que con las enfermedades del corazón, hay importantes medidas que podemos tomar y que pueden brindarnos protección frente a algunas de las dolencias más graves. Hay comportamientos que suponen una diferencia. Tal y como explicaremos en esta sección, saber lo que hacer y qué evitar puede salvarnos la vida.

XV

¿Previene la circuncisión el contagio del sida?

Los titulares del *Wall Street Journal* anunciaron en 2005 una noticia extraordinaria: «Un estudio concluye que la circuncisión reduce el riesgo de contraer sida en un 70 por ciento». Según el artículo, los hombres circuncidados tenían muchas menos probabilidades de contraer sida al mantener relaciones heterosexuales; la circuncisión reducía el riesgo de que hombres que mantenían relaciones con mujeres infectadas contrajeran sida ¡en un 70 por ciento! Resultaba fácil leer el artículo y convencerse de que estábamos a punto de prevenir la propagación del VIH. Aunque se trata de un descubrimiento importante y que podría salvar innumerables vidas, el problema del informe era que, aunque completamente preciso, los resultados que revelaba no eran trasladables a muchos de los lectores del artículo. Y de hecho, para lectores que tan sólo echaron un vistazo a los titulares o escucharon un extracto del artículo por radio o televisión, esta información podía resultar hasta peligrosa.

La dificultad de evaluar la credibilidad de los titulares que leemos o escuchamos en los medios de comunicación es que, en muchos casos, no dan toda la información. Y si lo hacen, ésta se encuentra escondida y hay que leer con mucha atención para encontrarla. Y sin conocer todos los datos que hay detrás de los titulares no es posible evaluar correctamente la información. En este caso conocer los hechos sólo por encima podía conducir a situaciones peligrosas.

El sida es una plaga en África. Hay hasta cinco millones de casos nuevos cada año y más de cuatro mil cuatrocientas personas mueren de esta enfermedad cada día en el África subsahariana. El descubrimiento de que la circuncisión podía salvar vidas empezó con la observación de que la incidencia de sida era más alta en una tribu africana que no practicaba la circuncisión que en otra que sí la practicaba.

Muchos descubrimientos científicos importantes han empezado con una simple observación. Pero hacer inferencias o, peor aún, extraer conclusiones de la simple observación puede ser una insensatez. Me recuerda a la historia del científico que había entrenado a una pulga para que saltara por encima de una caja de cerillas cada vez que él se lo ordenaba. Un día empezó a preguntarse cuál de las parejas de patas de la pulga sería responsable de esta hazaña acrobática, así que cogió unas tijeras y le cortó las patas traseras al animal. A continuación le ordenó: «salta». La pulga logró de alguna forma saltar por encima de la caja de cerillas. Entonces el científico le cortó las patas centrales y repitió: «salta». La pulga saltó. Por último, el hombre le cortó las patas delanteras y cuando dijo: «salta» la pulga no se movió, llevándole a la irrefutable conclusión de que si cortamos las patas a un insecto lo dejamos sordo.

La observación es el primer paso hacia el conocimiento científico, pero sin ensayos clínicos que la demuestren, se queda en mera curiosidad. En el caso de que la circuncisión pueda prevenir el sida, un estudio de cuatro años de duración realizado con setecientos cuarenta y cinco conductores de camión —se eligió a conductores de camión porque se sabe que recurren a menudo a los servicios de prostitutas cuando viajan— en Kenia comenzado en 1993 vino a apoyar esta observación y condujo a un estudio clínico aleatorio y controlado llevado a cabo por investigadores franceses.

Su metodología cumplía los requisitos de los mejores estudios. Tres mil varones africanos que no tenían sida fueron divididos aleatoriamente en dos grupos: mil quinientos de ellos fueron circuncidados y los otros mil quinientos, no. La intención era que el estudio durara veintiún meses, pero transcurrido un año los resultados eran tan contundentes que se interrumpió para permitir que los hombres sanos, sexualmente activos y sin circuncidar pudieran beneficiarse de la protección que proporcionaba la circuncisión. Por cada diez hombres no circuncisos que se infectaban sólo tres circuncidados contraían el virus.

La Sociedad Internacional de Sida realizó un estudio similar. Tal y como lo explicó David Cooper, codirector del mismo: «Siempre hemos sabido que en los países africanos la tasa de sida en la población musulmana es muy inferior». Inferior a la tasa de no musulmanes, quería decir Cooper, refiriéndose al hecho de que tanto los musulmanes como los judíos son circuncidados al nacer, mientras que la mayoría de los no musulmanes no lo son. En este estudio de 2007 dos mil varones heterosexuales de Sudáfrica, Uganda y Kenia fueron divididos en dos grupos de más o menos el mismo tamaño. La mitad de ellos fueron circuncidados y la otra mitad no. «La reducción en la infección por VIH (después de la circuncisión) fue de alrededor del 60 por ciento», informó Cooper. «Así pues, está claro: funciona».

Aunque se han hecho investigaciones sobre cómo proporciona la circuncisión protección frente al sida y existen algunas teorías al respecto, aún no se han descubierto las razones precisas. Entre las hipótesis está el hecho de que la piel del prepucio es muy fina, por lo que puede resultar arañada durante el acto sexual, lo que da oportunidad al virus del sida a infiltrarse en el organismo. También hay células en el prepucio que parecen mezclarse con facilidad con las células infectadas de VIH. Cualquiera que sea la razón, el hecho es que funciona... en África. El peligro está en lo que los medios de comunicación no decían, o al menos no recalcaban suficientemente.

Obviamente titulares como éstos despiertan gran expectación, y así fue en Estados Unidos. Pero de lo que no se informaba es de que este estudio puede tener muy poca validez a la hora de prevenir la propagación del sida en Estados Unidos. Pocas personas sabrían esto sólo leyendo los titulares de la noticia. Por ejemplo, un artículo publicado en 2006 por el *New York Times* sobre los estudios realizados en África llevaba el siguiente titular: «La circuncisión reduce el riesgo de sida en un 50 por ciento, informa la U. S. Agency».

Al leer este titular era fácil concluir que la agencia estadounidense se refería a una reducción de la incidencia de sida en Estados Unidos. Sólo leyendo el artículo hasta el final era posible saber que este descubrimiento era de escasa relevancia en dicho país. Hay dos razones para esto: la primera es que la cepa del virus que causa la infección en África es distinta de la de Estados Unidos y Europa. Pensemos en dos cepas distintas del virus de la gripe; aunque se parecen en muchas cosas, también son lo suficientemente diferentes como para que la vacuna contra una no sirva de nada frente a la otra. Y por el momento no existen ensayos clínicos sobre el valor protector de la circuncisión frente a la cepa del virus del sida que se da en Estados Unidos y Europa*.

La segunda razón, igualmente importante, es que el virus del VIH se propaga de formas muy distintas en África que en Europa y Estados Unidos. En África se propaga sobre todo a través de relaciones heterosexuales con múltiples parejas. En Estados Unidos y Europa lo propagan sobre todo hombres homosexuales y drogodependientes que comparten agujas. El peligro reside en que hombres estadounidenses y europeos que lean este titular o sólo los primeros párrafos del artículo se sientan seguros por estar circuncidados. Y no deberían. Insisto: no deberían. Los estudios africanos no investigaron el valor de la circuncisión en la prevención de la propagación del virus en el sexo anal. Y obviamente la circuncisión no tiene valor preventivo alguno para quienes comparten agujas infectadas.

De hecho, en agosto de 2009 el Centro para el Control y la Prevención de Enfermedades informó de que el estudio más amplio realizado en Estados Unidos, que incluía a cinco mil varones que habían practicado sexo anal con una pareja infectada del VIH, confirmaba estudios previos que demostraban que la circuncisión no previene el sida en hombres homosexuales. La tasa de infección era similar en varones circuncidados y no circuncidados.

Evidentemente, un ensayo clínico sólo tiene valor para los consumidores si se informa sobre sus resultados de forma amplia y con precisión. Aunque alguno de los artículos mencionaban el hecho de que el VIH se propaga de forma distinta en África que en Estados Unidos, muy pocos hablaban de la diferencia de cepas del virus. Los titulares con los que se informó de este estudio sencillamente no contenían información pertinente para los lectores estadounidenses... pero éstos no lo sabían.

De hecho, pocas enfermedades son tratadas con menos rigor por los medios de comunicación que el sida. Desde los primeros días en que se conoció su existencia hasta hoy los medios han continuado haciéndose eco de rumores, matices e información imprecisa. Por esta razón es importante leer los artículos completos en lugar de limitarse a los titulares, y también hay que saber

* La cepa VIH-I es la que afecta (mayoritariamente) a Europa y Estados Unidos y la VIH-II a África. Esto lo descubrió en 1986 el profesor Luc Montagnier de la Academia de Ciencias de París.

evaluar la información contenida en el artículo. Entre las informaciones erróneas que se han difundido sobre el sida estaba que puede contagiarse por un simple beso porque se transmitía en la saliva, o que el primer fármaco que demostró tener cierta efectividad, el AZT, era en realidad un veneno que mataba a la gente. O que la enfermedad podía curarse calentando la sangre. El doctor Howard Libman, director del programa de VIH en el Beth Israel Deaconess Medical Center y profesor de medicina en Harvard recuerda cómo un día un paciente le entregó una cinta de video. «Se han publicado toda clase de noticias sobre la efectividad de tratamientos que sustituyen por completo la sangre de un organismo. A principios de la década de 1990 un paciente me dio una cinta de video donde se mostraba un calentamiento sanguíneo extracorporal. Supuestamente la sangre del paciente se pasaba por una máquina que mataba a los virus calentándolos y después se le trasfundía de nuevo. Mi paciente pensó que podía tratarse de un procedimiento efectivo y quería que le diera mi sincera opinión. Como todas las supuestas curas milagrosas, no tenía valor alguno. Pero él pensaba que podía funcionar. Y la desinformación continúa. Desde luego mucha gente cree que la epidemia ha dejado de ser un problema de salud de primera magnitud, cuando de hecho, probablemente hay entre cuarenta mil y cincuenta mil nuevos casos de sida en Estados Unidos cada año. La segunda idea equivocada es que el VIH es hoy tratable en todo el mundo y eso no es exactamente así. El tratamiento estándar actual es un cóctel de varios fármacos antivirales. Hay tres probabilidades entre cuatro de que este cóctel suprima la presencia del virus en la sangre y se traduzca en una restauración del sistema inmune en personas con buen estado de salud. Sabemos que los pacientes pueden seguir ese tratamiento durante quince años, pero no sabemos si esa supresión del virus es indefinida».

El consejo del doctor Chopra

La información que dan los medios sobre cuestiones de salud a menudo es sensacionalista, dirigida más a captar la atención que a evaluar de manera rigurosa el valor médico de lo que se dice. Es importante leer toda la información antes de darla por buena. Es este caso concreto, los titulares suelen llevar a asunciones equivocadas. La circuncisión sí parece prevenir la propagación del sida en personas heterosexuales en África, pero no en homosexuales occidentales que practiquen el sexo anal.

XVI

¿Se puede prevenir o curar el alzhéimer?

Pocas enfermedades son tan devastadoras y misteriosas como el alzhéimer, la forma más común de demencia. Los enfermos de alzhéimer van perdiendo lentamente, y por etapas, sus recuerdos, su capacidad de funcionar normalmente, su contacto con la realidad y, con el tiempo, la conciencia de quiénes son. Pero más allá del hecho de que el alzhéimer es una enfermedad incurable, degenerativa y extremadamente costosa —se calcula que en Estados Unidos se gastan hasta cien mil millones de dólares al año en combatir la enfermedad y tratar a los pacientes que la sufren— y, en última instancia, terminal, se sabe muy poco de ella. En la actualidad no hay un tratamiento que prevenga su aparición y tampoco una cura. Es cierto que se están haciendo algunos progresos y que la FDA ha aprobado fármacos que pueden detener temporalmente el avance de la enfermedad, pero la causa y la cura del alzhéimer continúan siendo uno de los grandes misterios de la medicina.

El alzhéimer lo identificó en 1901 el psiquiatra alemán Alois Alzhéimer. Su primer paciente fue una mujer de 50 años que murió cinco años después. Conforme se hicieron públicos otros casos similares, el nombre del médico pasó a asociarse a la pérdida de contacto gradual con el mundo. Durante gran parte del siglo XX el alzhéimer era el diagnóstico que se daba a pacientes de entre 45 y 65 años con demencia senil, aunque en 1980 se expandió la definición para incluir a pacientes de todas las edades con síntomas característicos. Aunque hay distintas clases de demencia, de las cuales sólo una es alzhéimer, este nombre se ha convertido en sinónimo de pérdida de memoria y de autonomía. Hay un temor extendido de que la pérdida de memoria sea precursora del alzhéimer, y aunque mucha gente tiene la impresión de que dicha enfermedad está más extendida que nunca, tal vez ello se debe a que hoy conocemos mejor sus síntomas y por tanto es más fácil diagnosticarla. Su prevalencia puede deberse también al hecho de que hoy vivimos más tiempo.

Ésta es una de esas situaciones en las que los sectores público y privado trabajan por igual para tratar de averiguar más sobre la enfermedad. Con ello se salvarían millones de vidas y se ganarían miles de millones de dólares. En 2008 se realizaron más de quinientos ensayos clínicos sobre alzhéimer, pero la mayoría no estaban diseñados para probar curas potenciales o formas de prevenirlo, sino sólo para testar nuevas teorías, profundizar en los resultados de ensayos anteriores o simplemente añadir datos al *corpus* de información sobre la enfermedad de que ya disponemos.

Ésa es la buena y también la mala noticia. El problema es que muchos de estos estudios han resultado ser prometedores, pero ni uno de ellos ha logrado dar con la manera de prevenir el alzhéimer. Los investigadores por tanto no pueden centrar sus esfuerzos en buscar formas de prevenir la enfermedad, y se dedican a seguir trabajando en distintos frentes de investigación ya abiertos. Por ejemplo, análisis médicos han detectado niveles elevados del aminoácido homocisteína en pacientes con alzhéimer. Puesto que los ensayos de laboratorio han demostrado que estos niveles pueden reducirse tomando vitamina B —ácido fólico— y vitaminas B_6 y $B_{12,}$ los científicos sugieren que altas dosis de estas vitaminas pueden ayudar a prevenir la enfermedad. El ácido fólico y otras clases de vitamina B se encuentran en verduras de hoja y en determinados cereales enriquecidos, de manera que el National Institutes of Health, de financiación federal, patrocinó un estudio en el que cuatrocientos nueve pacientes con alzhéimer en cuarenta emplazamientos geográficos distintos tomaron una dosis diaria de vitamina B o de placebo. Transcurridos dieciocho meses, sin embargo, los investigadores no encontraron diferencia alguna entre los dos grupos al realizar tests para evaluar destrezas cognitivas tales como la memoria y el lenguaje. El doctor Paul Aisen, que dirigió el estudio, fue contundente: «Estas vitaminas no deben emplearse en el tratamiento del alzhéimer; no son efectivas».

Esta falta de éxito no ha impedido a la multimillonaria industria de suplementos dietéticos comercializar una impresionante variedad de productos basados en investigaciones de este tipo, y son innumerables las páginas de Internet que prometen mejorar nuestra memoria y otras funciones cerebrales. Aunque algunos de estos productos no afirman ser capaces de curar nada, sí se supone que mejoran la «salud cerebral», lo que equivale a decir que combaten el alzhéimer y la demencia senil. El investigador de alzhéimer, el doctor Daniel Press, jefe de Neurología del Beth Israel Deaconess Medical Center, explica: «Yo no tomo ningún suplemento dietético. Muchos de mis pacientes están convencidos de que hay productos ahí fuera que les salvarán del alzhéimer. Por desgracia mi obligación es decirles: "Si existiera ese suplemento, ¿no cree que yo lo estaría tomando?". Hay que tener mucho cuidado, porque estos suplementos no están regulados. Dejando de lado el hecho de que sean o no efectivos, es que ni siquiera sabemos si son seguros. Todos los fármacos han de demostrar que son seguros y efectivos antes de ser comercializados, pero la gente no se da cuenta de que esta regla no sirve para los suplementos dietéticos. Y muchos pueden resultar tóxicos. Es algo que ya ha ocurrido en el pasado. Yo siempre les digo a mis pacientes que si quieren tomar un suplemento deben obtenerlo de una fuente fiable, de un laboratorio o una compañía farmacéutica que les merezca confianza, aunque no sé muy bien cómo puede juzgarse eso».

Y mientras la industria de los suplementos alimenticios continúa anunciando sus productos de forma irresponsable, los investigadores médicos legítimos prosiguen sus ensayos científicos explorando todas las vías posibles. Así, por ejemplo, cuando un número de estudios epidemiológicos sugirió que los estrógenos podrían prevenir la aparición de alzhéimer, muchas mujeres empezaron a seguir terapias hormonales sustitutorias. Pero tal y como señala el doctor Press: «Por fin se realizó un estudio aleatorio y controlado por placebo de una combinación de estrógeno y progestina llamado Women's Health Initiative. Los investigadores concluyeron que los estrógenos no sólo no reducían el riesgo de demencia, sino que las mujeres que tomaban estrógeno y progestina tenían el doble de probabilidades de desarrollar demencia que las que tomaban placebo. Aquél fue uno de los estudios más influyentes que he conocido. De un día para otro se les dijo a las mujeres que tomaban estrógenos: Dejar de hacerlo. Está mal».

Las compañías farmacéuticas también están buscando el fármaco capaz de prevenir la enfermedad o al menos retrasar su aparición y su avance. Por ejemplo, cuando los médicos repararon en que dos fármacos patentados de uso extendido en el tratamiento de la diabetes porque rebajan los niveles de azúcar en sangre, la pioglitazona y el rosiglitazona, la combinación de los cuales recibe el nombre de TZD, parecía prevenir la aparición de la enfermedad o al menos frenar su avance, el fabricante de estos medicamentos, GlaxoSmithKline, financió un estudio prospectivo y multimillonario de cinco años de duración a partir de los historiales de ciento cuarenta y dos mil veteranos de guerra diabéticos. En 2006 se presentó un informe en el Congreso Internacional sobre alzhéimer en el que se mostraba que los pacientes que habían tomado TZD en lugar de insulina habían tenido una incidencia de alzhéimer un 20 por ciento menor.

La posibilidad de que exista un vínculo entre diabetes y alzhéimer se vio reforzada en un estudio sueco publicado en 2008 que hizo un seguimiento de dos mil doscientos varones durante treinta y cinco años y demostró que aquellos que respondían mal a la insulina tenían un 31 por ciento más de probabilidades de contraer alzhéimer a edad avanzada.

Los resultados de otros estudios a largo plazo también son interesantes. Algunos sugieren que existe una relación entre niveles altos de colesterol y riesgo mayor de alzhéimer, y estudios de seguimiento han indicado que las estatinas, que rebajan el colesterol, pueden también brindar cierta protección frente a la demencia senil. Pero los resultados de dos estudios serios han sido contradictorios. El Religious Orders Study siguió a casi mil sacerdotes y monjas de edad avanzada durante casi doce años. Se les examinó de forma anual para evaluar sus funciones cerebrales y los investigadores concluyeron que las estatinas no prevenían la aparición de alzhéimer ni retrasaban su avance.

En cambio, el Sacramento Area Latino Study on Aging siguió a cerca de mil setecientas personas, en su mayoría mexicano-estadounidenses durante cinco años, evaluando sus funciones cerebrales de forma regular. El estudio demostró que los participantes que tomaban estatinas reducían su riesgo de contraer alzhéimer en casi un 50 por ciento. Aunque estos resultados han sido cuestionados, sí ponen de manifiesto las dificultades que tienen los investigadores a la hora de hacer verdaderos progresos.

Científicos trabajando en el laboratorio encontraron que los fármacos antiinflamatorios podían disolver lesiones cerebrales existentes —uno de los síntomas del alzhéimer— y prevenir la formación de nuevas. A finales de la década de 1980 el neurocientífico

Patrick McGeer y su equipo estudiaron historias médicas antiguas de doce mil pacientes que habían tomado altas dosis de antiinflamatorios —aspirina concretamente— para mitigar los dolores de artritis, y descubrieron que tenían siete veces menos probabilidades de ser diagnosticados con alzhéimer que los que no los habían tomado. Un estudio similar realizado en Holanda en 2001 siguió a siete mil personas que tomaban antiinflamatorios no esteroides como naproxeno o ibuprofeno para el dolor de artritis durante siete años y encontró que tenían significativamente menos probabilidades de contraer alzhéimer. Aquello condujo a nuevas investigaciones: un equipo dirigido por el doctor Steven Vlad de la Facultad de Medicina de la Universidad de Boston examinó las historias clínicas de casi cincuenta mil veteranos de guerra con alzhéimer y de otros veinte mil de aproximadamente la misma edad, 74, que no tenían alzhéimer. Desde el punto de vista estadístico, los participantes que habían tomado antiinflamatorios no esteroides durante más de cinco años ¡tenían un 24 por ciento menos de probabilidades de desarrollar síntomas de alzhéimer!

En principio suena bien. Por desgracia el consumo prolongado de antiinflamatorios tales como la aspirina puede causar úlceras o graves hemorragias internas, de forma que no hay pruebas de que los posibles beneficios compensen los peligros. Así que, después de todo, no suena tan bien.

Pero investigadores estadounidenses y alemanes trabajando en colaboración anunciaron en 2008 que un fármaco antiinflamatorio hasta el momento conocido sólo como CNI-1493 aumenta las funciones cognitivas y parece prevenir lesiones en ratones, de forma que el papel de los antiinflamatorios en la progresión del alzhéimer sigue mereciendo la atención de la comunidad científica. Suena bien.

Los análisis estadísticos han llevado a los investigadores a tomar caminos interesantes. Por ejemplo, cuando investigadores repararon en que India posee la tasa más baja del mundo de nuevos casos de alzhéimer —en algunas zonas rurales menos de uno por ciento de la población mayor de 65 años está diagnosticada con esta enfermedad— sintieron curiosidad. La relación entre dietas ricas en determinadas sustancias que favorecen ciertas enfermedades es conocida desde hace siglos. El curry es un elemento básico de la dieta india y, según se detalla en el capítulo 7, a lo largo de la historia los médicos han recetado cúrcuma —el pigmento que le da al curry su color amarillo y un compuesto presente en el tumérico, que de hecho se llama también «especia de la vida»— para una variedad de dolencias. Experimentos realizados en laboratorio en UCLA entre 2005 y 2007 indicaron que la cúrcuma ralentizaba o prevenía la formación de lesiones en ratones, y hay más investigaciones en curso.

Y aunque los resultados de pruebas de laboratorio no deben dar lugar a afirmaciones científicas —un error en el que caen a menudo los medios de comunicación— en un campo donde los avances científicos son aún muy lentos merece la pena señalar que en el laboratorio —y sólo ahí— se ha visto que compuestos que contienen cúrcuma y también vitamina D_3 estimulan el sistema inmune a eliminar la placa amiloide, que está presente en el cerebro de pacientes de alzhéimer y que, se sospecha, es al menos una de sus causas.

Por último, se acepta de manera generalizada que una de las formas de retrasar o incluso prevenir la aparición de alzhéimer es mantenerse mentalmente ágil, realizando tareas como leer, resolver crucigramas, escribir cartas o mantener una vida social activa. Un estudio realizado en 2007 en el Rush Hospital Medical Center examinó a setecientas personas anualmente durante más de cinco años y comprobó que aquellas que permanecían mentalmente activas tenían la mitad de probabilidades de desarrollar alzhéimer que las que no lo hacían. El Rush Memory Project también demostró que las personas más activas físicamente obtenían mejores resultados en tests que medían sus funciones cognitivas. Un estudio de UCLA de 2008 indicaba que navegar por Internet estimula el cerebro lo suficiente como para minimizar el impacto de la demencia, pero sólo veinticuatro personas participaron en él, de manera que las conclusiones no tienen un valor real.

Hay algunas pruebas que indican que cuanto mayor es la educación que recibe un individuo, mayores son también sus probabilidades de combatir la enfermedad. Los investigadores han hecho ensayos con personas con discapacidades fisiológicas similares, en este caso placa detectada en escáneres cerebrales, y han encontrado que las que habían recibido más educación obtenían mejor rendimiento que las que habían estudiado menos.

El Bronx Aging Study, un análisis de casi quinientas personas de edad avanzada que no presentaban síntoma alguno de demencia al comenzar el estudio, se realizó en el Centro sobre Envejecimiento de UCLA. Los investigadores encontraron que por cada día adicional de actividad, entendida ésta como leer, escribir, resolver crucigramas, jugar a las cartas o a juegos de mesa, participar en discusiones de grupo o tocar música, el deterioro de la memoria se retrasaba en más de dos meses. El director del estudio, el doctor Gary Small, señaló que estos resultados eran «consistentes con estudios previos que apuntan a los posibles efectos protectores para el cerebro de actividades estimulantes desde el punto de vista cognitivo». Ahora bien, lo que se observó fue un retraso, y no una prevención y, de hecho, una vez el deterioro de la memoria comenzaba, progresaba en proporción directa al número de días dedicados a actividades. La hipótesis es que estas actividades que estimulan el cerebro crean una especie de reserva que permite al cerebro compensar cierto grado de daño, pero una vez se supera el límite ya no tienen efecto beneficioso alguno.

Otro estudio conducido también en UCLA encontró que estudiar durante más años retrasa igualmente los primeros síntomas de demencia, pero no los previene.

Por desgracia la mayoría de las pruebas clínicas de que los ejercicios mentales y físicos pueden ayudar a prevenir esta enfermedad o mitigar su progresión son todavía poco consistentes. La jefa de investigación de la Sociedad para el Alzhéimer en Estados Unidos, la doctora Susanne Sorensen, admitía: «La máxima de *úsalas o las perderás* (las neuronas) puede ser un buen mensaje para que la gente se mantenga activa, pero existen pocas pruebas reales de que mantener el cerebro activo mediante rompecabezas, juegos, etcétera, redunde a favor de la salud cognitiva y reduzca el riesgo de demencia senil». Aunque, de nuevo, sí parece retrasar la manifestación de la enfermedad.

¿Qué hace el doctor Press en previsión de que un día pueda tener que enfrentarse a esta terrible enfermedad? «Intento llevar una dieta sana. Y estoy convencido de que introducir los cambios sugeridos aquí en nuestro estilo de vida es más efectivo que cualquier fármaco».

El consejo del doctor Chopra

Tras invertir miles de millones de dólares en investigación, los científicos pueden afirmar con cierta seguridad que ya tenemos una larga lista de cosas que no sirven para prevenir ni el alzhéimer ni la demencia. Lo que no sabemos es la causa de la pérdida de memoria ni cómo prevenirla. El mejor consejo que pueden dar los médicos a día de hoy es: mantenerse lo más mentalmente activos posible y hacer una dieta equilibrada. Hay al menos ciertas pruebas prometedoras de que la cúrcuma, la vitamina D_3 y los antiinflamatorios no esteroides que previenen o reducen la inflamación puedan desempeñar un papel en el retraso de la aparición de los primeros síntomas de alzhéimer.

XVII

¿Es el ejercicio moderado la mejor medicina?

En una industria donde no es raro que un medicamento genere beneficios de más de mil millones de dólares al día, no es fácil encontrar algo completamente gratuito que sea tan bueno o mejor que algunos de los fármacos más caros. Pero resulta que lo que se afirma de las bondades del ejercicio físico es cierto, y que algo tan sencillo como un paseo por el parque puede contribuir a salvarnos la vida. He aquí un campo en el que puede afirmarse, sin temor a equivocarse, que las mejores cosas de la vida son gratis.

En 2008 el Departamento de Salud y Servicios Humanos de Estados Unidos publicó nuevas directrices basadas en un metaanálisis de estudios realizados en un espacio de tiempo prolongado. Un comité integrado por trece miembros, que dedicaron más de un año a realizar el primer análisis exhaustivo de las investigaciones científicas de más de una década, encontró que «el ejercicio físico regular puede reducir el riesgo de ataques al corazón e ictus en al menos un 20 por ciento, disminuir las probabilidades de muerte prematura y ayudar en la prevención de la hipertensión, la diabetes tipo II, el cáncer de colon y de mama, las fracturas causadas por osteoporosis y la depresión».

Un informe de la Oficina del Cirujano General de Estados Unidos concluyó que los beneficios de la actividad física incluyen «un riesgo menor de mortalidad prematura, así como de enfermedades coronarias, hipertensión, cáncer de colon y diabetes mellitus. El hacer ejercicio de forma regular también parece mitigar los trastornos de depresión y ansiedad, mejorar el estado de ánimo y la capacidad de llevar a cabo tareas diarias a lo largo de una vida».

No era una teoría nueva, pero había llevado mucho tiempo probarla de forma concluyente. La idea básica de que el ejercicio es vital para una buena salud se remonta a la Edad Media, cuando el filósofo, médico y rabino Maimónides escribió: «Mientras que uno practique ejercicio, se esfuerce al máximo y no coma hasta saciarse [...] no enfermará y verá aumentadas sus fuerzas».

La sugerencia mucho más específica de que el ejercicio mejora directamente la salud cardiovascular se hizo por vez primera hace doscientos treinta años, en 1772. Fue el médico inglés William Heberden, quien identificó la angina de pecho y la llamó «desorden del pecho. [...] Aquellos que la padecen sufren ataques mientras están caminando, en especial si es colina arriba y después de haber comido. Experimentan una sensación dolorosa y en extremo desagradable». A continuación reseñaba el extraño caso de uno de sus pacientes, «quien se encomendó a sí mismo la tarea de cortar leña cada día y sanó casi por completo».

Alrededor de un siglo más tarde, el médico irlandés William Stokes escribía: «Los síntomas de debilidad del corazón a menudo se suprimen con una tabla de gimnasia realizada con regularidad o mediante ejercicio pedestre». Con ejercicio pedestre se refería a caminar de forma que la distancia y el grado de inclinación del terreno aumentaran de forma gradual, y siempre cuidando de no fatigarse en exceso, vigilando posibles dolores en el pecho y falta de aliento. Pero en lugar de seguir sus consejos, durante el siglo siguiente la mayoría de los médicos aconsejaban reposo como tratamiento para dolencias cardiacas.

Hasta la década de 1950 los médicos no empezaron de nuevo a recetar ejercicio físico como modo de tratar y prevenir los problemas de corazón. El cardiólogo de Boston Paul Dudley White dijo a los estadounidenses después de que su presidente Eisenhower sufriera un ataque al corazón: «Una persona normal debe hacer siete horas de ejercicio a la semana». Hasta la década de 1960 los médicos no empezaron a experimentar con el ejercicio aeróbico en los pacientes cardiacos. Antes de ese momento recomendaban reposo a los enfermos que se estaban recuperando de un infarto. Cuando los investigadores comenzaron a testar esta teoría descubrieron que incluso el ejercicio moderado, sin llegar a siete horas semanales, constituía un tratamiento efectivo no sólo para problemas de corazón sino para una variedad de dolencias, incluyendo depresión, ansiedad y diabetes.

Puesto que las enfermedades del corazón —término que abarca diferentes clases de dolencias cardiacas— son la primera causa de mortalidad en Estados Unidos*, la American Heart Association ha financiado numerosos estudios y experimentos para tratar de dar con la mejor manera de combatirlas. Si los beneficios del ejercicio físico han sido testados en innumerables ocasiones y de maneras muy diferentes, el método básico de evaluación es bastante directo: los participantes responden a cuestionarios que han sido especialmente concebidos para tener en cuenta factores tan diversos como el ritmo cardiaco o el metabolismo.

En 2003 la American Heart Association sufragó un metaanálisis de cincuenta y dos ensayos de ejercicio físico de más de doce semanas de duración y en el que participaron cuatro mil setecientas personas. Los resultados mostraban que la actividad física reduce la incidencia de enfermedades arterioescleróticas y ayuda a controlar varios de los factores que las provocan.

Un metaanálisis de cincuenta y un ensayos clínicos aleatorios y controlados por placebo que sumaban un total de ocho mil cuatrocientos cuarenta pacientes con enfermedades cardiovasculares conducido a lo largo de dos años y medio demostró que el ejercicio físico por sí solo reducía la mortalidad en un 27 por ciento. En otras palabras, que hacía bajar la tasa de mortandad en más de una cuarta parte.

Un estudio publicado en el *American Journal of Medicine* en octubre de 2009 informó de que investigadores del Departamento de Cardiología del la clínica Ochsner de Nueva Orleans habían ofrecido a más de quinientos pacientes cardiacos clases de gimnasia de una hora de duración tres días a la semana durante doce semanas, así como consejos sobre estilos de vida y a continuación habían vigilado sus progresos durante seis años. Al cabo de este plazo de tiempo aquellos pacientes que habían seguido los consejos habían reducido sus probabilidades de morir en ese periodo de tiempo en un 60 por ciento.

Lo cierto es que ninguno de estos resultados me sorprende. Mi padre fue cardiólogo en India y estaba convencido de que hacer ejercicio de forma regular es muy beneficioso. Animaba a sus hijos a que fueran activos. De hecho, yo corrí mi primer maratón, aunque era sólo de dieciséis kilómetros, en Jaipur con sólo 9 años. Llegué el undécimo y sólo los diez primeros tenían premio. Así que no es de extrañar que todavía lo recuerde. Pero cuando era niño corría,

* Y en Occidente en general.

jugaba críquet, ping pong, hockey y a otros juegos, y desde que soy adulto siempre he intentado que el ejercicio físico forme parte de mi rutina diaria. Al menos eso es lo que le digo a mi mujer cuando me pregunta por qué me empeño en jugar al golf.

El ejercicio no sólo reduce la incidencia de enfermedades cardiacas. En 1999 un experimento realizado en la Universidad de Duke, en Carolina del Norte, y patrocinado por el National Institutes of Health, ciento cincuenta y seis pacientes de edad avanzada a quienes se había diagnosticado depresión severa fueron divididos en tres grupos y tratados con ejercicio físico, medicación o una combinación de ambas cosas. El ejercicio recetado consistía en caminar o correr treinta minutos al día por un circuito tres veces a la semana y la medicación era el antidepresivo Zoloft. Cuatro meses más tarde cada uno de los tres grupos mostraba el mismo grado de mejoría —un 60 por ciento de los pacientes que sólo habían hecho ejercicio ya no estaban deprimidos, comparados con un 65,5 por ciento de participantes sólo medicados y un 68,8 de los que habían combinado ejercicio con medicación—, aunque aquellos pacientes que habían tomado medicación habían respondido antes al tratamiento. Al explicar estos resultados, el psicólogo de Duke James Blumenthal admitió que su equipo no sabía por qué el ejercicio sólo tenía unos resultados tan claros, pero que era imposible no concluir que «el ejercicio puede ser tan eficaz como la medicación y puede ser una alternativa preferible para determinados pacientes».

Los resultados de este estudio se vieron confirmados en 2007 en la clínica Mayo, en una investigación que concluyó que hacer ejercicio moderado durante treinta minutos de tres a cinco veces a la semana «mejora de manera significativa los síntomas de depresión» y practicarlo durante periodos de tiempo más breves, de diez minutos, puede mejorar el estado de ánimo general a corto plazo. La clínica Oschner publicó un estudio en 2009 confirmando que el ejercicio moderado reducía los niveles de estrés a la mitad.

Aunque es sabido desde hace tiempo que el ejercicio intensivo libera endorfinas, las llamadas «hormonas de la felicidad» que a su vez estimulan el cerebro, también existen algunas pruebas de que el ejercicio puede contribuir a la creación de nuevas células. Después de que investigadores del Salk Institute de La Jolla, en California, demostraran que el ejercicio hace que se creen nuevas células en ratones, en el área del cerebro que se asocia con la pérdida de memoria, trabajaron con un equipo del Medical Center de la Universidad de Columbia para repetir el experimento con humanos. Aunque todavía no es posible demostrar el crecimiento de células nuevas, sí probaron que en once sujetos una rutina de ejercicios aeróbicos aumentaba el flujo sanguíneo en el área del cerebro que controla la memoria y que cuanto más en forma estaba un individuo, mayor era el flujo sanguíneo.

Un análisis de tres prestigiosos estudios internacionales publicado en *Archives of Internal Medicine* en 2009 decía: «El riesgo de bajo rendimiento en un test de discapacidad cognitiva [...] al que se sometió a cerca de tres mil novecientos individuos mayores de 55 años se reducía en casi un 50 por ciento en aquellos que practicaban ejercicio moderado o intenso».

Los ensayos clínicos han demostrado que la aparición de diabetes también puede retrasarse o evitarse con ejercicio físico. El informe publicado en 2003 por la American Heart Association afirmaba que perder una media de cuatro kilos y caminar diez kilómetros a la semana «reducía la aparición de diabetes tipo II en individuos de riesgo en un 58 por ciento comparado con los cuidados médicos habituales». Y un metaanálisis realizado en 2007 de investigaciones publicadas en los tres años previos realizado por el Instituto de Educación Física de Polonia confirmaba: «Una reducción del 49 por ciento en el riesgo de enfermedades cardiovasculares, un 35 por ciento de la diabetes» y una fuerte influencia en la incidencia de cáncer de mama y colorrectal.

Las pruebas son tan contundentes que algunos médicos han empezado literalmente a recetar ejercicio físico a sus pacientes. Un médico de Harvard, el doctor Eddie Phillips, pregunta a sus pacientes cuál es la actividad física que más les gusta y a continuación les escribe una receta para la misma, a realizar durante veinte minutos tres veces a la semana. Hay pruebas de que esto funciona: el *Scandinavian Journal of Medicine and Science in Sports* informó de que seis mil trescientos pacientes que llevaban una vida sedentaria o padecían una enfermedad susceptible de mejorar con ejercicio físico, como colesterol alto o diabetes, habían empezado a hacer alguna actividad física por recomendación de su médico. Las actividades incluían caminar, hacer *aerobics* o levantar pesas. Al cabo de un año más de la mitad del grupo de muestreo informaba de llevar una vida más activa que al comienzo del estudio. Una tercera parte de todos los sujetos informaban de que ahora hacían ejercicio de forma regular y casi un 15 por ciento de quienes originalmente se habían descrito a sí mismos como inactivos ahora hacían ejercicio de manera regular.

Más contundente aún es la prueba de que gente de todas las edades, incluyendo los ancianos, pueden obtener muchos beneficios de hacer ejercicio. El Estudio Longitudinal de Cohortes llevado a cabo en Jerusalén en 2009 concluía que incluso en personas de edad avanzada el ejercicio moderado —más de cuatro horas a la semana— decrecía la tasa de mortalidad y mejoraba las funciones vitales. Este estudio siguió a casi dos mil personas nacidas antes de 1921 durante dieciocho años y encontró que a los 70 años hacer ejercicio más de cuatro horas a la semana reducía la mortalidad en casi un 15 por ciento, y para los de 85 años, en un 20 por ciento. En todas las edades se apreciaba además una diferencia significativa en la capacidad de llevar una vida autónoma. Tal y como señaló uno de los investigadores: «El efecto de este beneficio no sólo era similar en edades avanzadas, sino que la magnitud de la diferencia entre participantes físicamente activos y sedentarios (menos de cuatro horas de ejercicio a la semana) aumentaba de forma proporcional a la edad».

El Nurses' Health Study divulgaba resultados similares en 2009: «Un estudio con cerca de trece mil quinientos pacientes [...] encontró que las probabilidades de supervivencia (vivir más de setenta años con buena salud física y mental) prácticamente se duplicaba en aquellos que habían comenzado a hacer actividad física entre diez y quince años antes que los participantes más sedentarios.

La pregunta es, obviamente, cuánto ejercicio se debe hacer y durante cuánto tiempo. El doctor Qi Sun del Harvard School of Public Health y principal autor del Nurses' Health Study afirmó que para la mujeres «en términos de magnitud, caminar y realizar otras clases de ejercicio moderado casi equivalen a los beneficios derivados de actividades físicas más vigorosas». Un informe del National Institutes of Health publicado en octubre de 2008 establecía que el mínimo para adultos sanos son dos horas y media de actividad aeróbica moderada a la semana. Eso quiere decir que si podemos caminar deprisa, trabajar en el jardín o incluso bailar veinte minutos al día estaremos cumpliendo con los requerimientos mínimos. El consejo que suele darse a las personas sedentarias es que empiecen poco a poco y no traten de hacer mucho demasiado rápido. La buena noticia es que los beneficios son observables en el momento en que se hacen diez minutos de ejercicio físico moderado al día y que los riesgos son inexistentes. Tal y como la entrenadora personal de Nueva York Laura Steven dice a sus clientes: «Puede empezar a caminar diez minutos al día ahora o terminar sentado en la consulta de un médico mañana». Si se practica un ejercicio más vigoroso, como correr, montar en bicicleta o nadar, bastan setenta y cinco minutos a la semana para cumplir los requerimientos mínimos.

La clave es integrar el ejercicio en nuestra actividad diaria sin que se convierta en una carga. He oído al doctor Michael Roizen, director del Departamento de Wellness de la Cleveland Clinic y autor de varios libros de éxito, aconsejar a otros médicos: «El mejor consejo que pueden dar a sus pacientes es que se compren un podómetro». Se trata de un aparato que por poco dinero les permite llevar la cuenta de los pasos que dan. Caminar es hacer ejercicio, y ejercicio del bueno. Así que incorporar el caminar a nuestra rutina diaria puede ser la solución. Hay maneras muy sencillas de hacerlo: ir por las escaleras en lugar de coger el ascensor. Estacionarnos lejos de nuestro destino y caminar hasta el mismo (nunca he entendido muy bien a la gente que usa el coche para ir al gimnasio y hace todo lo posible por estacionarse en la puerta). Y, por si no lo sabían, ¡ir al refrigerador y volver no cuenta como ejercicio físico!

Algunos estudios han demostrado que fijarse una rutina de gimnasia para hacer en compañía de un amigo o de la pareja aumenta las probabilidades de ser constante. Personalmente, voy al gimnasio con amigos tres o cuatro veces a la semana. Lo hago porque disfruto de su compañía, y porque saber que me están esperando me obliga a poner el despertador a las seis y media de la mañana. Conozco a muchas personas que usan el ejercicio, incluido caminar, como una actividad social que les da ocasión de pasar tiempo con amigos o con su pareja de forma habitual.

Obviamente el ejercicio intenso reporta más beneficios todavía. Según una declaración del Centro para el Control del Enfermedades del gobierno de Estados Unidos hecha en 2007, el ejercicio con pesas mejora los síntomas de la artritis, disminuyendo el dolor hasta en un 43 por ciento. «El aumento de la fuerza muscular y del rendimiento físico en general mejora los signos clínicos y los síntomas de la enfermedad así como la incapacidad que ésta produce», demostrando que «la efectividad del ejercicio con peso a la hora de aliviar el dolor causado por la osteoartritis era tan potente o más que los fármacos». Este mismo metaanálisis demostraba que entrenar con pesas aumenta la densidad ósea y tiene «un profundo impacto en el control de la diabetes en adultos de edad avanzada». También decía que «reduce la incidencia de enfermedades del corazón».

Además de todo esto, varios ensayos serios han demostrado que los programas de entrenamiento con pesas tienen un efecto directo en el equilibrio, lo que reduce el riesgo de caídas y de fracturas. El Departamento de Artritis y Enfermedades Reumatoides de la Health and Science University de Oregón informa: «Realizar ejercicio en forma de levantamiento repetitivo y mecánico de peso redunda en un fortalecimiento de los huesos».

Aunque por lo general los ensayos clínicos indican que el entrenamiento con pesas es más beneficioso si se practica tres veces a la semana durante veinte o treinta minutos, hay algunas investigaciones que sugieren que «un conjunto de sólo doce repeticiones con el peso adecuado puede fortalecer los músculos tanto como tres conjuntos de repeticiones del mismo ejercicio». La razón, según el doctor Edward Laskowski, codirector del Centro de Medicina Deportiva de la clínica Mayo, es que «si el peso es el apropiado, llegar a la duodécima repetición debería ser prácticamente imposible».

Los beneficios adicionales de seguir un programa de ejercicios incluyen pérdida de peso y una sensación general de bienestar físico. Ambas cosas tienen un impacto directo en nuestra salud. Véanlo de esta manera: si el ejercicio pudiera encapsularse, meterse en un frasco y venderse, de inmediato se convertiría en el medicamento más recetado del mundo. Pero el hecho de que es gratuito y que hacerlo resulta tan sencillo como recoger hojas secas o caminar hasta el supermercado en lugar de utilizar el coche ha hecho a la gente dudar de sus beneficios a largo plazo.

El consejo del doctor Chopra

Los beneficios del ejercicio físico, aunque sea moderado, han sido sobradamente demostrados. Si la recomendación actual es un mínimo de dos horas y media de ejercicio a la semana, que puede incluir desde caminar a buen paso a correr, hay muchas otras maneras de cumplir este mínimo. Por ejemplo, usar las escaleras en lugar del ascensor, no utilizar el coche para las distancias cortas. Es importante no marcarse metas irrealizables y hacer lo que esté dentro de las posibilidades de cada uno. Pero recuerden: el ejercicio practicado de forma regular los mantendrá sanos y los ayudará a vivir más tiempo.

XVIII

¿Cuáles son los beneficios reales de amamantar?

Tal vez la primera pregunta que puede hacerse sobre el valor de amamantar es ¿por qué lo hacemos? ¿No debería ser evidente que la naturaleza ha dedicado varios millones de años a perfeccionar este proceso? ¿Por qué habría de suponer nadie que un producto creado en una fábrica puede ser mejor que un proceso natural y biológico?

Pues el hecho es que mucha gente lo hace. El valor de amamantar continúa siendo objeto de debate, pero por lo que respecta a la ciencia se trata de una pregunta a la que nunca se ha contestado de manera firme. Siempre que sea posible, una madre debe amamantar a su hijo.

El hecho es que determinadas realidades médicas se han establecido tras varios siglos por la fuerza de la costumbre, y una de ellas es que la leche materna es uno de los milagros de la naturaleza, con numerosos beneficios para el niño y para la madre. Décadas de investigación han probado que la leche materna es la mejor fuente de alimentación para los bebés; además de prevenir ciertas enfermedades contribuye a la buena salud y al crecimiento del niño. Amamantar es una costumbre que se remonta a los orígenes de la humanidad. Las reglas por las que se guiaban las amas de cría —mujeres que amamantan a los hijos de otra mujer— ya están recogidas en el código de Hamurabi, escrito alrededor de 1800 a.C. En Grecia, las madres espartanas tenían la obligación de amamantar a su primer hijo, el que llevaría el apellido familiar, pero otras sociedades dejaban esta decisión en manos de los padres. Si era necesario, se alimentaba a los bebés con leche de vaca o de cabra, o con una pasta hecha de cereales molidos y líquidos azucarados, y muchos no sobrevivían. El primer alimento para bebés que se comercializó, la comida soluble para bebés Liebig, se introdujo en Europa en 1867. Y aunque a éste pronto siguieron otros alimentos en Estados Unidos, hasta que Gerber no lanzó su línea de alimentos para bebé en 1928 no se extendió su consumo.

Conforme las madres empezaron a sustituir el pecho con alimentos preparados y biberones y las mujeres empezaron a incorporarse al mundo laboral, amamantar se convirtió en algo menos común. De hecho, hasta las últimas dos décadas, cuando se han demostrado científicamente los beneficios que comporta, la costumbre de dar el pecho no ha vuelto a hacerse popular, aunque son muchas las personas que aún no son conscientes del gran valor que tiene para la salud. Recientemente muchas compañías han adaptado sus instalaciones y reglamentos para atender a las necesidades de las madres con hijos lactantes, proporcionándoles la intimidad que necesitan y en ocasiones también el equipamiento, para sacarse la leche. En Estados Unidos se ha aprobado una ley que permite amamantar en propiedad federal, después de que una madre que estaba dando el pecho a su bebé fuera obligada a abandonar un parque nacional.

Probablemente la gran pregunta a que se enfrentan las madres es, ¿durante cuánto tiempo deben amamantar a su bebé? Numerosas organizaciones, incluida la Organización Mundial de la Salud, la American Academy of Pediatrics y la American Academy of Family Physicians recomiendan en la actualidad que el pecho sea la única fuente de nutrición del niño durante sus primeros seis meses de vida, y que después siga presente en su dieta durante al menos dos años. «Exclusiva» quiere decir que no ha de combinarse con leche maternizada. La enfermera y experta en nutrición infantil Ellen Long-Middleton, de Boston, cree que el momento más difícil es cuando nace el bebé. «Una madre puede estar muy cansada la primera noche después de dar a luz y sentirse tentada a darle biberón, sólo por esa noche. Yo siempre las animo a que den el pecho y nada más, sobre todo durante el primer mes».

Aunque dar el pecho se ha convertido ya en una costumbre extendida en Estados Unidos, las estadísticas indican que el porcentaje de mujeres estadounidenses que amamantan a sus hijos sigue siendo sustancialmente menor que los objetivos fijados internacionalmente, y que el incremento desde 1990 de madres que sólo amamantan a sus hijos no ha crecido demasiado. Tomar el pecho es de especial importancia para los lactantes en muchos países en desarrollo, donde a menudo las otras fuentes de nutrición escasean. La mortalidad infantil es un problema global gravísimo, no sólo, tal y como se cree, en países en desarrollo; también en Estados Unidos, y las estadísticas indican que dar el pecho puede reducir la tasa de mortalidad neonatal en un 21 por ciento.

En las últimas décadas el costo de paliar enfermedades infantiles que podrían prevenirse se ha disparado. Las estadísticas demuestran que los lactantes que se alimentan de leche materna van menos al hospital y tienen menos problemas, entre ellos, infecciones de oído, diarrea, erupciones cutáneas y alergias que los bebés que toman biberón. En los países en desarrollo la tasa de mortalidad en niños que toman el pecho es significativamente menor que en los que toman biberón. Investigadores australianos hicieron un seguimiento de más de dos mil bebés durante seis años y demostraron que además de una reducción en la tasa de alergias, los bebés amamantados también contraían menos enfermedades como asma e incluso obesidad, aunque otros estudios no han reflejado esta protección frente al asma.

Las razones de esto son obvias. La leche materna se produce de manera natural y está especialmente diseñada para satisfacer las necesidades nutricionales del bebé: es estéril, contiene unos cien nutrientes que no están presentes en la leche maternizada, los bebés nunca son alérgicos a la leche de su madre y cerca del 80 por ciento de las células contenidas en ella matan bacterias, virus y hongos, lo que supone una protección adicional, así como anticuerpos frente a posible agentes ambientales dañinos.

No hay sustitutivo que pueda equipararse a la leche materna. Las cuatro mil especies de mamíferos que existen producen leches de composición química ligeramente distinta. Incluso la leche de vaca, por ejemplo, contiene proteínas distintas que al bebé puede costarle digerir. De manera que no son intercambiables.

Y lo cierto es que la leche materna, que es la menos costosa de todas, ha resultado ser la más valiosa en la prevención de enfermedades. Además de sus probados beneficios nutricionales, mejora las funciones gastrointestinales del bebé, refuerza su sistema inmune y contribuye a su bienestar psicológico. Incluso mejora la vista y reduce el riesgo de contraer enfermedades. De hecho, las estadísticas de los países desarrollados demuestran que la leche materna reduce la mortalidad infantil general en comparación con la maternizada. Incluso en las naciones desarrolladas del mundo occidental, durante el primer año de vida de un niño el número de enfermedades graves, hospitalizaciones y visitas ambulatorias es menor en bebés que toman el pecho, lo que sugiere que sus defensas son más altas. Y también redunda en una incidencia menor del síndrome de muerte súbita del lactante.

No hay duda: la lactancia materna salva vidas. Uno de los problemas médicos más comunes en los lactantes es la infección aguda del tracto respiratorio inferior. Un estudio británico de quince mil novecientos ochenta lactantes demostró que las infecciones respiratorias pueden reducirse en más de un tercio cuando los bebés toman el pecho. El mismo estudio también reveló una reducción similar en la incidencia de diarrea, una causa de muerte muy común en países en desarrollo. Un estudio más pequeño de ensayos aleatorios realizado por investigadores del Johns Hopkins mostraba idénticos resultados, aunque éste también concluía que, puesto que la deficiencia de zinc es una de las causas de estas infecciones, los suplementos de este mineral podrían prevenir hasta un 25 por ciento de los casos.

La primera causa de muerte en niños menores de 5 años es la neumonía. Cerca del 10 por ciento de los ciento cincuenta y seis millones de casos de neumonía infantil que se registran cada año terminan en hospitalización, pero también puede suponerse que en muchos otros casos la hospitalización no es una opción. La Organización Mundial de la Salud informa de que hay pruebas sustanciales de que una de las principales causas de la neumonía es la lactancia no exclusivamente materna durante los primeros meses de vida, aunque ciertamente hay otros factores, incluyendo bajo peso al nacer, desnutrición y contaminación ambiental.

Al menos algunos de los beneficios de la lactancia materna se prolongan durante la infancia. Hay pruebas estadísticas de que los niños que han sido amamantados tienen menos riesgo de tener diabetes tipo I y II, tienen cocientes intelectuales más altos y menos probabilidades de ser obesos. En 2001 el *Journal of the American Medical Association* informó de que según un estudio realizado con más de quince mil niños de edades comprendidas entre los 9 y 14 años, aquellos que habían sido alimentados con leche materna tenían casi la mitad de tasa de obesidad que los que habían tomado biberón. Y un pequeño metaanálisis realizado en 2004 mostraba que los niños alimentados con leche materna también tenían un riesgo ligeramente menor de contraer cáncer, leucemia y linfoma.

Aparentemente algunos de estos beneficios se prolongan durante toda la vida, según muestran dos estudios conducidos en Framingham, Massachusetts, con el fin de determinar los efectos a largo plazo de la lactancia materna. En el llamado Framingham Offspring Study las madres debían completar cuestionarios sobre sus costumbres, mientras que el Framingham Third Generation examinaba los riesgos cardiovasculares de sus hijos. De los casi mil participantes de este segundo estudio, de edad media de 41 años, el 26 por ciento de sus madres los habían amamantando. Aquellos adultos que habían tomado el pecho tenían un índice de masa corporal ligeramente más bajo y niveles algo más altos del HDL o «colesterol bueno». Sin embargo, no se observó beneficio alguno en los niveles de colesterol «malo», tensión arterial, triglicéridos o glucosa.

También existen beneficios a largo plazo para las madres que amamantan a sus bebés. La American Academy of Pediatrics informa de estudios que muestran un ligero descenso en la tasa de cáncer de endometrio y de mama en mujeres que han dado el pecho, así como de una posible reducción del riesgo de osteoporosis. Varios estudios psicológicos indican que dar el pecho reduce el estrés y crea un fuerte vínculo entre madre e hijo. Y un estudio de 1993 publicado en el *American Journal of Clinical Nutrition* demostró que dar el pecho durante un periodo de tiempo prolongado ayuda a perder peso después del embarazo.

También hay importantes beneficios económicos y sociales. Se calcula que las familias donde las madres dan el pecho ahorran una media de mil dólares anuales, además de faltar menos días al trabajo por tener a un hijo enfermo. Y no hay que olvidar que los envases de las leches maternizadas y otros alimentos infantiles tienen un impacto en el medioambiente.

Así pues ¿por qué algunas mujeres no están seguras de si deben dar el pecho a sus hijos? Según Ellen Long-Middleton, «una de las principales preocupaciones de las madres es ¿tendré leche suficiente? ¿Podré hacerlo y, si no lo consigo, es que he fracasado como mujer? Existe el mito extendido de que si una mujer tiene los pechos demasiado pequeños no producirá la cantidad suficiente de leche. Yo les explico que se trata de un proceso de oferta y demanda. Cuanto más se pone una madre el bebé al pecho, más leche producirá. Y les repito una y otra vez que no es una cuestión de tamaño del seno, sino de las veces que se pone el bebé al pecho. La lactancia materna es mejor para las madres, para los niños y para la sociedad en general».

La ciencia médica moderna está descubriendo que al menos algunos de los tratamientos naturales que empleaban nuestros antepasados tienen también su aplicación hoy día. En otras palabras, las primeras civilizaciones experimentaban para descubrir aquello que funcionaba —a menudo poniendo en riesgo su vida— y cuando lo encontraban lo ponían en práctica. La lactancia materna ha sido una constante en la historia de la humanidad, pero sólo ahora se está demostrando científicamente aquello que nuestros antepasados ya sabían.

El consejo del doctor Chopra

Existen pruebas abrumadoras de que la lactancia materna tiene beneficios inmediatos y a largo plazo tanto para la madre como para el niño, así que, siempre que sea posible, las madres deben amamantar a sus hijos. Pero si por alguna razón no pueden deben saber que existen alternativas saludables y muchos otros factores que contribuyen al bienestar físico y psicológico del bebé, de manera que lo que se pierde al no dar el pecho puede compensarse de otras maneras.

XIX

¿Se puede prevenir el cáncer?

Hay enfermedades que la ciencia médica ha aprendido a prevenir. Prácticamente hemos erradicado la polio, la viruela y la peste, y contamos con vacunas efectivas contra la varicela, las paperas y la hepatitis B. Pero a pesar de invertir miles de millones de dólares en investigación, no hemos tenido mucho éxito a la hora de prevenir otras enfermedades, que van desde el catarro común a la mayoría de clases de cáncer. Encontrar un método único y fiable de prevenir el cáncer es, desde hace tiempo, el gran objetivo de la medicina, pero uno que no se va a alcanzar. No existe la bala de plata capaz de detener el cáncer. Hoy sabemos que el cáncer no es una sola enfermedad, como antes se creía, sino muchas distintas, y que prevenir cada una de ellas requiere acciones únicas y específicas. Desde luego se han hecho grandes progresos. Hoy sabemos, por ejemplo, que limitar de forma drástica la exposición al sol reduce el riesgo de melanoma. Sabemos que la tasa de mortalidad por cáncer se reduciría en un tercio si la gente no fumara. Sabemos que comer demasiada carne roja aumenta nuestras posibilidades de enfermar de cáncer. Pero, ¿qué más sabemos? ¿Cómo podemos reducir nuestras posibilidades de tener cáncer?

Desde luego uno de los secretos mejor guardados de la prevención del cáncer es que la aspirina reduce el riesgo de contraer ciertas clases de cáncer. El hecho de que muchas personas no sepan esto es preocupante. Varios estudios publicados por el National Cancer Institute establecen que dosis pequeñas de aspirina tomadas con regularidad están asociadas a una reducción del cáncer de colon y a una reducción modesta del cáncer de próstata. Un estudio de 1991 publicado en el *New England Journal of Medicine* concluía que las personas que tomaban dieciséis aspirinas —u otros antiinflamatorios— al mes reducían sus probabilidades de tener cáncer de colon en más de un 50 por ciento. Un estudio basado observacional publicado en *The Lancet* en 2007 mostraba que las personas que tomaban trescientos miligramos de aspirina al día durante cinco años reducían su riesgo de sufrir cáncer colorrectal en más de un 30 por ciento, pero que aquellos que la tomaban durante más de diez años reducían el riesgo en un 75 por ciento. Otro estudio amplio de 2007, éste conducido por el National Cancer Institute, encontró que las personas que tomaban un antiinflamatorio incluso una vez al año reducían sus probabilidades de tener cáncer de estómago en un tercio, y que cuantos más tomaban, menor riesgo corrían. Más recientemente, el *Journal of Cancer* británico publicó un estudio realizado en Italia que indicaba que tomar aspirina de forma regular durante más de cinco años reducía de forma sustancial el riesgo de sufrir cáncer de garganta, esófago y boca. También hay pruebas que sugieren que reduce el riesgo de cáncer de mama en mujeres y de próstata en hombres. Las pruebas parecen indicar que en algunos casos la aspirina es más efectiva en hombres que en mujeres y que la protección que proporciona es acumulativa; es decir, que aumenta cuanto más tiempo la tomamos. Aunque pocos médicos recomiendan tomar aspirina únicamente por su valor preventivo frente al cáncer, es importante tener información sobre sus propiedades. Y para aquellas personas que busquen protección adicional, la mejor recomendación es que empiecen tomando dosis bajas de aspirina a partir de los 45 años.

Tal vez la medida más efectiva que podemos tomar para prevenir el cáncer es, simplemente, no fumar. Si usted no fuma, no empiece a hacerlo. Según el Centro para Control y Prevención de Enfermedades de Estados Unidos, fumar es «el riesgo para la salud humana en países desarrollados más fácilmente evitable y una causa importante de mortalidad prematura en todo el mundo». En el tabaco se han encontrado más de diecinueve carcinógenos —agentes causantes de cáncer— conocidos y hay estudios que demuestran que cualquiera que ha fumado corre mayor riesgo de tener cáncer, en particular de pulmón, que es extremadamente difícil de curar, con una tasa de alrededor del 10 por ciento. También prueban que los hombres que continúan fumando aumentan sus probabilidades de enfermar de cáncer comparados a aquellos que dejan de fumar en un 15 por ciento. De manera que si usted quiere reducir sus probabilidades de tener cáncer, no fume.

Bajar de peso también resulta ser un factor de extrema importancia. La obesidad, que está en relación con la estatura y se define en términos generales como un exceso de grasa corporal, se ha relacionado con hasta veinte clases de cáncer. Un estudio británico realizado en 2008 concluyó que hasta una quinta parte de los cánceres pueden estar relacionados con sobrepeso y que después de dejar de fumar puede ser una de las mejores maneras de prevenir el cáncer. En Estados Unidos se calcula que la obesidad causa más de cien mil casos de cáncer al año. Específicamente la obesidad puede ser responsable de la mitad de los casos de cáncer de endometrio, de útero, de un tercio de los cánceres de esófago y de un 17 por ciento de los de mama.

Es asombroso, pero una de cada cinco mujeres que tiene cáncer es obesa. Un artículo publicado en el número de junio de 2009 en *The Lancet Oncology* venía a confirmar esta estadística. Un estudio sueco de una década de duración demostraba que mujeres que se habían sometido a cirugía bariátrica (de reducción de peso) disminuían su riesgo de morir de cáncer en un 42 por ciento, aunque no se observaron los mismos resultados en hombres. Además de reducir el riesgo de cáncer, la pérdida de peso disminuye el riesgo de otras enfermedades; la diabetes puede remitir e incluso las dolencias hepáticas pueden mejorar sustancialmente al adelgazar.

De manera que mantener el peso adecuado puede reducir el riesgo de enfermar de cáncer.

A la hora de perder peso el ejercicio físico es fundamental, pero incluso para hombres y mujeres delgados un programa de ejercicio regular está asociado a una disminución de riesgo de ser diagnosticado de varias clases de cáncer, aunque nadie parece ser capaz de identificar las razones específicas de que esto ocurra. Sin embargo, en opinión de Abby Bloch, directora del Comité sobre nutrición y actividad física de la American Cancer Society: «Ahora estamos convencidos de que la actividad física es fundamental en la prevención del cáncer».

Un análisis realizado en 2002 por Cancer Research United Kingdom de cincuenta y un estudios concluyó que hacer treinta minutos de ejercicio al día tres o más veces por semana podía reducir el riesgo de cáncer de colon hasta un 50 por ciento, el de pulmón en un 40 por ciento, el de mama en un 30 por ciento y probablemente también el de próstata. Otros estudios lo confirman: uno realizado por la American Cancer Society mostraba que las mujeres que hacían seis o más horas de ejercicio a la semana reducían sus probabilidades de tener cáncer de mama en un 30 por ciento. Investigadores de la Universidad de Utah y de Kaiser Permanente encontraron que en hombres y mujeres que realizaban ejercicio intenso más de cinco horas a la semana la reducción de riesgo de cáncer de colon alcanzaba el 50 por ciento.

Además de ejercicios aeróbicos como correr, caminar o incluso bailar, los ejercicios con pesas han resultado ser verdaderamente efectivos. Un estudio de dos décadas de duración de más de ocho mil quinientos hombres suecos publicado en *Cancer Epidemiology, Biomarkers and Prevention* en 2009 mostraba que los hombres que se ejercitaban con pesas y tenían más masa muscular reducían sus posibilidades de morir de un tumor en más de un 30 por ciento.

El ejercicio físico no sólo disminuye el riesgo de enfermar de cáncer, sino que las personas que lo practican tienen menos posibilidades de sufrir una recidiva. Un estudio realizado en el Dana-Farber Center Institute en Boston y presentado en un congreso en 2009 demostraba que las personas diagnosticadas con cáncer de colon podían reducir hasta la mitad las probabilidades de que éste volviera a manifestarse una vez curado practicando ejercicio de forma regular. El impacto de hacer ejercicio en la reducción del riesgo de cáncer ha sido confirmado en estudio tras estudio (y en la mayoría de ellos lo único que se requiere de los participantes es que hagan ejercicio de forma moderada, caminar a buen paso, por ejemplo, seis o más horas a la semana o más de media hora al día).

Se han invertido décadas de investigación y miles de millones de dólares en intentar desarrollar vacunas viables contra distintos tipos de cáncer. En un número limitado de casos el éxito ha sido grande. Hay varios tipos de cáncer, incluidos el cervical, vaginal, el de vulva y algunos cánceres hepáticos, que son causados por un virus, y en algunos casos existen vacunas capaces de combatirlos. La vacuna de la hepatitis B —la primera vacuna contra el cáncer— y la vacuna contra el virus del papiloma humano o HPV (por sus siglas en inglés) han resultado efectivas para combatir ciertas clases de cáncer cervical. En otras palabras, esta vacuna puede prevenir con éxito la mayoría de cánceres cervicales, lo que supone una importante victoria en la batalla contra esta enfermedad. Pero esta vacuna resulta más efectiva cuando se inocula a niñas que aún no son sexualmente activas, un hecho que ha despertado no poca controversia. Hay personas convencidas de que no es apropiado vacunar contra enfermedades de transmisión sexual a niños que aún no están sexualmente activos. Su miedo parece ser que de alguna manera esta vacuna les hará creer que es seguro mantener relaciones sexuales y por tanto lo harán. No existen pruebas estadísticas que confirmen esto, pero el fármaco funciona: previene el cáncer cervical.

Las vacunas funcionan enseñando a nuestro sistema inmune a reconocer y destruir los virus, las bacterias y tal vez incluso los tumores. Pero en lugar de combatir virus invasores, la mayoría de los intentos de crear una vacuna contra el cáncer se han centrado en buscar curas para las enfermedades existentes, en lugar de en desarrollar fármacos capaces de prevenir la aparición del cáncer. Aunque se han hecho numerosos intentos de crear vacunas específicas contra tipos de cáncer, hasta el momento ninguna ha tenido éxito.

El valor de la vacuna de la hepatitis B en la prevención del cáncer no debe ser menospreciada. Siempre que doy una clase sobre la hepatitis viral hablo de la vacuna y pongo una diapositiva titulada: «La vacuna de la hepatitis B es la primera vacuna contra el cáncer». A continuación explico cómo en Taiwán, donde esta vacuna lleva administrándose a los jóvenes desde hace dos décadas, la mortalidad infantil por cáncer de hígado ha decrecido en un 75 por ciento. Es una gran cifra. Después añado que la vacuna contra el virus del papiloma humano es la segunda vacuna anticáncer.

Tal y como explicamos en el capítulo dedicado a la vitamina D_3, el cáncer de piel puede prevenirse sencillamente manteniéndose lejos del sol o usando un filtro solar cuando se está al aire libre. Por desgracia las cosas son algo más complicadas. Todos necesitamos vitamina D_3 y una deficiencia de vitamina D_3 está relacionada con más clases de cáncer que pasar demasiadas horas al sol. Según un estudio de la Universidad de Harvard de 2005, la vitamina D_3 mejora las tasas de supervivencia en enfermos de cáncer de pulmón. Pacientes que habían sido operados durante el verano y habían tenido una exposición alta a la vitamina D tenían el doble de tasa de supervivencia que los pacientes operados en invierno y habían recibido menos dosis de la vitamina. Aunque hay pruebas que indican que los suplementos de vitamina D_3 pueden ser una alternativa a pasar media hora al sol dos veces a la semana cuando el sol está alto, también se puede obtener esta vitamina de leche enriquecida, algunas clases de pescado y de los huevos. Y aunque no es bueno pasar muchas horas al sol, tomarlo sin protección durante breves espacios de tiempo es un buen consejo.

Me refiero a la luz de sol *natural*. Manténganse alejados de las lámparas de rayos uva, que son el pasaporte directo al servicio de oncología. Un análisis realizado por la Agencia Internacional para la Investigación sobre el Cáncer, que depende de la Organización Mundial de la Salud y publicado en la edición online de *The Lancet Oncology* en julio de 2009 describía las lámparas de rayos uva como algo tan letal como el arsénico o el gas mostaza. Este metaanálisis de alrededor de veinte estudios informaba que las personas que toman rayos uva antes de los 30 años aumentan sus probabilidades de tener cáncer de piel en un 75 por ciento. Esta información venía a confirmar estudios anteriores que demostraban que los jóvenes que se dan rayos uva tienen ocho veces más posibilidades de tener melanoma que los que nunca lo hacen.

Lo que sí sabemos es que la dieta puede tener un papel fundamental tanto a la hora de aumentar el riesgo de cáncer como de prevenirlo. Éste es otro campo en el que seguir una serie de sencillas normas puede cambiar nuestra vida, el problema es que estas normas parecen estar cambiando constantemente. La dieta milagrosa que anuncia una revista es, según otra, el camino más seguro hacia el cáncer. Resulta confuso y por una buena razón. Es muy difícil llevar a cabo ensayos clínicos significativos sobre los efectos de una dieta con seres humanos. Pueden durar años, porque al final la gente quiere comer lo que quiere comer. Y la mayoría no quiere limitar su dieta a unos pocos alimentos, lo que hace virtualmente imposible evaluar los efectos de determinados productos. En lugar de ello, se sigue a los participantes de un estudio durante periodos de tiempo prolongados y a continuación responden a preguntas y llevan un diario en el que apuntan lo que comen. A partir de esa información se pueden elaborar análisis estadísticos precisos.

Así es como se descubrió que comer carne roja en grandes cantidades puede causar cáncer. En un estudio publicado en 2005 en el *Journal of the National Cancer Institute*, casi medio millón de hombres y mujeres procedentes de diez países europeos fueron cuidadosamente seguidos para determinar los efectos de la ingesta de carne, pescado y aves de corral en la incidencia de cáncer colorrectal. Una de las conclusiones a que se llegaron fue que los individuos que comen ciento setenta gramos de carne roja o procesada al día tenían un 30 por ciento más de probabilidades de tener cáncer de colon que aquellos que comían treinta gramos o menos al día. La Agencia de Salud Pública de Canadá examinó una lista de sesenta y nueve alimentos y la frecuencia con que se consumían a través de un cuestionario completado entre 1994 y 1997 por cerca de veinte mil personas enfermas de cáncer y cinco mil sanas. A partir de estos estudios fue posible determinar que la carne roja «se asociaba de manera significativa con la incidencia de cáncer de colon, pulmón (sobre todo en hombres) y vejiga [...] mientras que el pescado y las aves de corral parecían ser indicadores favorables». El Departamento de Epidemiología y Bioestadística de la Universidad de California en San Francisco elaboró un cuestionario similar basado en la frecuencia con que se consumen determinados elementos en el que quinientos treinta y dos participantes con cáncer de páncreas eran comparados a otros mil setecientos y uno sanos, y el resultado fueron «asociaciones positivas (con cáncer) en alimentos a base de proteínas de buey y cordero, incluida la carne de estos dos animales tomada como plato principal y la hamburguesa de toda la vida [...] y una asociación inversa (no tenían cáncer) en personas que consumían más pollo y pavo». Esto llevó a los investigadores a concluir que existen «pruebas de que la carne de vaca y cordero [...] puede aumentar el riesgo de cáncer de páncreas». Obviamente la carne roja está más vinculada a ciertas clases de cáncer. Un estudio amplio conducido en la Universidad de Hawai incluyó a ochenta y dos mil cuatrocientos ochenta y tres hombres, quienes fueron seguidos durante ocho años, un periodo de tiempo durante el cual cuatro mil cuatrocientos cuatro de ellos desarrollaron cáncer. En cambio, los resultados de este amplio estudio realizado con una muestra de población étnicamente diversa no «indicaban que la ingesta de grasas y carne afectara de forma significativa la incidencia de cáncer de próstata».

Como ocurre en muchos otros campos de la salud, los peligros a que se enfrentan las mujeres parecen ser distintos de los de los hombres. El National Cancer Institute analizó los efectos de la dieta en ciento ochenta y ocho mil setecientas treinta y seis mujeres posmenopáusicas que participaron en el NIH-AARP Diet and Health Study. Estas mujeres contestaron a un cuestionario sobre la frecuencia con la que consumían ciento veinticuatro alimentos y se les hizo un seguimiento de 4,4 años de media, tras el cual los investigadores concluyeron que «la ingesta de grasas en la dieta está directamente relacionada con el riesgo de cáncer invasivo de mama posmenopáusico». Esta correlación se manifestó también en un metaanálisis realizado por el Cancer Center de Ontario, en el cual investigadores examinaron todos los estudios sobre la asociación entre ingesta de grasas y riesgo de cáncer de mama publicados hasta 2003, un total de cuarenta y cinco estudios, y concluyeron: «Todos indican una asociación entre altas ingestas (de grasas y carne) y un aumento del riesgo de cáncer de mama. Estudios de caso-control y de cohortes han arrojado resultados similares».

Lo cierto es que no todas las grasas son iguales y, de acuerdo con estudios realizados en el prestigioso Fred Hutchinson Cancer Research Center en Seattle, incluso quienes disfrutan comiéndose un buen filete pueden de alguna manera contrarrestar sus efectos. En un intento por determinar si ciertas grasas pueden guardar relación con tipos de cáncer concretos, los investigadores examinaron datos compilados entre 1973 y 1977 en veinte países estándares fiables. Encontraron que la ingesta total de grasas puede estar fuertemente asociada a cáncer de mama, colon y próstata. Pero al profundizar un poco más descubrieron que distintas clases de ácidos grasos pueden estar relacionados con distintos tipos de cáncer. La grasa monoinsaturada —la que se encuentra en frutos secos, aguacates, cereales integrales y algunos aceites incluidos los de oliva y sésamo— no estaba asociada con ningún tipo de cáncer, mientras que la saturada, presente en productos lácteos y carne animal «estaba asociada con la incidencia de cáncer de mama, colon y próstata, y la grasa poliinsaturada estaba asociada con la incidencia de cáncer de mama y próstata, pero no de colon». También descubrieron que tomar fibra reducía la asociación entre grasas y cáncer, en particular entre la ingesta total de grasas y cáncer de colon.

Los investigadores a menudo estudian grupos geográficos de población para detectar posibles anomalías y a continuación intentar descifrar la causa de las mismas. Cuando repararon en que habitantes de países como España, Grecia e Italia tenían una incidencia más baja de enfermedades del corazón, por ejemplo, empezaron a investigar los beneficios de la dieta mediterránea. Por lo general, los alimentos básicos de esta parte del mundo incluyen frutas y verduras, cereales, menos carne roja y bastante más aceite de oliva. Investigadores del Istituto di Ricerche Farmacologiche de Milán se preguntaron por la relación entre dieta mediterránea y cáncer y empezaron a analizar estudios de caso-control realizados en el norte de Italia entre 1983 y 2004, en los que llegaron a participar veinte mil personas con cáncer y dieciocho mil sin cáncer, el grupo de control. Encontraron que el riesgo de contraer cualquier clase de cáncer del tracto digestivo disminuía conforme aumentaba la ingesta de frutas y verduras, y que aquellas personas que seguían una dieta mediterránea podían reducir sus probabilidades de contraer las clases más comunes del cáncer del aparato digestivo hasta en un 50 por ciento.

Investigadores de Harvard informaron de resultados similares en un estudio realizado en Grecia. Dicho estudio, publicado en el *British Journal of Cancer* en julio de 2008, realizó un seguimiento de veintiséis mil hombres y mujeres griegos, quienes durante ocho años anotaron sus hábitos alimentarios. Los datos acumulados mostraron que consumir sólo aceite de oliva podía reducir el riesgo de enfermar de cáncer en un 9 por ciento. También demostraron que siguiendo la dieta mediterránea tradicional, consistente en frutas y verduras, cereales, legumbres como alubias y lentejas —cocinados en aceite de oliva— y reduciendo la ingesta de carne roja, se podía rebajar el riesgo de cáncer hasta en un 12 por ciento.

Mientras que varios estudios han demostrado que los ácidos grasos omega-3 presentes en el pescado pueden prevenir las enfermedades de corazón, parecen no tener valor en la prevención del cáncer. Un metaanálisis de gran envergadura publicado por *JAMA* en 2005 examinaba treinta y ocho estudios que evaluaban el riesgo de once clases de cáncer en personas que afirmaban consumir cantidades varias de ácidos grasos omega-3. La directora de este estudio, financiado por el gobierno, la doctora del Rand Institute Catherine MacLean, explicó: «En conjunto estos estudios, que abarcan muestras de población entre seis mil y ciento veintiuna mil personas, con tres millones de personas-año de observación y con participantes procedentes de distintas poblaciones, observamos un dato constante: los ácidos grasos omega-3 no parecen reducir el riesgo de una persona de enfermar de cáncer».

Aunque la American Cancer Society continúa recomendando consumir cinco o más porciones de frutas y verduras al día, todos estos estudios, ya se examinen individualmente o en conjunto, demuestran que no hay un solo alimento, ya sea una verdura o una fruta, capaz de prevenir el cáncer.

La idea de que ciertos alimentos o determinadas dietas puedan causar cáncer o prevenirlo es muy poderosa. Imaginemos cuánto más fáciles —y largas— serían nuestras vidas si de verdad pudiéramos descifrar los secretos de la nutrición. El problema es que los científicos no han sido capaces de encontrar vínculos concretos entre determinados alimentos y clases de cáncer, como sí han hecho en cambio con un carcinógeno —agente causante de cáncer— conocido que es el tabaco. Pero se ha investigado mucho en este campo. Hemos aprendido que determinados alimentos favorecen la salud: hortalizas de la familia de las crucíferas, como la col, el brócoli, las coles de Bruselas, la coliflor o la col rizada, por ejemplo. El Institute of Food Research en Norwich, Inglaterra, experimentó añadiendo cuatrocientos gramos de brócoli o guisantes a la dieta de hombres con alto riesgo de cáncer de próstata, individuos con predisposición genética. Descubrieron que el brócoli tenía un efecto en los genes de la próstata asociados con cáncer y prevenían que éste se manifestara. Fue la primera vez que en un ensayo clínico controlado se demostraba que una hortaliza podía alterar activamente la función de genes específicos en la glándula prostática. Aunque se trató de un experimento pequeño y no se prolongó lo suficiente como para probar que las verduras pueden prevenir el cáncer, sí proporcionaba pruebas muy tentadoras de que los alimentos que comemos pueden causar —y en este caso tal vez prevenir— el cáncer. Y parecen dar la razón a nuestras madres cuando nos obligaban a comernos las verduras.

Al observar que la dieta —en conjunción con otros factores, como el estilo de vida y los antecedentes médicos familiares— guarda una relación directa con el cáncer, los científicos decidieron examinar los componentes químicos de los alimentos así como los alimentos en sí. Su objetivo, el santo grial, es que tal vez pueda ser posible aislar los ingredientes que suponen una diferencia, que ayudan a nuestro sistema inmune a combatir el cáncer. Se sabe desde hace tiempo que los pueblos de Asia tienen una tasa de incidencia menor de ciertas clases de cáncer que los países occidentales —por ejemplo, el riesgo de enfermar de cáncer de mama en China o Japón es aproximadamente la mitad que en Estados Unidos— pero los inmigrantes de segunda generación en Norteamérica enferman de cáncer en la misma media que el resto de la población de este país. Esto parece indicar que el factor medioambiental es mucho más importante que la historia genética. Tal y como explica la doctora Larissa A. Korde del National Cancer Institute: «Estos datos sugieren que el riesgo menor que se da en países asiáticos se debe a factores relacionados con el estilo de vida, y una de las teorías más populares es que la soja puede tener un papel importante».

Tal y como sugiere la doctora Korde, se han formulado numerosas hipótesis según las cuales la soya, muy presente en la dieta de países asiáticos pero no tanto en la occidental, pueda ser un factor primario. La Unidad de Epidemiología de Cáncer del Cancer Research UK en Inglaterra realizó un interesante estudio en el que se investigó la relación entre una dieta vegetariana que incluía isoflavonas —presentes en la soya— y cáncer de mama. ¿Acaso eliminar la carne roja de la dieta e incluir productos de soja podría suponer una diferencia? Los investigadores siguieron a algo más de treinta y siete mil mujeres, de las cuales un tercio eran vegetarianas, durante una media de 7,4 años. Transcurrido este periodo encontraron que no había gran diferencia entre las distintas dietas: «No encontramos prueba de una asociación directa entre dieta vegetariana o ingesta de isoflavonas y riesgo de cáncer de mama».

Un estudio holandés publicado en 2004, que incluía a quince mil quinientas cincuenta y cinco mujeres de edades comprendidas entre los 49 y los 70 años, obtuvo el mismo resultado: «En las poblaciones occidentales una ingesta elevada de isoflavonas (presentes en la soya) no aparece relacionada de forma significativa con el riesgo de cáncer de mama».

Un estudio conducido por la propia doctora Korde en 2006 analizó las dietas de quinientas noventa y siete mujeres asioamericanas con cáncer de pecho y casi mil sanas y descubrió que la edad podía ser un factor. Aquellas participantes que habían tenido una ingesta más alta de alimentos a base de soya, en este caso tofu, entre los 5 y los 11 años presentaban un 58 por ciento menos de probabilidades de que les fuera diagnosticado cáncer de mama. Según la doctora: «Nuestros datos sugieren que la ingesta de soya en la infancia tiene un efecto protector y que no es un mero indicador de que los patrones alimentarios de Asia sean un factor de protección». Así pues tenemos pocas pruebas que demuestren que consumir soya en grandes cantidades ayude a las mujeres adultas a prevenir el cáncer de mama.

Al menos existe una manera en que las mujeres pueden reducir este riesgo, y es limitar su consumo de alcohol. Parece haber pruebas que indican que el alcohol favorece la aparición de las clases más extendidas de cáncer de mama.

Investigadores del National Cancer Institute analizaron cuestionarios relativos al consumo de alcohol completados por ciento ochenta y cuatro mil cuatrocientas dieciocho mujeres posmenopáusicas a quienes se hizo un seguimiento de siete años, a partir de 1995. Los resultados fueron llamativos: el consumo moderado de cualquier bebida alcohólica, desde cerveza a destilados, aumentaba el riesgo de tener cáncer de pecho, y dicho riesgo aumentaba en proporción directa con la cantidad de alcohol consumida.

Pero el cáncer de pecho puede ser de origen hormonal o no; alrededor del 70 por ciento de todos los cánceres de mama son de origen hormonal. El estudio del Nacional Cancer Institute demostraba que el aumento del riesgo causado por consumo de alcohol correspondía en casi todos los casos a mujeres que después tenían cáncer de origen hormonal. De hecho, comparadas con las mujeres que no bebían, las mujeres que tomaban tres o más copas al día tenían un 51 por ciento más de probabilidades de tener cáncer de origen hormonal. La teoría, aún por demostrar, es que el alcohol interfiere con el metabolismo, lo que aumenta el riesgo. La noticia esperanzadora es que hay pocos indicios de una asociación entre alcohol y cáncer de mama en el 30 por ciento de las mujeres que no tenían receptores hormonales positivos.

La American Cancer Society señala que «el consumo de alcohol está claramente relacionado con un aumento del riesgo de tener cáncer de mama» y que dicho riesgo aumenta conforme aumenta también el consumo. Beber alcohol también parece aumentar las probabilidades de desarrollar otras clases de cáncer, incluidos los de boca, garganta, esófago y, naturalmente, hígado. «La American Cancer Society recomienda que las mujeres limiten su consumo de alcohol a no más de una bebida al día».

Esto plantea un dilema: tal y como escribí en un capítulo anterior, se ha visto que el alcohol tiene cierto valor protector de problemas cardiovasculares en mujeres. Así pues ¿qué elegimos: enfermedad cardiaca o cáncer? Obviamente el asunto no es tan simple. En primer lugar, beber en exceso no es bueno para nadie. Y desde luego hay otros factores a considerar, por ejemplo si hay antecedentes familiares de cáncer o enfermedades del corazón. O cuál es nuestro estado de salud en general, por ejemplo, qué niveles de colesterol tenemos. Lo mejor es tratar este tema con nuestro médico, pero conociendo los datos de antemano.

Aparentemente las mujeres pueden reducir de forma significativa sus probabilidades de tener cáncer de mama en la menopausia si amamantan a sus hijos. Un amplio estudio realizado en Brigham and Women's Hospital de la Facultad de Medicina de Harvard y publicado en *Archives of Internal Medicine* en agosto de 2009 analizaba información procedente de sesenta mil setenta y cinco mujeres que habían participado en el Nurses' Health Study II entre 1997 y 2005. Según la autora principal, la doctora Alison Stuebe, profesora adjunta de obstetricia y ginecología en la Universidad de Carolina de Norte, «las mujeres que amamantan a sus hijos tenían un 25 por ciento menos de probabilidades de padecer cáncer de seno posmenopáusico que las mujeres que no lo hacen». Estos resultados son particularmente llamativos en el caso de mujeres con un historial familiar de cáncer de mama. Aquellas que amamantaron durante un total de tres meses —incluyendo a más de un hijo— reducían su riesgo de serles diagnosticado un cáncer de mama en la menopausia ¡en casi un 60 por ciento!

Y si el alcohol puede estar asociado al cáncer de mama, tal y como dijimos en el capítulo dedicado al café, existen pruebas de que beber café en muchas cantidades puede ayudar a prevenir diversos tipos de cáncer. Un análisis europeo de diez estudios publicado en *Hepatology* en 2005, que incluía a más de dos mil personas con cáncer de hígado y casi un cuarto de millón sin esta enfermedad, reveló que aquellas que bebían café de forma regular reducían sus probabilidades de contraer cáncer de hígado en al menos un 40 por ciento, comparadas con las que no bebían café. De hecho, los bebedores de café reducían sus probabilidades de padecer cáncer hepático en un 23 por ciento por cada taza de café, y aquellos que lo consumían en grandes cantidades —por lo general más de tres tazas al día— reducían su riesgo en más de un 50 por ciento. Un estudio japonés publicado en *Epidemiology* de treinta y ocho mil participantes concluía que los individuos que tomaban al menos una taza de café al día reducían sus probabilidades de tener cáncer de boca, faringe y esófago en más de un 50 por ciento. Otro estudio también japonés, este publicado en el *International Journal of Cancer* en 2007, encontró que las mujeres que bebían tres o más tazas de café al día reducían su riesgo de contraer cáncer de colon en cerca de un 50 por ciento. Y aunque hay más pruebas que sugieren el valor del café —un antioxidante— en la prevención de otras clases de cáncer, en este momento las más sólidas apuntan a que beber mucho café puede ayudar a prevenir el cáncer de hígado y disminuir el riesgo de otros tipos de cáncer.

Entre los múltiples caminos explorados por los científicos en sus intentos por comprender el cáncer están los supuestos beneficios del ácido fólico o folato, una forma soluble de vitamina B_9 que se encuentra tanto en alimentos —en especial las verduras con hojas— y en suplementos multivitamínicos. Entre los alimentos ricos en ácido fólico están las espinacas, los espárragos, el brócoli, las lentejas, el hígado, la remolacha, la escarola y el zumo de naranja. El folato participa de forma activa en la creación, la reparación y el funcionamiento del ADN, y puesto que hay pruebas de que algunos cánceres están causados por daños en el ADN, cabía la esperanza de que pudiera usarse para reparar este daño. Uno de los estudios que más intrigaron a los investigadores se realizó en el Departamento de Epidemiología de Harvard, empleando datos de los ochenta y ocho mil ochocientos dieciocho participantes que habían completado los cuestionarios del Nurses' Health Study de 1988. De ese grupo, la ingesta total de ácido fólico no parecía tener efecto alguno en el riesgo conjunto de sufrir cáncer de mama, pero entre las mujeres que bebían alcohol de forma regular «el riesgo de cáncer de seno era más alto en aquellas con ingesta menor de ácido fólico».

Estos interesantes resultados convencieron a los investigadores de la necesidad de profundizar en el valor del ácido fólico en la lucha contra el cáncer. El Instituto Nacional de Medicina Ambiental sueco realizó un análisis parecido sobre la relación entre el ácido fólico consumido en la dieta —es decir, tomado en alimentos en lugar de en forma de suplementos alimentarios— y cáncer de ovario a través de una encuesta sobre hábitos de alimentación en la que participaron sesenta y una mil ochenta y cuatro mujeres entre 1987 y 1900. Más de una década después a doscientas veintiséis de las participantes se les diagnosticó cáncer ovárico. Lo que los investigadores descubrieron fue que entre las mujeres que consumían dos o más bebidas alcohólicas a la semana el ácido fólico parecía reducir la incidencia de cáncer de ovario, no así en las mujeres que bebían cantidades de alcohol inferiores. Concluyeron, una vez más, que el ácido fólico parece reducir el riesgo de cáncer, concretamente en este estudio sobre cáncer ovárico, en mujeres que beben alcohol.

Los mismos investigadores suecos llevaron a cabo un análisis similar de los efectos de alta ingesta de ácido fólico en otros tipos de cáncer, en especial el de páncreas. En este estudio de 2006 hicieron un seguimiento de ochenta y un mil novecientos veintidós hombres y mujeres que no tenían cáncer y que completaron un cuestionario sobre la frecuencia con que consumían un total de noventa y seis alimentos durante casi siete años. Una vez más, encontraron que una dieta rica en ácido fólico tenía como resultado «una asociación inversa significativa desde el punto de vista estadístico con riesgo de cáncer de páncreas». Pero lo que también descubrieron es que estos beneficios se obtenían sólo de ácido fólico alimentario y no del contenido en suplementos.

El mensaje parecía claro: comer alimentos ricos en ácido fólico parece reducir las probabilidades de contraer cáncer. Por desgracia como en muchos otros aspectos de la medicina, las cosas pueden no ser tan sencillas. Lo que convierte al cáncer en un enemigo tan difícil de combatir es que en él participan muchos factores diferentes y de maneras muy complejas. El Departamento de Medicina de la Northwestern University realizó un análisis similar dos años antes, pero llegó a conclusiones muy distintas. En este estudio los investigadores hicieron un seguimiento de un gran número de hombres y mujeres que habían completado cuestionarios sobre sus hábitos de alimentación durante catorce años, y descubrieron que «los resultados no apoyan la teoría de que exista una asociación entre ingesta de ácido fólico y riesgo de cáncer de páncreas».

El selenio, que se encuentra en cereales, frutos secos y algunas carnes, también levantó gran expectación cuando los tests iniciales mostraron que podía prevenir el cáncer. Un estudio aleatorio, de doble ciego y controlado por placebo realizado en 1996 en el Arizona Cancer Center y publicado en el *Journal of the American Medical Association* indicaba que las personas que tomaban doscientos microgramos de selenio al día durante siete años reducían sus probabilidades de tener cáncer en un 42 por ciento y su mortalidad en casi un 50 por ciento. El estudio mostraba que aunque el selenio reducía el riesgo de todos los tipos de cáncer, era especialmente efectivo contra los de próstata, colorrectal y de pulmón.

En un segundo estudio realizado en el Arizona Cancer Center, éste publicado en 2004, los investigadores analizaron datos procedentes de tres amplios ensayos clínicos aleatorios sobre la capacidad del selenio de brindar protección frente al cáncer colorrectal. El objetivo último era comprobar qué número de adenomas nuevos o pólipos benignos podían volverse malignos. El estudio concluyó que existe una asociación inversa entre altas concentraciones de selenio en la sangre y la aparición de nuevos pólipos.

Con anterioridad el selenio se había empleado sobre todo como tratamiento contra la caspa, pero de la noche a la mañana pareció convertirse en una importante arma frente al cáncer. Tal y como una página web de información médica explicaba: «Múltiples estudios han mostrado que el selenio puede ser una herramienta efectiva para prevenir varias clases de cáncer». Se trataba de una noticia prometedora, y debido a que la mayoría de las personas no ingieren al día doscientos microgramos de selenio, parecía abrirse un nuevo mercado para la industria de los suplementos alimentarios.

Pero una vez más, no se trataba de la bala de plata. Un único estudio no demuestra nada y la verdadera ciencia no puede basarse en los resultados de un solo estudio, ensayo o encuesta. De manera que investigadores de todo el mundo empezaron a conducir sus propios ensayos, tratando de averiguar más sobre la relación entre selenio y cáncer. Investigadores del Fred Hutchinson Research Center en Seattle examinaron la asociación entre suplementos de vitamina E y selenio y cáncer de próstata en un estudio aún en curso que ha sido diseñado específicamente para examinar el valor de los suplementos alimentarios en la prevención del cáncer. Un total de treinta y cinco mil doscientos cuarenta y dos hombres completaron una encuesta que incluía preguntas detalladas sobre su consumo de suplementos alimenticios en la década previa. Y encontraron que tomar selenio o vitamina E durante diez años no tenía ningún efecto preventivo de cáncer de próstata.

Al mismo tiempo en National Cancer Institute estaba patrocinando los llamados ensayos SELECT, sobre el valor preventivo del selenio y la vitamina E en el cáncer, realizados en más de 400 localizaciones en Estados Unidos, Canadá y Puerto Rico. Al principio los investigadores tenían la intención de hacer un seguimiento de los participantes de entre 7 y 12 años, pero de hecho, éste se interrumpió a los cuatro años. El Safety Monitoring Committee, cuya función es asegurarse de que los ensayos no perjudican a los pacientes, decidió detener el estudio en octubre de 2008. Anunció que no habían encontrado pruebas de que el selenio o la vitamina E, tomados por separado o de forma conjunta, previnieran el cáncer de próstata de la manera que el estudio estaba diseñado para descubrir. Y era poco probable que se llegara a la reducción del 25 por ciento en riesgo de contraer el cáncer que se había marcado como objetivo. Además, el estudio demostraba que no había diferencia entre los distintos grupos de participantes —incluido uno que tomaba sólo placebo— en los casos ya diagnosticados de cáncer de pulmón, colorrectal o cáncer en general.

El estudio se interrumpió porque a un número estadísticamente superior de hombres que tomaban únicamente el suplemento de vitamina E les fue diagnosticado cáncer de próstata, y en aquellos que tomaban selenio se habían dado más casos de diabetes, comparados con el grupo de control. Los investigadores subrayaron el hecho de que no estaban concluyendo que tomar vitamina E resultara en un riesgo más alto de cáncer de próstata, o que el selenio aumentara las probabilidades de ser diabético. Señalaron que el aumento en las cifras podía deberse al azar, pero puesto que no parecía haber beneficio alguno en tomar selenio no veían razón alguna para continuar con el ensayo.

Pero aquello no puso fin a la fascinación de la ciencia médica por el selenio. Los resultados de otro estudio, anunciados el mismo día que los del fracasado ensayo SELECT, sugerían que el selenio podía contribuir a que individuos de alto riesgo contrajeran cáncer de vejiga.

Esta encuesta, conducida por el Dartmouth Medical School, comparaba los niveles de selenio en setecientas sesenta y siete personas diagnosticadas con cáncer de vejiga y mil ciento ocho individuos sin cáncer. Aunque los resultados tomados en conjunto no mostraban una asociación entre la ingesta de selenio y un riesgo menos de cáncer de vejiga, en uno de los subgrupos que incluía a mujeres, fumadores moderados y enfermos de un tipo de cáncer que tenía que ver con la alteración de un gen determinado, se observó un descenso significativo en la incidencia de cáncer de vejiga en los individuos con niveles más altos de selenio en sangre.

Las pruebas parecen seguir sugiriendo que hay una relación entre niveles altos de selenio —que, por cierto, pueden llegar a ser tóxicos, así que no hagan el experimento en casa— y la reducción de algunos tipos de cánceres pero los ensayos clínicos hasta el momento no han sido capaces de producir resultados convincentes. Pero se sigue investigando.

El vínculo entre cáncer y vitaminas también ha sido objeto de innumerables debates y controversias. Los suplementos alimenticios no están clasificados como fármacos, de manera que no están sujetos a la misma regulación que éstos, y los fabricantes pueden hacer afirmaciones indirectas sobre su valor terapéutico. Un estudio de ocho años de duración realizado en el Brigham and Women's Hospital en Harvard, dirigido por el doctor Michael Gaziano, hizo un seguimiento de casi quince mil médicos varones mayores de 50 años que tomaban cuatrocientas unidades internacionales de vitamina E y quinientos miligramos de suplementos de vitamina C al día, una buena dosis. El estudio concluyó que estos suplementos no redundaban en reducción alguna del riesgo de cáncer de próstata, pulmón, vejiga o páncreas.

Los resultados de este estudio, por desgracia son consistentes con los de otras investigaciones similares. El National Cancer Institute examinó la relación entre el consumo de multivitaminas y cáncer de próstata empleando datos procedentes del Nacional Institutes of Health y del AARP Diet and Health Study, iniciado en 1995 y en el que se hacía un seguimiento de doscientos noventa y cinco mil trescientos cuarenta y cuatro hombres durante cinco años. Un análisis de los resultados no mostró asociación alguna entre el consumo de multivitaminas y cáncer de próstata pero, lo que resultaba aún más preocupante, demostraba que los varones que tomaban más de una multivitamina al día tenían más probabilidades de padecer cáncer de próstata avanzado y mortal. Los autores del estudio señalan que estas asociaciones «eran más fuertes en hombres con antecedentes familiares de cáncer de próstata o que tomaban suplementos a base de micronutrientes individuales, incluidos selenio, betacaroteno y zinc». La conclusión no es que las multivitaminas sean la causa del aumento de riesgo, sino que hay que seguir investigando.

El Departamento de Epidemiología y Seguimiento de Investigación Científica de la American Cancer Society llegó a una conclusión similar en su estudio sobre los posibles beneficios de las multivitaminas en la prevención del cáncer de próstata. Se hizo un seguimiento de cuatrocientos setenta y cinco mil setecientos veintiséis participantes en el Estudio para Prevención del Cáncer comenzado en 1982 y conducido durante dieciocho años y también se encontró que «el consumo habitual de multivitaminas se asociaba a un ligero aumento de las muertes por cáncer de próstata [...] esta asociación quedaba limitada a un subgrupo de consumidores». Sin embargo, en este estudio el riesgo añadido se limitaba a hombres que «no consumían otros suplementos vitamínicos (vitaminas A, C o E)». Pero es justo concluir que los supuestos beneficios de las multivitaminas en la prevención del cáncer no han sido demostrados.

Sin embargo, no pueden ignorarse los indicios que apuntan a que la vitamina D_3 puede tener algún valor protector. Según el doctor Marc Garnick, profesor del Harvard Medical School y director médico del Cancer Network Services del Beth Israel Deaconess Medical Center, «el consumo de suplementos vitamínicos contra el cáncer de próstata y la prostatitis tiene una historia accidentada. La mayoría de los suplementos han perdido popularidad una vez se han realizado con ellos estudios serios. Los ejemplos de esto incluyen el selenio y la vitamina E; ambos se usaban hasta que se comprobó que eran perjudiciales. No así la vitamina D_3. Los datos obtenidos recomiendan su uso para mejorar distintas funciones fisiológicas y psicológicas, y también para reducir el riesgo de cáncer. La vitamina D_3 es, en esencia, el único suplemento que recomiendo de manera rutinaria a mis pacientes de cáncer de próstata».

Además de la especulación sobre las vitaminas, también se ha investigado bastante el potencial de los minerales en la prevención de algunos tipos de cáncer. El calcio, que es el mineral que más abunda en el cuerpo humano, parece tener cierto valor preventivo según algunas pruebas anecdóticas. El Cancer Research Center de la Universidad de Hawai realizó un estudio en el que casi doscientos mil hombres y mujeres respondieron a un cuestionario sobre hábitos alimentarios a partir de 1996. Al cabo de cinco años algo más de dos mil cien participantes tenían cáncer colorrectal, lo que llevó a los investigadores a concluir que «la ingesta total de calcio (a partir de alimentos y de suplementos) guarda una proporción inversa con el riesgo de cáncer colorrectal tanto en hombres (que tenían una mayor ingesta de calcio) como en mujeres». Este estudio también demostraba que la ingesta diaria de productos lácteos también parecía proteger a algunas personas de cáncer colorrectal.

Pero aquí, como ocurre tantas veces con el cáncer, las pruebas parecen no ser concluyentes. El Rabin Medical Center en Israel realizó un metaanálisis de varios estudios sobre el valor del calcio a la hora de prevenir el cáncer colorrectal. Entre los estudios examinados había dos de la Cochrane Collaboration, fundada en 1993 con el objetivo de fijar una serie de estándares para los ensayos clínicos aleatorios y controlados por placebo. Es una especie de organización dedicada al control de calidad que cuenta con la colaboración de más de once mil voluntarios en noventa países para aplicar estándares rigurosos y sistemáticos a los ensayos clínicos antes de que éstos puedan incluirse en el Registro Cochrane de Datos.

El Rabin Medical Center revisó dos ensayos de doble ciego y controlados por placebo bien diseñados que incluían a mil trescientos cuarenta y seis participantes que tomaron un mínimo de mil doscientos miligramos de un suplemento de calcio al día. Los resultados no fueron demasiado impresionantes: «Aunque las pruebas procedentes de los dos estudios aleatorios y controlados sugieren que los suplementos de calcio pueden contribuir de forma moderada a la prevención de pólipos colorrectales adenomatosos, ello no constituye prueba suficiente para recomendar los suplementos de calcio en la prevención de cáncer colorrectal».

En 2006 el *New England Journal of Medicine* publicó los resultados de un estudio realizado por la Women's Health Initiative que investigaba el valor de una ingesta alta de calcio en combinación con suplementos de vitamina D_3 en la prevención del cáncer colorrectal. La Women's Health Initiative la puso en marcha el gobierno federal estadounidense en 1991 con el fin de investigar temas de salud relativos a la mujer de una manera rigurosa y científica. Un total de sesenta y siete mil mujeres de edades comprendidas entre los 50 y los 79 años tomaron parte en distintos ensayos clínicos y los investigadores monitorizaron a cien mil mujeres más para determinar asociaciones entre hábitos de vida y factores de riesgo para enfermedades específicas. Este ensayo clínico de doble ciego, controlado por placebo y aleatorio se realizó en cuarenta centros distintos de la Women's Health Initiative e incluyó a treinta y seis mil doscientas ochenta y dos mujeres posmenopáusicas. Se les hizo un seguimiento durante siete años y no se encontraron diferencias estadísticas entre las mujeres que tomaron dosis diarias de calcio y vitamina D_3 y las que tomaron placebo. Al hacer públicos los resultados, los investigadores señalaron que el cáncer colorrectal es de desarrollo lento y que tal vez siete años no fueran suficientes para evaluar los resultados de forma completa. El estudio sigue en marcha.

Uno de los grandes debates en la prevención del cáncer es el efecto de los bloqueadores de estrógenos y de la terapia hormonal sustitutoria tanto en la prevención como en las causas del cáncer. Es un campo donde las mujeres han de tomar decisiones importantes sobre sus vidas. Un buen número de ensayos clínicos de calidad han demostrado que el uso de estos productos tiene beneficios y también peligros, de manera que es un tema que cada mujer debe tratar con su ginecólogo para decidir lo que más le conviene. La mayoría de las mujeres pasan por la menopausia, un proceso natural que altera de forma drástica su equilibrio hormonal y puede causar una gran variedad de problemas —incluidos cambios de estados de ánimo, insomnio, dolores, sofocos y sudores nocturnos— entre los 45 y los 55 años. La relación entre hormonas y cáncer de mama se conoce desde hace más de un siglo, concretamente desde 1896. Los médicos saben que si una mujer premenstrual tiene cáncer de pecho, el tamaño de los tumores puede reducirse en más de un tercio extirpándole los ovarios, que producen los estrógenos u hormonas femeninas. Los tumores, se descubrió, tenían receptores de estrógenos. Los estrógenos los hacían crecer, así que, básicamente, al extirpar los ovarios los médicos estaban provocando una menopausia artificial.

A partir de la década de 1940 algunas mujeres empezaron a tomar altas dosis de estrógenos para recuperar el equilibrio natural y mitigar los trastornos físicos ocasionados por la menopausia. Se hicieron numerosos ensayos clínicos para determinar tanto la seguridad como el valor de la terapia hormonal sustitutiva. El *best seller* del doctor Robert Wilson publicado en 1996 *Feminine Forever* (Siempre femenina) introdujo el concepto de que además de cumplir necesidades médicas, la terapia con estrógenos era una decisión de estilo de vida. Conforme se empezaron a publicar los primeros estudios observacionales, parecía que la terapia hormonal sustitutiva no sólo reducía la incidencia de enfermedades del corazón y de alzhéimer además de proteger los huesos, también permitiría a las mujeres conservar un aspecto lozano y llevar una vida sexual satisfactoria.

El primer desafío a esta teoría se produjo en la década de 1970 cuando los investigadores descubrieron que las mujeres que tomaban estrógenos tenían un riesgo marcadamente mayor de padecer cáncer de endometrio, es decir, del cuello del útero. Los médicos lograron reducir este riesgo recetando dosis menores de estrógenos en combinación con progestina, la versión fabricada en laboratorio de la progesterona natural. Con el tiempo la combinación de estos dos medicamentos se convirtió en la terapia estándar para las mujeres que no querían pasar por una histerectomía.

El uso de terapias hormonales sustitutivas o THS ha sido siempre objeto de controversia. ¿Hasta qué punto merece la pena correr el riesgo para evitar unos síntomas transitorios? Obviamente, ello depende en gran medida de la clase de síntomas y de su intensidad, que puede ir desde casi imperceptibles a muy intensos.

Pero los peligros de la terapia hormonal sustitutiva se hicieron manifiestos en 2002 cuando investigadores del National Cancer Institute anunciaron los resultados de dos estudios de dos décadas de duración con mujeres que habían seguido esta terapia tras tener la menopausia. Los científicos hicieron un seguimiento de cuarenta y cuatro mil doscientas cuarenta y una mujeres durante veinte años comparando aquellas que tomaban estrógenos con las que no. Las mujeres que habían tomado estrógenos después de la menopausia tenían un 60 por ciento más de probabilidades de tener cáncer de ovario. La investigadores también determinaron que las mujeres que habían tomado la combinación de estrógenos y progestina no presentaban más riesgo de tener cáncer de ovario, aunque la mayoría de las participantes habían seguido este tratamiento durante menos de cuatro años, por lo que los científicos se mostraban reacios a sacar conclusiones firmes.

En casi todos los estudios sobre este tema había numerosos «pero», «y si», etcétera. Debido a que en la investigación de una enfermedad como el cáncer entran en juego muchos factores diferentes, el principal problema a que se enfrentan los científicos es establecer una dosis uniforme, una dieta e incluso unos hábitos de vida. Es casi imposible saber qué factores entran en juego, en particular en combinación con otros, y los buenos investigadores por lo común se cuidan de incluir este hecho en sus conclusiones.

Cuando en 2004 se hicieron públicas las conclusiones del estudio Women's Health Initiative causaron gran revuelo y no poca confusión. Más de dieciséis mil mujeres estaban participando en un estudio destinado a determinar los efectos a largo plazo de la terapia de sustitución a base de estrógenos y progestina, que se sabía responsable de un descenso en la incidencia de fracturas de cadera y de cáncer colorrectal y además se creía proporcionaba alguna clase de protección frente a ataques al corazón. De hecho, antes de la menopausia las mujeres tienen menos ataques al corazón que los hombres, pero después de ésta las cifras se igualan. De manera que si esto resultara ser cierto, la terapia hormonal sustitutiva resultaría ser una poderosa herramienta frente a los ataques al corazón en mujeres.

Pero el estudio se interrumpió de manera abrupta cuatro años antes de lo planeado cuando se estableció que la combinación de los dos fármacos aumentaba ligeramente el riesgo de cáncer de mama, ataques al corazón, derrames cerebrales y embolias. El entonces director en funciones del Women's Health Initiative, el doctor

Jacques Rossouw, trató de contemporizar diciendo: «Si las mujeres están siguiendo esta terapia durante un periodo de tiempo breve y para alivio temporal de los síntomas de la menopausia, puede tener sentido que continúen haciéndolo. Ahora bien, el consumo a largo plazo de estos medicamentos ha de ser reevaluado, dados los múltiples efectos adversos observados en el estudio». Sin embargo, un año después de que se publicaran dichos resultados las ventas de estas hormonas habían caído de forma drástica y la tasa de cáncer de mama se había reducido en un 15 por ciento, el primer descenso en aparición de nuevos casos desde 1945.

En 2005 la Organización Mundial de la Salud contribuyó a la confusión reinante al cambiar la clasificación de la terapia hormonal sustitutiva de estrógenos-progesterona de «potencialmente cancerígena en humanos» a «cancerígena en humanos».

Aunque algunos médicos estaba convencidos de que la Women's Health Initiative exageraba los peligros de la THS, en 2008 los investigadores demostraron que tomar estrógenos y progestina en combinación durante al menos cinco años duplicaba el riesgo de padecer cáncer de mama. El de mama es la forma de cáncer más extendida en Estados Unidos y segunda causa de mortalidad después del de pulmón*. Y en este caso las pruebas eran contundentes: el peligro aumentaba cuando las mujeres empezaban a tomar hormonas y decrecía cuando dejaban de tomarlas. No cabía ya duda de que la THS causa un aumento del cáncer de mama. Un estudio británico, el llamado Million Women Study, encontró un aumento todavía mayor en la incidencia de cáncer de mama en mujeres que hacían terapia hormonal sustitutiva. La buena noticia era que el riesgo añadido se reducía rápidamente una vez la mujer dejaba de tomar los fármacos, y desaparecía transcurridos dos años.

Lo interesante es que otro segmento del Women's Health Initiative publicado en 2006 encontró que el estrógeno tomado solo no aumentaba el riesgo de cáncer de mama. De hecho, las diez mil setecientas treinta y nueve participantes en dicho segmento —por lo general mujeres posmenopáusicas de entre 50 y 79 años a las que se había extirpado el útero— fueron seguidas durante siete años y diagnosticadas de menos casos de cáncer de mama que aquellas

* Los tumores más frecuentes en la mujer española son: cáncer del cuello de la matriz, cáncer de mama, cáncer de ovario y cáncer de endometrio, en ese orden de importancia.

que tomaba placebo. Estas participantes además tenían otros problemas, por ejemplo, aquellas a las que se diagnosticó cáncer de pecho parecían tener tumores de mayor tamaño que se extendían a los nódulos linfáticos y más del 50 por ciento tuvieron mamografías con alguna anormalidad, que llevaron a un 33 por ciento más de biopsias de seno. Entre las preguntas que suscitan todos estos estudios está la del papel de la progestina cuando se toma en combinación con estrógenos.

Debido a los peligros inherentes a la THS, se han hecho populares las llamadas hormonas bioidénticas: hormonas que tienen la misma estructura molecular que las naturales pero que pueden producirse en el laboratorio. Una de sus ventajas es que pueden adaptarse a las necesidades específicas de cada mujer. Aunque se han hecho pocos ensayos clínicos para determinar su valor o sus posibles peligros, ello no ha impedido a los fabricantes anunciarlas a bombo y platillo. Algunos han llegado a afirmar que las hormonas bioidénticas pueden prevenir y tratar varias enfermedades graves, incluidos algunos cánceres y alzhéimer. ¡Hasta se ha dicho que ayudan a adelgazar! En enero de 2008 la Food and Drug Administration (FDA) envió cartas de advertencia a siete compañías farmacéuticas en las que se les notificaba que la publicidad que estaban haciendo de los supuestos efectos de la THS con las hormonas idénticas que dichas compañías vendían no estaban apoyadas en pruebas médicas o científicas y que eran, de hecho, «falsas y engañosas». Tal y como advertía la FDA a los consumidores: «La FDA no tiene constancia de que existan pruebas científicas que apoyen la publicidad que se está haciendo sobre la seguridad y la efectividad de la terapia hormonal sustitutiva con hormonas bioidénticas. De hecho, al igual que la terapia hormonal para la menopausia aprobada por la FDA, ésta puede aumentar el riesgo de enfermedades del corazón, cáncer de mama y demencia en algunas mujeres. [...] No se han realizado aún estudios amplios y a largo plazo para determinar los posibles efectos adversos de las hormonas bioidénticas».

Así las cosas, ¿qué deben hacer las mujeres? En primer lugar, tratar el tema con un médico de su confianza. El consenso en este momento puede ser que la terapia hormonal sustitutiva no debe emplearse como prevención de enfermedades, pero cuando son recetadas por un especialista, las hormonas pueden tomarse de forma segura y efectiva durante un periodo limitado de tiempo para tratar los síntomas más molestos de la menopausia. El doctor Steven R.

Goldstein, presidente de la North American Menopause Society opina que «es necesario estudiar cada caso por separado, puesto que no hay una sola respuesta válida para todas las mujeres. La opinión más extendida es que las mujeres que tienen una menopausia sintomática, es decir, que sufren sofocos y sudores nocturnos, deben ser tratadas con hormonas en las dosis más bajas posibles y durante el menor tiempo posible. El tratamiento de los síntomas es un uso muy apropiado de la terapia hormonal. Pero recurrir a ésta sólo para mantener un aspecto más joven no es, por lo general, una buena idea».

El doctor Goldstein añade que él aconseja a sus pacientes posmenopáusicas que recurran a la terapia hormonal por vía vaginal. «No tener estrógenos en la vagina es una situación poco natural para la mujer. No existe otra especie que viva tanto tiempo después de haber perdido la capacidad de reproducirse. Existen métodos fiables de enviar estrógenos a la vagina que no penetran el flujo sanguíneo y por tanto no plantean ningún problema».

La historia del cáncer de mama se remonta a mil años atrás y el mejor modo de tratarlo, la mastectomía, es decir, la extirpación quirúrgica del pecho, se practicó por primera vez en 1882. La investigación de las causas del cáncer de mama data al menos de 1926, cuando el Ministerio de Salud británico realizó un estudio comparativo entre quinientas mujeres con cáncer de pecho y quinientas sin él que tenían hábitos de vida similares. Y aunque ha sido posible identificar muchas de las conductas que desencadenan la enfermedad, seguimos sin conocer sus causas. Los científicos han establecido que es causado por una ruptura en la cadena de ADN, pero aún desconocemos lo que provoca esa ruptura. Sabemos que los receptores de estrógenos desempeñan un importante papel en la enfermedad y que unas vías para prevenirla en el futuro pasa por bloquearlos. La existencia de receptores de estrógenos se descubrió en la década de 1950 en la Universidad de Chicago. El medio principal tanto de prevenir el cáncer de mama en mujeres de alto riesgo como de combatirlo una vez se ha manifestado es el fármaco llamado tamoxifeno, que interfiere con los estrógenos impidiendo o frenando el desarrollo de células cancerosas.

El tamoxifeno se ha empleado con éxito en la lucha contra el cáncer de mama durante más de tres décadas. Para 1998 varios estudios de calidad habían demostrado que podía reducir la incidencia de este cáncer en mujeres de alto riesgo hasta en un 50 por ciento. Un análisis realizado en 2008 de varios ensayos amplios controlados por placebo de la Facultad de Medicina de la Universidad de Pittsburgh mostraban que «el tamoxifeno reducía la incidencia de cáncer de mama en un 38 por ciento de media y de tumores receptores de estrógeno positivos (una clase específica y muy frecuente de tumor) en un 48 por ciento». Entonces, ¿por qué no lo toman todas las mujeres? El problema es que el tamoxifeno también tiene efectos secundarios potencialmente peligrosos, entre ellos un ligero aumento del riesgo de cáncer uterino, derrames, coágulos sanguíneos, cataratas y síntomas propios de la menopausia. Entonces ¿por qué tomarlo? Porque funciona. En mujeres de alto riesgo previene el cáncer de mama. Un estudio patrocinado por el National Cancer Institute reveló que mujeres sanas con alto riesgo que tomaban tamoxifeno durante cinco años habían reducido el riesgo de manera significativa; también mostraba que si se emplea como terapia de apoyo en los primeros estadios de cáncer de mama ayudar a prevenir la recidiva en el mismo pecho o la aparición de cáncer en el otro. Tal y como afirma el National Cancer Institute: «Los beneficios del tamoxifeno como tratamiento del cáncer de mama están firmemente establecidos y superan con mucho sus posibles riesgos».

El International Breast Cancer Intervention Study mostró que el tamoxifeno seguía proporcionando protección años después de haberse interrumpido el tratamiento. De hecho, reducía el riesgo de cáncer en un 40 por ciento ¡hasta después de veinte años!

Con el fármaco llamado raloxifeno se han obtenido resultados similares. El raloxifeno es un compuesto aprobado inicialmente en Europa para la prevención y el tratamiento de la osteoporosis. En 1999 el National Cancer Institute (NCI) puso en marcha un estudio sobre el tamoxifeno y el raloxifeno —los llamados ensayos STAR— para comparar el valor de ambos fármacos en la prevención del cáncer de mama o como terapia para combatirlo. Más de diecinueve mil mujeres fueron monitorizadas durante cinco años, al cabo de los cuales el NCI anunció, en 2006, que «el raloxifeno es tan eficaz como el taloxifeno a la hora de reducir el riesgo de cáncer de mama invasivo y presenta un riesgo menor de trastornos tromboembólicas (formación de coágulos sanguíneos) y de cataratas, pero un riesgo no significativo desde el punto estadístico de cáncer de mama de tipo no invasivo».

En 2007 la FDA aprobó su uso para reducir el riesgo de cáncer de mama invasivo en mujeres posmenopáusicas con osteoporosis y en mujeres posmenopáusicas con alto riesgo de cáncer de pecho invasivo.

Un análisis de todos los datos disponibles realizado en la Universidad de Siena en 2008 llegó a la misma conclusión: el raloxifeno es tan efectivo como el tamoxifeno, pero tiene menos efectos secundarios. Y aunque todavía no existen pruebas concluyentes de que el raloxifeno sea un fármaco terapéutico eficaz; es decir, aún no se ha demostrado que funcione para tratar el cáncer, se continúan haciendo ensayos.

Lo que para las mujeres es el cáncer de mama, para los hombres lo es el de próstata. Y aunque hay casos de cáncer de mama en varones, las mujeres no pueden tener cáncer de próstata, ya que ésta es una glándula que se encuentra sólo en el aparato reproductor masculino. Al igual que el cáncer de mama, las hipótesis son numerosas, pero no se sabe con certeza por qué se produce. El riesgo de cáncer de próstata aumenta con la edad, y la media de edad a la que suele aparecer es 70 años. Puesto que es un cáncer de desarrollo lento, a menudo no se trata en hombres de edad avanzada; para los más jóvenes existen diversas terapias que han demostrado ser efectivas al menos parcialmente.

El único agente que hasta ahora ha demostrado reducir el riesgo de cáncer de próstata es el finasteride, y no fue ésta la razón por la que se empezó a fabricar. El finasteride actúa bloqueando la producción de la hormona que causa el agrandamiento de la próstata, un proceso natural que produce molestias. Pero unos años después de haber sido aprobado con este fin los usuarios descubrieron que también hacía crecer el pelo. Incluso tomado en una dosis de 1/5, ayudaba a prevenir la alopecia masculina común y estimulaba el crecimiento de nuevos folículos capilares. Comercializado con el nombre de Propecia, la FDA aprobó su uso en Estados Unidos en 1997. Puesto que las hormonas masculinas intervienen en el desarrollo del cáncer de próstata, en 1993 investigadores del National Cancer Institute pusieron en marcha el Prostate Cancer Prevention Trial, un ensayo clínico aleatorio y controlado por placebo en el que participaron casi diecinueve mil hombres mayores de 55 años y que no tenían cáncer de próstata. Los participantes tomaron una pastilla de 5 miligramos cada día durante siete años. Estaba previsto que el ensayo durara hasta 2004, pero se interrumpió un año antes porque los datos mostraban claramente que el finasteride reducía el cáncer de próstata en un 25 por ciento comparado con el placebo. Una cuidadosa revisión de los datos tres años después probó que la tasa de reducción real de cáncer era del 30 por ciento, un resultado mejor aún.

El doctor Peter Scardino, director de servicio de cirugía del Memorial Sloan-Kettering Cancer Center, lo explica así: «Los datos son contundentes. El finasteride es el primer fármaco que previene el cáncer de próstata».

Así pues, sabemos que funciona. La pregunta entonces es, ¿quién debería tomarlo? El cáncer de próstata sólo es mortal en un pequeño porcentaje de casos, así que para la mayoría de hombres tomar finasteride, con sus efectos secundarios —cerca de uno por ciento de quienes lo toman sufren disfunción eréctil, que suele desaparecer al interrumpir el tratamiento— puede resultar más problemático que no tomarlo y arriesgarse a enfermar de cáncer. Además, la patente del finasteride ha expirado, así que no hay razones comerciales para que una compañía farmacéutica invierta en estudios y solicite su aprobación como fármaco contra el cáncer. Los médicos pueden seguir recetándolo, pero no se puede anunciar como medicamento contra el cáncer, y hay muchos profesionales de la medicina que desconocen sus propiedades*. Otra potencial arma contra el cáncer que tampoco puede publicitarse como tal son las estatinas. Existen pruebas de que las estatinas, empleadas para reducir los niveles de colesterol, también pueden ayudar en la prevención de cáncer de colon y de piel, aunque hay dos buenos estudios de 2006 que ponen esto en duda. Un estudio de 2005 publicado en el prestigioso *New England Journal of Medicine* informaba de un descenso significativo en el cáncer de colon en personas que habían tomado estatinas durante más de cinco años. Pero un año después, un análisis de la American Cancer Society de datos procedentes del Cancer Prevention Study II, en el que habían participado ciento treinta y dos mil individuos, no mostraba diferencia en el riesgo. Y para complicar aún más las cosas, un estudio de 2008 realizado en el Southwestern Medical Center de la Universidad de Texas mostraba que el consumo a largo plazo de estatinas sí reducía el número de pólipos en el colon, en especial del tipo adenomatoso

* Diversos estudios realizados en España han demostrado que el finasteride es un inhibidor de la 5-α-reductasa que bloquea la conversión de testosterona en dihidrotestosterona y está indicado en el tratamiento de la hiperplasia prostática. También se anuncia como remedio contra la alopecia.

avanzado, que tienen mayor riesgo de convertirse en cáncer. Aquí también se sigue investigando, pero ningún médico recomienda a sus pacientes que tomen estatinas específicamente para prevenir cáncer de colon.

El consejo del doctor Chopra

La guerra contra el cáncer se está librando en muchos frentes con resultados cambiantes según avanzan las investigaciones. Hoy sabemos considerablemente más sobre el cáncer que hace sólo unos pocos años, pero aún no hemos logrado dar respuesta a todas las preguntas. Aunque no existe una única manera de prevenir el cáncer, se están haciendo progresos y hoy sabemos que hay algunas medidas probadas para reducir los riesgos de padecer esta enfermedad. Entre las cosas que podemos hacer para prevenir el cáncer están: no fumar (si es usted fumador, déjelo; si no lo es, no empiece a fumar); hacer ejercicio de forma regular. No engordar. Limitar la ingesta de carne roja y comer pescado, verduras y frutas en abundancia. También pregunte a su médico si le conviene tomar una dosis baja de aspirina al día.

Pero también se pueden tomar medidas para prevenir tipos específicos de cáncer. Si hay antecedentes de cáncer en su familia, en especial de los más comunes, como de mama, próstata o colon, familiarícese con las posibles causas, los tratamientos y los posibles modos de prevenirlo. Por ejemplo, las mujeres deberían considerar abandonar la terapia hormonal sustitutiva y tomar tamoxifeno en su lugar, y los hombres deberían valorar la posibilidad de tomar finasteride.

Hemos hecho progresos a la hora de reducir la incidencia de cáncer. De hecho, ya tenemos dos vacunas. Disponemos de gran cantidad de información de valor que puede salvar muchas vidas.

XX

¿Qué métodos de detección del cáncer son realmente eficaces?

Más de medio millón de estadounidenses mueren al año a causa del cáncer*. Una estadística alarmante que lleva a muchas personas a acudir a sus médicos y centros de salud para someterse a todo tipo de exámenes, revisiones y pruebas, convencidas de que la clave para reducir esta cifra —o para seguir viviendo— consiste en seguir los programas de detección precoz disponibles hoy en día. Estos sistemas de detección permiten detectar en el cuerpo humano la presencia de un cáncer en su fase temprana, precisamente cuando el tratamiento tiene mayor probabilidad de éxito. Los sistemas de detección abarcan desde el mero examen visual de manchas en la piel hasta las pruebas genéticas más avanzadas. Aunque en algunos casos específicos la detección precoz del cáncer puede salvar vidas, lo cierto es que muchas de las pruebas más comunes a veces resultan inútiles, y aunque otras pueden detectar la presencia de cáncer, no incrementan de forma considerable los índices de supervivencia.

En realidad no existen recetas mágicas. No hay técnica de diagnóstico por imagen, ni análisis de sangre, ni aparatos prodigiosos capaces de detectar la presencia de cáncer en el organismo. Sí existen sin embargo, ciertas pruebas para tipos de cáncer específicos, algunas de las cuales merece la pena tener en cuenta y otras que básicamente no son más que una pérdida de tiempo y de dinero.

Los métodos de detección del cáncer constituyen todo un negocio. En ocasiones salvan vidas, pero también pueden resultar

* En España, por ejemplo, ciento cuatro mil españoles, aproximadamente un 27 por ciento del total de defunciones, murieron de cáncer en 2008.

enormemente costosos e incluso perjudiciales. Algunas pruebas pueden arrojar resultados falsos, que además de provocar una tremenda ansiedad en el paciente, pueden desencadenar serios problemas. Estas pruebas pueden por otro lado no ser del todo fiables y generar una arriesgada falsa sensación de estar fuera de peligro. Si las pruebas de detección del cáncer son negativas ello quiere decir que el paciente goza de buena salud y que no muestra ningún signo externo de enfermedad. Cada técnica de detección está concebida para identificar tipos de cáncer muy específicos. La frecuencia y el tipo de técnica de detección a la que cada paciente ha de someterse deberían basarse en factores diversos, como los antecedentes familiares, la edad, el sexo o su estilo de vida. Los hombres, por ejemplo, obviamente no tienen por qué realizarse mamografías para detectar un cáncer de mama, como las mujeres tampoco tienen por qué hacerse la prueba del PSA, específica para detectar el cáncer de próstata. Estas pruebas se han diseñado para detectar los tipos de cáncer más comunes. Sin embargo, existen numerosas clases de cáncer mucho menos frecuentes, para las que no existe ningún tipo de test. La mayoría de las pruebas son económicamente asequibles, incluso las cubren los seguros médicos, se realizan con facilidad, son llevaderas y rara vez invasivas.

Se ha investigado a fondo sobre cuáles son los métodos de detección de cáncer más efectivos. Las técnicas han ido desarrollándose en paralelo a la evolución de los tratamientos: ensayo y error, tests, estudios y análisis de resultados. Sin embargo, aún continúa el debate sobre quién debería pasar por según qué pruebas, con qué frecuencia deberían realizarse y qué tipo de tests son verdaderamente necesarios.

AUTOEXPLORACIÓN: CÁNCER DE PIEL, CÁNCER DE MAMA, LINFOMA

Es evidente que el sistema de detección más sencillo es la observación de nuestro propio cuerpo. Cuando uno detecta una mancha extraña, un lunar que crece a velocidad sospechosa o que adquiere un color especial, es el momento de acudir al médico. Lo más probable es que no sea nada alarmante, pero también podría tratarse de un síntoma de melanoma, cáncer de piel, la forma más extendida de cáncer en Estados Unidos. En este caso específico, la detección precoz puede resultar vital. Éste es el típico caso de método de detección absolutamente fiable. De hecho, un gran número de personas al año acuden a su médico o dermatólogo para una revisión, en particular cuando han estado expuestas al sol durante un tiempo considerable. La observación es la forma más sencilla y barata de detección. Y aunque puede que aumente el número de visitas al médico, a todas luces compensa, ya que elimina la ansiedad y abre las puertas a tratamientos indispensables. A la hora de combatir el cáncer de piel, el tiempo puede ser un factor determinante.

Después de la mera observación de nuestro cuerpo viene la autoexploración. En el momento en el que descubrimos un bulto en el que no habíamos reparado y que además parece crecer, debemos acudir al médico. Un bulto puede ser síntoma de diferentes clases de cáncer. Sin embargo, a pesar de que la observación de nuestro cuerpo puede salvarnos la vida, hay pocos datos que demuestren que la autoexploración incremente las tasas de supervivencia. Cuando una mujer al autoexplorarse descubre en su pecho un bulto, éste suele ser con frecuencia un primer indicio de cáncer de mama. El cáncer de mama es el segundo tipo de cáncer más común entre las mujeres estadounidenses, después del de piel. Cerca de cuarenta mil mujeres mueren al año de cáncer de mama, y sólo el cáncer de pulmón lo supera en índice de mortalidad. Por fortuna esta cifra ha descendido desde el año 1990. Un estudio publicado en el *Journal of Clinical Oncology* asegura que entre 1990 y 2003 la tasa de mortalidad por cáncer de mama se redujo en un 24 por ciento. Entre las mujeres de menos de 70 años que padecen la clase de cáncer de mama más frecuente, el resultado fue todavía más sorprendente, ya que el porcentaje se redujo en un 38 por ciento. Sin embargo, es difícil determinar la influencia que pudo ejercer la autoexploración en estos resultados. Los métodos para detectar el cáncer de mama son muy numerosos.

La autoexploración del pecho se considera la primera vía de detección. Durante muchos años se ha inculcado en las mujeres jóvenes la importancia de la autoexploración de sus senos para localizar bultos, nódulos o algún crecimiento fuera de lo habitual. La *American Cancer Society* ha elaborado un protocolo bien sencillo para que las mujeres lleven a cabo una exploración personal completa. La mayoría de las mujeres conocen el procedimiento. Es muy fácil, no requiere demasiado tiempo y no cuesta dinero. Muchas mujeres la realizan con regularidad. Por desgracia, en contra de lo que se suele pensar, de acuerdo con numerosos estudios, apenas hay pruebas de que esta autoexploración sirva de algo. De hecho, puede llegar a ser perjudicial, lo cual parece sorprendente, ya que la mayoría de mujeres dan por supuesto que es una herramienta de gran utilidad para la detección precoz del cáncer.

Éste es un campo en el que algunos estudios parecen contradecir al sentido común, así que en lugar de limitarnos a aceptar los resultados de estos estudios elaborados por especialistas y publicados en revistas de prestigio, la gente tiende a pensar con lógica y a actuar con responsabilidad. En definitiva, si uno descubre en su cuerpo algo que le preocupa, lo mejor es que acuda a su médico.

La respetada organización internacional Cochrane Collaboration llevó a cabo un par de estudios pormenorizados, realizados sobre un total del trescientas ochenta y ocho mil quinientas treinta y cinco mujeres, en China y Rusia, con el fin de determinar la utilidad real del las autoexploraciones de mama. En ambos estudios las participantes se distribuían aleatoriamente en dos grupos: a uno de los grupos se le enseñaba cómo realizar un examen minucioso del pecho, al otro no. Después de varios años no se observó absolutamente ninguna diferencia entre los dos grupos en cuanto al porcentaje de mujeres que más tarde fallecieron a causa de cáncer, lo cual significaba que la autoexploración mamaria como método de detección precoz no era determinante a la hora de salvar vidas. De lo que se deduce que no hay prueba alguna de que la autoexploración pueda salvar vidas.

Los autores del estudio incluso sugieren que, debido a las autoexploraciones, se practicó una gran cantidad de biopsias innecesarias y cirugías menores que llegaron a poner en peligro la vida de algunas de las participantes.

Otro estudio más pequeño cuestionaba la efectividad del procedimiento actual y llegaba a la conclusión de que tan sólo un insignificante 7,6 por ciento de participantes fueron capaces de detectarse un cáncer de mama en el transcurso de una autoexploración rutinaria, aunque los resultados de otros estudios oscilan entre un 26 y un sorprendente 89 por ciento. Una revisión sistemática realizada para la Canadian Task Force on Preventive Health (Grupo de trabajo canadiense para la salud preventiva) incluía ocho estudios en los que se concluía que no existía diferencia alguna entre las mujeres a quienes se les había enseñado a autoexplorarse adecuadamente y un grupo de control, en términos de diagnóstico del cáncer de mama, tamaño y fase del tumor, una vez éste ha sido descubierto, y desenlace de la enfermedad. Del informe se desprende que la autoexploración mamaria «no implica la obtención de beneficios relevantes para la salud de las mujeres [...] y a veces deriva en biopsias, visitas al médico y preocupaciones innecesarias». Se recomienda a los médicos que expliquen a sus pacientes que no existe prueba alguna de que la autoexploración haya reducido la mortalidad por cáncer de mama, y que lleva a un aumento de visitas médicas innecesarias, lo que a su vez se traduce en un incremento sustancial en el número de biopsias superfluas, con la ansiedad que éstas pueden llegar a generar.

Como resultado de todo ello, en el 2003 la American Cancer Society modificó su recomendación y donde antes indicaba que una autoexploración mensual era esencial para el mantenimiento de la salud de las mujeres mayores de 20 años, ahora sólo lo plantea como algo opcional y sugiere que únicamente la lleven a cabo las mujeres que lo consideren oportuno, sin ofrecer razones de peso para ello. De esta manera, la American Cancer Society cambió el enfoque de su campaña, y de detección precoz pasó a plantearlo como una toma de conciencia de las particularidades de cada mama, en el sentido de que una mujer sólo reparará en una alteración en sus senos cuando conoce muy bien su forma y sensibilidad. Este método de examen, más informal, anima a las mujeres a desarrollar un conocimiento general de la forma y de posibles anomalías físicas de sus pechos y a recurrir a ayuda médica sólo cuando percibe un cambio sustancial, un bulto o una erupción persistente, por poner algún ejemplo.

El principal problema a la hora de determinar el valor real de la autoexploración es que estos estudios no tienen en cuenta el tipo de tratamiento seguido por aquellas mujeres que descubrieron un bulto en su pecho, y tampoco ofrecen información sobre los resultados obtenidos. Un estudio australiano publicado en el 2000 advierte que un sorprendente 35 por ciento de las mujeres que padecen cáncer de mama se descubrieron el bulto ellas mismas, lo cual es irrelevante, ya que los investigadores no realizaron un seguimiento para determinar si ello estaba directamente relacionado con los índices de supervivencia. Los resultados son la mejor estadística. La detección tan sólo es el punto de partida para la supervivencia. Cuanto mejor sea el tratamiento aplicado al paciente de cáncer en cualquiera de sus fases, mayores serán sus posibilidades de supervivencia. Lo que ocurra en sus vidas después de la detección del bulto variará mucho en función de la calidad del tratamiento médico. Sin embargo, los estudios dejan claro que no existe ninguna relación entre la curación a largo plazo de cáncer de mama y la autoexploración.

Exploración mamaria: mamografías, ecografías y resonancias magnéticas

Si algo nos queda claro es que una autoexploración de pecho nunca puede sustituir a una mamografía. Una mamografía es básicamente una radiografía del seno femenino que detecta cualquier aumento irregular de volumen. Es el único examen que, se ha demostrado, reduce el número de muertes por cáncer de mama. Una mamografía puede detectar un tumor del tamaño de una goma de borrar en el extremo de un lápiz del número 2, mientras que un tumor debe medir unos 24 milímetros para poder descubrirlo al tacto.

Es cierto que la mamografía a veces es incómoda y que sus resultados distan de ser perfectos. Puede no detectar un relevante número de tumores y los falsos positivos generan ansiedad con excesiva frecuencia. Pero funciona. Varios grupos de investigadores estadounidenses y holandeses llegaron a la conclusión de que al menos la mitad del 24 por ciento de descenso en el número de muertes por cáncer de mama se debe a las mamografías. Es uno de los métodos de detección que más vidas ha salvado y, llegada cierta edad o en función de sus antecedentes clínicos familiares, toda mujer debería someterse a ellas con regularidad. Esta prueba detecta tumores potencialmente cancerígenos en fase temprana, lo cual permite atacar la enfermedad de la forma más eficaz. Se calcula que las mamografías pueden detectar más del 85 por ciento de los tumores cancerígenos; al ser un método tan ampliamente aceptado, tendemos a olvidar que estamos hablando de un procedimiento relativamente nuevo. Las primeras mamografías se hicieron en 1960, pero hubo que esperar más de nueve años a que estas máquinas de rayos X específicamente diseñadas para tal finalidad estuvieran disponibles. A partir de 1976 las mamografías ya se consideraban el arma idónea para combatir el cáncer de mama, y desde entonces los investigadores trabajan para determinar cómo aplicarla con la mayor eficacia. También desde este momento quedó abierto el debate de con qué frecuencia y a partir de qué edad las mujeres deberían hacerse mamografías.

Lo mismo que el cáncer de próstata en los hombres, el cáncer de mama irrumpe en la vida de muchas mujeres a partir de los 40, aunque realmente no existe relación estadística sustancial entre el cáncer de mama y la edad. Unas cuarenta y una mil mujeres estadounidenses mueren anualmente de cáncer de mama, pero sólo una de cada treinta y tres tiene menos de 40 años y una de catorce, menos de 45. La American Cancer Society recomienda a las mujeres que se hagan la primera mamografía entre los 35 y los 40 años para establecer las referencias que más adelante servirán a los médicos para comparar los cambios ocurridos en su pecho. Por otro lado, estadísticamente se ha comprobado que las mamografías reducen el número de muertes por cáncer de mama en las mujeres de más de 50 años. En la franja de edad comprendida entre 40 y 50 años las ventajas en cambio son cuestionables, lo cual genera cierta confusión entre médicos y pacientes.

La U.S. Preventive Services Task Force (Grupo de trabajo de servicios preventivos de Estados Unidos) desató la polémica a finales de 2009 al denunciar las escasas ventajas de las mamografías anuales a partir de los 40 años, recomendando que se hicieran cada dos años. Entre los diversos estudios que el grupo de trabajo recogió figuraba un informe británico publicado en 2006 que durante una década se había hecho el seguimiento de más de ciento cincuenta mil mujeres. A alrededor de un tercio de aquellas mujeres se les realizaron mamografías a partir de los 40. Los resultados concedieron escaso valor a las pruebas comenzadas a partir de dicha edad. De acuerdo con las estadísticas, mil novecientas mujeres de entre 40 y 50 años tuvieron que hacerse mamografías con regularidad para prevenir un único caso de fallecimiento por cáncer de mama en los siguientes veinte años. Por otro lado, alrededor de un 10 por ciento de las mujeres dieron un falso positivo y uno por ciento tuvo que hacerse una biopsia. El grupo de trabajo concluyó que la capacidad de las mamografías para detectar tumores de mama en mujeres de entre 40 y 50 años no era sustancialmente relevante, y que sin embargo, el número de falsos positivos y de biopsias podría reducirse a la mitad.

La respuesta de las organizaciones contra el cáncer de mama que criticaban el estudio fue inmediata, generando aún mayor confusión. El doctor Steven Come, profesor de medicina asociado en el Harvard Medical School y director del Programa oncológico para el cáncer de mama en el Beth Israel Deaconess Medical Center señaló: «Las recomendaciones de la U.S. Preventative Services Task Force son una reevaluación basada en información de modelos de pruebas ya existentes. El análisis se centra en una comparación entre unos hechos positivos (reducción de la mortalidad) frente a los efectos negativos de estas pruebas, realizadas a partir de determinadas edades y llevadas a cabo en intervalos de tiempo distintos. La reducción de la mortalidad en mujeres en edades comprendidas entre los 40 y 50 años, unida al número más elevado de efectos adversos induce a la Task Force a recomendar a las mujeres de esta edad que no se sometan a la prueba de forma rutinaria. Sin embargo, sí parece estar de acuerdo en que cada paciente deberá valorar con su médico esta decisión en el caso de que existan factores de riesgo individuales que hay que considerar. La Task Force, por otro lado, aconseja las mamografías a partir de los 50 años. La nueva recomendación de que el test se realice sólo cada dos años se basa exclusivamente en un modelo matemático que compara los beneficios de realizar la mamografía cada dos años en lugar de cada año (entendidos como periodos cortos), con las ventajas de reducir a la mitad las consecuencias negativas de la prueba (al realizarse la mamografía cada dos años, estos efectos adversos se producen también sólo cada dos años). Personalmente me siento menos cómodo con esta recomendación, al menos de momento, máxime si tenemos en cuenta que más de ocho estudios en profundidad sobre los beneficios de la mamografía concluyeron que un intervalo de entre dieciocho y veinticuatro meses era excesivo».

Antiguamente las mamografías se hacían con película, pero la tecnología digital empezó a extenderse a partir del año 2000. Entre las ventajas de la mamografía digital cabe destacar la posibilidad de manipular la imagen en el ordenador, para por ejemplo aclarar las partes oscuras y mostrar los resultados de inmediato sin tener que esperar al revelado de la película. El Digital Mammographic Imaging Screening Trial, que se inició en octubre de 2001 y en el que terminaron por participar casi cincuenta mil mujeres, realizaba una comparación entre los dos tipos de mamografía. A grandes rasgos, los resultados mostraron una diferencia estadística mínima en el conjunto de las participantes en cuanto al número de tumores detectados siguiendo las diferentes técnicas, aunque la mamografía digital obtuvo resultados significativamente mejores cuando se trataba de detectar cánceres en mujeres menores de 50 años, mujeres de cualquier edad con tejido mamario denso o cualquier mujer que hubiera tenido al menos una regla transcurrido un año desde su mamografía. Según un estudio reciente realizado en la Northwestern University, la mamografía digital es aproximadamente un 20 por ciento más fiable a la hora de identificar el cáncer de mama.

La recomendación actual de la American Cancer Society sigue siendo la misma: las mujeres de entre 40 y 50 años deben realizarse una mamografía cada uno o dos años, mientras que las mujeres que superan los 50 debería hacerse una mamografía al año. Las mujeres con antecedentes de cáncer de mama, tanto personal como familiar, tal vez deberían someterse a estos exámenes con mayor frecuencia, aunque ésta es una decisión a tomar entre cada paciente y su médico. Además, una mamografía siempre es más efectiva si se combina con un examen físico completo.

Un estudio dirigido por el American College of Radiology Imaging Network informó en 2008 que una mamografía complementada con ecografía aumentaba en un 28 por ciento el número de tumores encontrados. La ecografía es la segunda técnica de diagnóstico por imagen más usada en la medicina preventiva. Debido a las limitaciones de la mamografía y a la aprensión que suscitan los rayos X, el interés en esta aplicación se está disparando. La ecografía es una técnica mediante la cual las ondas sonoras de muy alta frecuencia rebotan sobre un objeto sólido y dan una imagen. En un principio se empleó para examinar material inerte, principalmente en construcción naval y fue precisamente en el Naval Medical Research Institute donde se utilizó por primera vez a finales de la década de 1940 para observar el interior de un cuerpo humano. En 1953 un grupo de suecos licenciados en física nuclear analizaron un corazón humano utilizando un aparato que tomaron prestado de una empresa de construcción naval, y así comenzó su aplicación médica. El primer ecógrafo se comercializó en Estados Unidos en 1963 y desde entonces se ha convertido en una herramienta de diagnóstico de relevancia vital en todos los campos de la medicina. Sin embargo, puesto que no siempre detecta algunos síntomas tempranos de tumor que las mamografías sí encuentran, no suele utilizarse como primera herramienta a la hora diagnosticar el cáncer de mama.

El estudio del College of Radiology analizó información extraída de un ensayo realizado con dos mil seiscientas treinta y siete mujeres que fueron examinadas utilizando ambas técnicas. Al cabo de un año a cuarenta de ellas se les diagnosticó cáncer de mama, la mamografía había detectado con éxito veinte de los cuarenta casos, pero la combinación de mamografía y la ecografía detectó treinta y un casos, con lo que la utilidad de esta prueba diagnóstica quedó probada. Lamentablemente la ecografía también aumentó considerablemente los llamados falsos positivos, que a menudo condujeron a biopsias innecesarias. En cambio la mamografía sólo originó una única biopsia superflua, mientras que la combinación de ambas pruebas llevó a diez biopsias innecesarias. Es decir, que por un lado la ecografía puede encontrar tumores que la mamografía no detecta, pero también incrementa significativamente la posibilidad de falsos positivos.

Existe un tercer método para la detección preventiva del cáncer de mama, la imagen por resonancia magnética o MRI, por sus siglas en inglés. En ella un imán conectado a un ordenador «fotografía» cada parte del seno desde el interior hacia afuera. Las pruebas demuestran que las resonancias son significativamente más precisas que las mamografías, con un 71-100 por ciento de precisión comparado al 16-40 por ciento de las mamografías. Pero son más costosas, y requieren más tiempo que las mamografías o la ecografía y, excepto en el caso de mujeres con alto riesgo, su utilización para chequeos anuales es probablemente innecesaria. Hoy en día las MRI se emplean sobre todo para confirmar la existencia de tumores ya conocidos, para investigar más profundamente zonas sospechosas reveladas en mamografías o en reconocimientos médicos, para detectar pérdidas o rupturas en implantes y para analizar tejido mamario excesivamente denso. Las MRI suelen acompañar a la mamografía en la prueba anual recomendada.

Investigadores de la clínica oncológica Anderson de la Universidad de Texas se plantearon si para las mujeres podría resultar ventajoso alternar mamografía y resonancia magnética cada seis meses, lo cual reduciría la mitad el intervalo entre las pruebas. Un estudio piloto realizado en 2008 evaluó a trescientas treinta y cuatro mujeres en situación de riesgo, incluyendo mujeres con antecedentes familiares de cáncer, mujeres que habían superado un cáncer de mama, que habían tenido que someterse a una biopsia o con altos factores de riesgo. De ellas, ochenta y seis fueron tratadas alternándose ambas técnicas y se detectaron nueve tumores: cinco se detectaron mediante resonancia magnética y no mediante mamografía, tres fueron diagnosticados gracias a ambas técnicas y uno no fue detectado con ninguna de las dos pruebas. El autor principal del estudio, el doctor Huong Le-Petross, profesor adjunto de radiología diagnostica en la clínica Anderson fue contundente: «El panorama general es que la MRI es capaz de localizar cánceres que las mamografías no detectan. Lo cual quiere decir que en aquella población [la de alto riesgo] es más recomendable la resonancia magnética, capaz de localizar pequeñas lesiones que pasarían desapercibidas en una mamografía».

Así que, mientras se realiza un estudio a largo plazo a fin de determinar si este protocolo puede salvar vidas, lo recomendable en este momento, para aquellas mujeres con alto riesgo de desarrollar tumores, teniendo en cuenta determinados factores incluyendo antecedentes familiares, parece ser la alternancia de mamografías y resonancias en intervalos de seis meses.

Otra prueba adicional accesible hoy en día para las mujeres con antecedentes familiares de cáncer de mama es el test para detectar la presencia en el ADN de mutaciones hereditarias del tumor supresor de los genes humanos BRCA1 y BRCA2, relacionados con el cáncer de mama (en inglés *breast cancer*, de ahí las siglas). A las mujeres que padecen esta mutación se les diagnostica síndrome de cáncer hereditario de mama y de ovario. Las mujeres a las que se les detecta esta mutación sufren un riesgo significativamente mayor de contraer cáncer de mama o de ovario, e incluso de otros tipos cánceres de potencialmente mortales. Aunque los investigadores no saben con seguridad si estas mutaciones son el único motivo del aumento de riesgo de cáncer, las mujeres que las padecen tienen hasta cinco veces más posibilidades que el resto de desarrollar cáncer de mama y entre un 15 y un 40 por ciento son más susceptibles de contraer cáncer de ovario en algún momento de sus vidas. Sin embargo, a pesar de que estos datos puedan parecer escalofriantes, estamos hablando de un síndrome verdaderamente excepcional, ya que sólo entre un 5 y un 10 por ciento de los cánceres son hereditarios.

Una mujer que da positivo en una prueba genética deberá seguir ciertos pasos: someterse desde muy joven a pruebas de detección temprana, posibles gracias a las nuevas técnicas, que permitan intervenciones oportunas, seguir tratamientos farmacológicos con tamoxifeno —que, está demostrado, reduce a más de la mitad la incidencia de cáncer en mujeres con síndrome de cáncer hereditario de mama y de ovario—, o someterse a cirugía electiva. Muchas mujeres que padecen esta mutación y tienen además importantes antecedentes familiares han optado por la extirpación quirúrgica del tejido de riesgo, lo cual puede implicar una doble mastectomía o la extirpación de las trompas de Falopio y los ovarios, a pesar de que este tipo de cirugía no elimina por completo el riesgo de cáncer.

La prueba genética consiste en un sencillo análisis de sangre y puede costar entre varios cientos y miles de dólares. Los resultados tardan un tiempo. Hoy por hoy no existe ninguna recomendación específica sobre qué tipo de paciente debería someterse a este test, pero probablemente las mujeres con antecedentes familiares de cáncer de mama de parentesco particularmente cercano deberían considerarlo. Los resultados ayudarán a identificar el riesgo de contraer cáncer, y en ningún caso implicarán diagnóstico de cáncer. De hecho, muchas mujeres con esta mutación nunca llegan a enfermar. Sin embargo, al tratarse de un test genético y porque todos compartimos material genético con nuestros familiares, también nos proporciona información sobre éstos, incluidos nuestros hijos y los hijos de nuestros hijos. Hay por ello muchas investigaciones centradas en comprobar si éste puede ser el origen de muchos tipos de cáncer, con la esperanza de encontrar una cura genética o algún sistema de prevención.

CITOLOGÍAS VAGINALES (PAPANICOLAU)

Otro de los tests para detectar otro tipo de cáncer de eficacia probada y que ha salvado muchas vidas es la citología vaginal o prueba de Papanicolaou. La citología detecta con éxito células cervicales potencialmente cancerígenas. Se trata de un sencillo test en el que se toma una muestra del cérvix o cuello uterino y se examina bajo el microscopio para identificar inflamaciones celulares anómalas. La pregunta más evidente sobre este tipo de prueba es por qué no todas las mujeres se la realizan. La American Cancer Society advierte que el 60 por ciento de las mujeres con cáncer cervical no se habían hecho una citología en los cinco años anteriores o incluso nunca. En octubre de 2007 el *New England Journal of Medicine* anunció que un nuevo test, todavía más sencillo, era más eficaz que la citología, de sesenta años de antigüedad. Las limitaciones de ésta, que detecta algo más del 55 por ciento de las células de cáncer cervical tradicionalmente se compensan por la frecuencia con que se realizan. Si en un examen no aparecen ciertas células, es muy probable que sí lo hagan en la citología del siguiente año.

En un estudio canadiense dirigido por la McGill University se realizó a diez mil ciento cincuenta y cuatro mujeres con riesgo de contraer cáncer cervical una citología vaginal tradicional y la nueva prueba del VPH. El test del virus del papiloma humano o VPH busca la presencia de virus que pueden generar cáncer cervical antes que células cancerosas. A estas mujeres se les realizaron las dos pruebas pero en diferente orden, a fin de comparar la eficacia de cada una en la detección de lesiones cancerosas. Además de identificar mejor la presencia de cáncer cervical, la prueba del VPH detectó el 94,6 por ciento de lesiones de alto grado —cáncer potencial— mientras que la citología convencional, diferente a la prueba de Papanicolaou de base líquida normalmente empleada en Estados Unidos, identificó sólo el 55,4 por ciento de estos tumores malignos. Esta prueba de base líquida más común en Estados Unidos parece reaccionar de manera más sensible a la presencia de células cancerígenas o potencialmente cancerígenas. El test del VPH es ligeramente más costoso que la citología, pero más sencillo de realizar; sin embargo, aún no ha sido aprobado y de momento no puede sustituir la prueba de detección tradicional, aunque muchos médicos estadounidenses están empezando a utilizarla, en combinación con la citología vaginal.

Un estudio sueco realizado con más de doce mil mujeres evaluó la utilidad de emplear a la vez ambos métodos. En las pruebas iniciales se detectaron un 51 por ciento más de células cancerígenas o potencialmente cancerígenas cuando se emplearon ambas técnicas. El seguimiento revelaba que a las mujeres a las que se les realizaban las dos pruebas finalmente desarrollaban un 42 por ciento menos de casos de cáncer, de lo que claramente se deducía que la utilización de ambas técnicas entrañaba mayor protección para las pacientes. Tanto la prueba de Papanicolaou como el nuevo test del VPH utilizados individualmente o en conjunto son un sistema de detección precoz fundamental para médicos y pacientes. La pregunta por tanto sigue siendo por qué las mujeres en situación de riesgo no se someten a estos tests una vez al año. Es de esperar más que en un futuro no muy lejano la combinación de ambas pruebas diagnósticas se convierta en el protocolo habitual.

Las pruebas de PSA y DRE para el cáncer de próstata

Muchos hombres tienen como costumbre realizarse regularmente la prueba del PSA, que detecta la presencia de cáncer en la próstata, aun siendo cada vez mayor la certeza de que no se trata más que de una pérdida de tiempo y de dinero. Lo cierto es que el cáncer de próstata puede con frecuencia convertirse en una enfermedad mortal. En 2008 doscientos mil varones fueron diagnosticados de este cáncer, de los cuales murieron veintiocho mil. A pesar de ello la eficacia real de la prueba del PSA, empleada para detectar el cáncer de próstata, sigue siendo cuestionable. El antígeno prostático específico o PSA, es una proteína segregada por la próstata que pasa a la circulación sanguínea. Puede encontrarse y evaluarse en los análisis de sangre. Hasta la fecha se pensaba que un nivel elevado de PSA era indicio de algún problema en la próstata, por lo que se recomendaba un seguimiento posterior. Esta prueba también era considerada como un sistema científico de alerta. A finales de la década de 1980 se hizo popular y millones de hombres empezaron a hacérsela una vez al año. Existen sin embargo, pocas pruebas de que el análisis de PSA pueda salvar vidas y de que tenga ninguna eficacia real.

El urólogo de la Universidad de Stanford, Thomas Stamey, que en 1987 fue uno de los primeros científicos en relacionar un nivel alto de PSA con el cáncer de próstata, hoy defiende que esta prueba no debe considerarse un detector fiable. Se han encontrado indicios de cáncer de próstata en autopsias realizadas en varones que nunca tuvieron ningún síntoma y muchos hombres con un PSA elevado nunca han llegado a desarrollar la enfermedad. Es cierto que un nivel alto de PSA puede ser indicador de algún problema, pero en la gran mayoría de los casos no suele tratarse de cáncer, sino de una infección, una inflamación o de un agrandamiento de la próstata no provocado por un cáncer.

Una vez detectado el cáncer de próstata, tampoco hay consenso sobre el tratamiento a seguir. Al contrario de lo que ocurre con la mayoría de otros cánceres, el de próstata es extremadamente extendido en varones de edad avanzada, y al ser de crecimiento muy lento, el tratamiento que suele aplicarse no es tan agresivo como con otros tipos de cáncer. De hecho, para muchos hombres con cáncer de próstata, el tratamiento, que podría en algunos casos provocar impotencia o incontinencia, resulta mucho más perjudicial que convivir con la enfermedad. Muchos hombres que no reciben tratamiento viven con cáncer de próstata hasta que fallecen por otro motivo. Por otro lado, sin tener un desglose por edades de los veintiocho mil hombres que fallecieron en 2008 a causa de esta enfermedad resulta imposible determinar si la prueba de detección habría cambiado la estadística.

El debate sobre la eficacia del PSA se extiende a otros aspectos del test, como los niveles que deben considerarse sospechosos. Investigaciones recientes han demostrado que la mayoría de los hombres con un nivel de PSA elevado no padecen cáncer de próstata, mientras que casi un tercio de los hombres diagnosticados con cáncer de próstata tenían el nivel de PSA normal. Varios investigadores del programa de veteranos de guerra Veterans Affairs Connecticut Healthcare System, dirigidos por el doctor John Concato, compararon a quinientos uno individuos que murieron de cáncer de próstata con otros quinientos uno veteranos que gozaban de buena salud, para buscar alguna diferencia en el porcentaje de cada grupo testado. Si es cierto que la prueba de PSA podía salvar vidas, entonces los resultados mostrarían que habían muerto más hombres del grupo no testado. Lo cierto es que el porcentaje de hombres en ambos grupos a los que se había hecho la prueba era más o menos igual; es decir, que la prueba de PSA no era determinante en los resultados.

Existen sin embargo, todavía muchos defensores acérrimos de la prueba del PSA. Algunos médicos sugieren que la diferencia anual en los niveles —la velocidad del PSA— podría ser un sistema de detección más idóneo que el nivel de PSA por sí solo, ya que es síntoma de actividad prostática. Y ello puede bastar para salvar vidas. Otros médicos en cambio opinan que, por pequeño que sea el potencial de las pruebas de PSA de salvar vidas, debe realizarse de todas maneras, pues siempre habrá pacientes que se beneficien. El profesor de urología de la Northwestern University, William Catalona, es tajante: «Muchos varones mueren a causa de cáncer de próstata y las pruebas de que el sistema de detección salva vidas son abrumadoras». Su adjunto, el doctor Robert Nadler, coincide con él y además añade: «La tasa de mortalidad por cáncer de próstata está descendiendo y estoy convencido de que ello se debe a la prueba del PSA».

En la actualidad se están realizando numerosos ensayos clínicos a largo plazo con el fin de determinar la efectividad real de la prueba del PSA. El director médico de la American Cancer Society, Otis W. Brawley declaró ante la prensa: «Si la prueba del PSA no salva vidas, evidentemente no será necesaria. Lo que ocurre es que todavía no está comprobado». Hoy por hoy, ninguna de las organizaciones científicas o médicas acreditadas recomienda a los varones sanos realizarse pruebas de detección de cáncer de próstata como el PSA de forma rutinaria. Lo que sí aconsejan, sin embargo, es que cada paciente consulte a su médico sobre las ventajas e inconvenientes de las pruebas. En 2008 el grupo de trabajo United States Preventative Services Task Force sugirió que en los varones de más de 75 años, así como en los hombres con una esperanza de vida inferior a diez años, el riesgo de la prueba era mayor que sus ventajas, por lo que se les recomendaba no someterse a ella. Incluso en caso de cáncer de próstata diagnosticado, el tratamiento no conseguiría alargarles la vida. En cuanto al resto de los varones, el Task Force reconoce que los datos no son lo suficientemente concluyentes para recomendar que se hagan pruebas de PSA anuales.

La American Cancer Society aconseja a los médicos ofrecer a sus pacientes la prueba del PSA y una exploración rectal digital o DRE (por sus siglas en inglés) —en la cual el especialista examina la glándula prostataria para detectar anomalías— a partir de los 50 años. Puesto que depende exclusivamente de la experiencia del especialista, el tacto rectal no se considera una prueba del todo fiable, pero muchos expertos siguen recomendando a los pacientes con alto riesgo de cáncer de próstata —un grupo que incluye afroamericanos y varones con algún familiar cercano al que se haya diagnosticado esta enfermedad antes de los 65 años— que se lo hagan anualmente a partir de los 45 años, y en el caso de que sean varios los miembros de la familia que hayan tenido el cáncer, adelantarla incluso a los 40.

Colonoscopias, sigmoidoscopias y prueba de sangre oculta en las heces para el cáncer colorrectal

La prueba menos popular pero más efectiva es el sistema básico de detección de cáncer colorrectal. El cáncer de colon provoca anualmente alrededor de cincuenta mil muertes, muchas de las cuales podrían evitarse con una detección precoz. La mayoría de los cánceres de colon se presentan en forma pólipos o tumores extraños en el colon. Estos pólipos suelen ser bastante frecuentes entre los varones de más de 50 años y la mayoría resultan benignos o no cancerígenos. Sin embargo, algunos se convierten en malignos y pueden prevenirse extirpándolos una vez detectados. La colonoscopia es el mejor sistema de detección. La inventó en 1970 el doctor Hiromi Shinya, que trabajaba en el Beth Israel Medical Center de Nueva York. «Hasta aquel momento», refiere el doctor Mark Cwern, cirujano colegiado, compañero del doctor Shinya, y responsable a su vez de más de setenta y cinco mil colonoscopias, «nadie había utilizado un instrumento flexible para las exploraciones de colon. Empleaban un tubo largo y flexible con una extensión luminosa que se introducía por la boca para observar la parte superior del colon y un sigmoidoscopio rígido para la parte inferior. El doctor Shinya consiguió introducir el tubo flexible por el recto y manipularlo por todo el colon, pero lo más importante fue que descubrió que podía extraer pólipos utilizando un asa de alambre, una especie de cuerda de piano empujada a través de un catéter que le permitía extirpar pólipos a medida que los iba encontrando». Una cámara de vídeo al final de la extensión permite a los médicos escanear literalmente las paredes del colon en busca de pólipos o cualquier otro tipo de tumores potencialmente cancerígenos. Como explica el doctor Cwern: «Es imposible saber cuántas vidas se han salvado gracias a la resección de pólipos antes de que llegaran a transformarse en cancerígenos. Es obvio que cuando se elimina la causa potencial de la enfermedad, mayores son las posibilidades de evitar el cáncer». La resección de pólipos es un procedimiento completamente indoloro que a menudo se realiza al mismo tiempo que la prueba de detección. Incluso en el caso de que estos pólipos sean cancerosos, la detección precoz permite extirparlos antes de que el cáncer se extienda.

La colonoscopia es a día de hoy el método más extendido y eficaz de prevenir el cáncer de colon. Es realmente efectivo y todo el mundo a partir de los 50 años —edad en la que los pólipos comienzan a crecer con mayor rapidez— debería realizarse una regularmente. Aquellas personas con antecedentes familiares de cáncer de colon deberían incluso considerar hacerse la primera colonoscopia a los 40 años. Lamentablemente solo un 50 por ciento de la población que debería someterse a una colonoscopia ha llegado a practicársela. En mi opinión, la mortalidad por cáncer de colon se reduciría en un 90 por ciento si más gente se hiciera esta prueba.

El cáncer de colon es un cáncer curable y por tanto la detección precoz es absolutamente esencial. Una de las razones por las que muchas personas no se realizan esta prueba es porque han oído decir que la preparación del día anterior es un tanto desagradable. La prueba sólo es eficaz cuando el colon está lo suficientemente limpio para ser examinado de forma minuciosa, de manera que el día anterior a la prueba el paciente tiene que prepararse, lo que normalmente comporta beber una gran cantidad de preparado especial, además de un laxante para evacuarlo, lo cual implicará que el paciente se pasará el día yendo al cuarto de baño. Llegado el momento de la prueba, el paciente permanece sedado, con lo cual no siente ninguna molestia.

Pero pasar un día desagradable no es nada comparado con los beneficios que se obtienen. Si se realiza con sedación, la colonoscopia es un procedimiento indoloro. De hecho, muchos médicos afirman que lo primero que los pacientes dicen al despertar de la prueba es: «¿Cuándo piensa usted empezar?». Aunque no tenemos aún estadísticas que aclaren cómo influye la colonoscopia en la reducción de la mortalidad por cáncer colorrectal, es evidente que la extirpación de pólipos y otros tumores es determinante. La American Cancer Society calcula que las colonoscopias pueden reducir la tasa de mortandad hasta en un 50 por ciento, mientras que otras organizaciones hablan del 70 por ciento.

Existe no obstante una pequeña controversia, aunque de poca importancia. Un estudio publicado a finales de 2008 en la prestigiosa *Annals of Internal Medicine* revelaba que, por algún motivo todavía desconocido, la colonoscopia era considerablemente menos efectiva de lo que se creía a la hora de detectar pólipos en el lado derecho del colon. Investigadores canadienses examinaron los expedientes de diez mil pacientes que habían muerto de cáncer de colon entre 1996 y 2003 y de otros cincuenta mil individuos que no habían fallecido a causa de esta enfermedad. Trataban de evaluar la efectividad de la colonoscopia, determinando cuántos pacientes que se habían sometido habían fallecido más tarde de cáncer de colon frente a los que no se habían sometido a la prueba y habían muerto también. Las estadísticas se compilaron diferenciando los lados izquierdo y derecho de colon. Las conclusiones sorprendieron a toda la comunidad médica: había menos muertes causadas por cáncer en el lado izquierdo y sin embargo, la colonoscopia no había prevenido ninguna causada por cáncer en el lado derecho. «No existe explicación médica», señaló el doctor Cwern, aunque sospecha que al menos algunas de estas exploraciones fueron realizadas por médicos menos experimentados en el manejo del colonoscopio. «Básicamente habría dos aspectos a tener en cuenta. En primer lugar la limpieza previa pudo no ser completa, y si uno no tiene la destreza visual requerida para examinar un colon de forma adecuada es posible que pase por alto alguna alteración. A veces se encuentran en el lateral derecho de la parte superior del colon residuos que no se han conseguido eliminar del todo. En segundo lugar, la experiencia es un grado a la hora de llevar a cabo este tipo de exploraciones. Cuantas más exploraciones se hagan, mayores serán las posibilidades de encontrar algo oculto bajo un pliegue o un pólipo poco protuberante. Las paredes del colon pueden albergar lesiones casi planas, incluso hundidas y algunos médicos se limitan a buscar lesiones protuberantes más típicas o que descansan sobre un pedículo, es decir que literalmente saltan a la vista. Pero cuando la limpieza es buena y el médico se toma su tiempo, no existe explicación alguna para que el lado derecho de la parte superior del colon no sea examinada al detalle».

Éste es el mensaje: la colonoscopia sigue siendo el mejor método de detección precoz y prevención del cáncer de colon, aunque no es infalible, y cualquier persona que descubra sangre en sus heces debería acudir a su médico.

Por cierto, si alguna vez tiene que hacerse una colonoscopia, programe la cita por la mañana. De un estudio realizado por investigadores de la Cleveland Clinic se dedujo que por algún extraño motivo, en las colonoscopias realizadas por la mañana se detectaban más pólipos que en las pruebas hechas por la tarde. Parece ser que el índice de detección va decayendo a lo largo del día. Aunque no hay explicación médica, existe la teoría de que los especialistas que llevan a cabo estas pruebas van perdiendo capacidad de atención conforme avanza el día.

Hay otras pruebas de detección de cáncer de colon menos invasivas, pero de alguna manera también menos efectivas. La más novedosa es la llamada colonoscopia virtual, en la que se obtiene una imagen en 3D del colon y se evita tener que introducir el tubo por el recto. La mayor ventaja de esta prueba es que el paciente no tiene que estar sedado, por lo que la probabilidad de efectos secundarios temporales desaparece. El National Cancer Institute realizó ensayos comparativos de estos dos tipos de colonoscopia y en septiembre de 2008 anunció que la colonoscopia virtual es «altamente precisa a la hora de detectar pólipos colorrectales de tamaño grande y mediano», y que gracias a ella se habían podido detectar el 90 por ciento de los pólipos de gran tamaño que más tarde serían encontrados en colonoscopias convencionales. Pero aunque la colonoscopia virtual ofrece ciertas ventajas, como precio, seguridad y comodidad, es en realidad menos recomendable que la convencional. Los pacientes tienen que pasar por el mismo proceso incómodo de preparación y las lesiones pequeñas o planas pueden no ser detectadas. Además, en el caso de que se detectara un pólipo, éste habrá de ser extirpado en una colonoscopia normal. Por otro lado, este test no siempre distingue entre un residuo fecal y una lesión, lo que puede llevar a confusión. Y si para llegar al mismo punto son necesarios dos días de preparación en lugar de uno ¿para qué molestarnos?

La sigmoidoscopia es un sistema muy similar a la colonoscopia pero no tan completo, en el que una cámara de vídeo iluminada colocada al final de un tubo llamado sigmoidoscopio se adentra en el recto y la parte inferior del colon. Este procedimiento permite la resección de cualquier tumor sospechoso, pero puesto que sólo explora alrededor de un tercio de la superficie del colon no es tan completo ni concluyente como la colonoscopia. La sigmoidoscopia es —tal y como yo lo veo— el equivalente a hacerse la mamografía de un seno. Hace unas décadas, esta prueba combinada con el enema de bario estaba considerada el colmo de la tecnología. En mi opinión no es más que una pérdida de tiempo. Por fortuna raramente se utiliza en nuestros días.

La sencilla prueba diagnóstica de sangre oculta en las heces es sin duda la menos invasiva, pero hoy en día carece de valor real. Por lo general consiste en un análisis de las heces una vez se ha encontrado sangre en la deposición, síntoma de cáncer de colon. El paciente utiliza un envase especial para recoger distintas muestras de heces que después tendrá que llevar al médico o al laboratorio para ser analizadas. El problema de este tipo de prueba es que la presencia de sangre en las heces suele normalmente producirse por hemorroides y no por pólipos cancerígenos. Por otro lado, la ausencia de sangre no siempre es determinante, ya que los pacientes de cáncer de colon sangran sólo de forma intermitente. En resumen, la prueba diagnóstica más concluyente es siempre la colonoscopia.

Además de estos procedimientos tradicionales han surgido nuevos sistemas de detección todavía en fase de investigación. El National Cancer Institute patrocina en la actualidad un estudio sobre un test óptico mínimamente invasivo, que se basa en el principio de reflexión de la luz para detectar anomalías en las células del colon de forma precoz. Entre sus muchas ventajas están que no requiere de la temida preparación y que puede realizarse en la misma consulta del médico. Pero todavía quedan unos años hasta que estas pruebas sean accesibles y el peligro está en que algunas personas prefieran esperar antes de someterse a otro tipo de tests.

El mayor problema en las pruebas de detección de cáncer de colon probablemente sea que son demasiadas las personas que no quieren someterse a ellas. Los motivos son varios, seguramente la idea poco grata de que le introduzcan a uno un tubo por el recto sea uno de ellos, también el proceso depurativo que hay seguir el día anterior, pero está demostrado que esta prueba puede salvar muchas vidas. Y cuantas más personas se la hagan, más vidas se salvarán. Nuestro médico puede ayudarnos a decidir qué tipo de prueba es la más adecuada para nosotros. Lo más importante es que tanto hombres como mujeres se hagan exámenes de colon a partir de los 50 años. La U.S. Preventive Services Task Force recomienda una colonoscopia una vez cada diez años, excepto si se han detectado ya pólipos, en cuyo caso deben hacerse con mayor frecuencia. Muchos especialistas la recomiendan incluso cada cinco años, una vez cumplidos los 50. El análisis de sangre puede hacerse cada uno o dos años. La Task Force también recomienda a la población mayor de 85 años no someterse a la prueba, ya que en su caso los riesgos superan los beneficios.

Rayos X, MRI y TAC

Existen otros sistemas de detección de determinados tipos de cáncer, pruebas que deberían limitarse a las personas que están dentro de los grupos de riesgo, bien sea por enfermedades previas o historial médico familiar. Así, un fumador o ex fumador, por ejemplo, debería contemplar la posibilidad de hacerse la prueba de cáncer de pulmón.

Hasta hace unos años, los rayos X eran considerados el mejor método de detección de cáncer de pulmón, hasta que se demostró que en realidad salvaban pocas vidas. En cuanto a las resonancia magnética nuclear o MRI y la tomografía axial computarizada o TAC, salvo que exista un factor específico de riesgo, por lo general no suponen más que una pérdida de tiempo y dinero en personas que gozan de buena salud. Fumadores y ex fumadores pueden sin embargo, sacar de ellas algún provecho.

Aunque no necesariamente. Cada año ciento setenta mil estadounidenses son diagnosticados de cáncer de pulmón y la mayoría en una fase tan avanzada que son extremadamente difíciles de tratar. En 1993 el National Cancer Institute dirigió un complejo estudio de ocho años de duración en el que participaron ciento cincuenta y cinco mil hombres y mujeres, entre ellos fumadores, ex fumadores y personas que nunca habían fumado. Los resultados preliminares publicados en el número de diciembre de 2005 del *Journal of the National Cancer Institute* parecían confirmar los estudios anteriores. De acuerdo con la doctora Christine Berg, directora del estudio: «El índice de detección precoz del cáncer fue más positivo de lo que solemos observar en el conjunto de la comunidad. [...] Sin embargo, tendremos que ver si esto se traduce en una reducción en la tasa de mortalidad. El valor predictivo positivo era más bien bajo, lo que significa que muchos de los resultados del los rayos X iniciales eran falsos positivos. Cuando se obtiene un resultado positivo de una radiografía de pulmón el mensaje es: no hay por qué alarmarse».

En este test inicial, un 44 por ciento de los cánceres detectados estaban todavía en fase 1, que es cuando el cáncer de pulmón es más tratable. Y aunque los resultados iniciales son sugerentes, la gran mayoría de estudios han demostrado que la prueba de rayos X no aumenta los índices de supervivencia.

El consejo del doctor Chopra

Existen métodos de detección del cáncer que pueden salvar muchas vidas, como son la citología vaginal, la mamografía, la exploración de la piel y la colonoscopia. Un número muy limitado de personas con antecedentes familiares importantes de cáncer de mama o de ovarios debería contemplar la posibilidad de realizarse una prueba genética.

Aunque la eficacia de la autoexploración mamaria no está del todo demostrada, el doctor Come señala que si bien la Preventive Task Force «no recomienda enseñar a las mujeres cómo realizar la autoexploración mamaria ni la incentiva oficialmente, ello no implica que dejemos de tomar conciencia de nuestros cuerpos. Todos debemos conocer muy bien nuestro cuerpo y acudir al médico siempre que detectemos la más mínima alteración».

Y aunque todas estas pruebas diagnósticas tienen limitaciones, lo cierto es que salvan vidas.

XXI

¿Se puede prevenir o curar el resfriado común?

A los médicos les gusta decir que, en un catarro convenientemente tratado, los síntomas duran una semana, pero que si lo dejamos tranquilo... ¡nos durará siete días! Pues vaya con —achís— el resfriado común...

Muchos han sido los científicos y médicos que a lo largo de la historia han dedicado tiempo a buscar, sin éxito, el método más eficaz de tratar y prevenir el resfriado. Entre los numerosos intentos, los aztecas, por ejemplo, preparaban una mezcla de chile, miel y tabaco para combatir esta enfermedad llevada por los españoles. Hace tres mil años los chinos lo hacían con una infusión a base de hierbas que contenían efedrina, estimulante que actualmente se utiliza con el mismo fin terapéutico. Plinio el Viejo, el hombre de ciencia romano, sostenía que para dejar de toser y estornudar, no había nada como besar a un ratón en la nariz. Hace unos ochocientos años el sabio judío Maimónides recomendaba la sopa de pollo como remedio medicinal. En Norteamérica, los primeros colonos utilizaban aceite de zorrillo mezclado con azúcar, sopa de grasa de ganso o de pollo y manteca de cerdo para aclarar la congestión.

El primer testimonio escrito sobre el resfriado aparece en un tratado del siglo V a.C. en el que el médico griego Hipócrates lo describe como un mal provocado por un aumento de «desechos» en el cerebro. Y aunque Benjamin Franklin ya especulaba con la posibilidad de que el origen del resfriado era una sustancia que se propagaba entre personas por las vías respiratorias, hasta finales del siglo XIX no se pudo demostrar que se trataba de una enfermedad infecciosa.

En un principio se pensaba que el resfriado era provocado por una bacteria y que por tanto podía prevenirse con la vacunación, pero a mediados del siglo pasado se descubrió que un rhinovirus era el causante de la infección. A partir de entonces empezaron a proliferar los productos que dicen prevenir, curar o reducir los síntomas, y su venta se convirtió en un negocio multimillonario.

Al tratarse de un mal tan extendido —todos nos resfriamos de manera habitual— podría deducirse que los proyectos de investigación deberían resultar sencillos, pero en la práctica, encontrar sujetos para ensayos clínicos es tarea complicada. Los resfriados suelen ser pasajeros —a veces menos de lo que nos gustaría— y casi siempre inesperados; por ello que la mayoría de los ensayos se realizan con virus inducidos en pruebas de laboratorio. Por poner un ejemplo, en un estudio amparado por el NIH, unos investigadores de Carnegie Mellon de la Universidad de Pittsburgh y publicado en 2009, se plantearon si los hábitos del sueño incidían a la hora de contraer o evitar el resfriado. Como no podían esperar a que los voluntarios se acatarraran, pagaron ochocientos dólares a cada uno de los ciento cincuenta y tres participantes para que se dejaran pulverizar la nariz con el rhinovirus y después permanecieran alojados en un hotel durante cinco días en observación. Durante las dos semanas previas a la inducción del virus, se había llevado a cabo un registro de los hábitos de sueño de cada uno de los participantes. Los resultados mostraron que ciento treinta y cinco de las ciento cincuenta y tres personas resultaron infectadas, pero que sólo cincuenta y cuatro de ellas sufrieron algún síntoma clásico de resfriado: secreción nasal, fiebre, malestar, dolor de cabeza y congestión. Estos síntomas se producen cuando el sistema inmunológico lucha por combatir la enfermedad. La intensidad de cada resfriado se determinó en función del peso de los pañuelos de papel utilizados durante la prueba y del tiempo que tardaba en llegar a la parte posterior de la garganta una tintura que se les introdujo en la nariz. Pero, ¿por qué algunos de los participantes infectados padecieron el resfriado y otros no? Por las horas de sueño. Aquellos voluntarios que durmieron una media de menos de siete horas durante la noche las dos semanas previas a someterse a la prueba tuvieron tres veces más posibilidades de contraer resfriado que los que durmieron una media de ocho horas o más. La conclusión de los investigadores es que el tiempo de descanso refuerza o debilita el sistema inmunológico.

A pesar de que todo el mundo sabe que los resfriados vienen provocados por un virus, muchas madres insisten en echarle la culpa al frío. Sobre todo si salimos a la calle con el pelo mojado o nos ponemos a jugar en medio de la nieve. Es hasta posible que su nombre (resfriado) provenga de la creencia generalizada de que el frío es el origen de esta enfermedad. Y aunque los científicos niegan en rotundo esta afirmación, el hecho es que en 2005 el Common Cold Center de la Universidad de Cardiff en Inglaterra solicitó a noventa voluntarios que permanecieran sentados con los pies descalzos sumergidos en agua helada por periodos prolongados, mientras que otros noventa permanecían secos. En menos de una semana un 29 por ciento de aquellos individuos que habían tenido los pies sumergidos desarrolló como mínimo un par de síntomas de resfriado, mientras que sólo un 10 por ciento del grupo de control mostró algún síntoma. De modo que permanece la duda de si las madres tienen algo de razón, aunque es obvio que el frío no es la primera causa del catarro.

Los virus se contagian por contacto. Un equipo de investigadores de la Universidad de Virginia examinó las superficies de la habitación de un hotel (picaportes, interruptores, teléfonos, mandos a distancia) que supuestamente había tocado un portador del rhinovirus que no se había lavado las manos y descubrieron que el virus podía sobrevivir e incluso contagiarse a través del tacto pasadas las veinticuatro horas.

Si resguardarnos del frío no nos protege del resfriado y la exposición al virus según parece es tan directa, ¿existe alguna manera eficaz de protegernos? Durante los últimos años la equinácea se ha puesto muy de moda como medida de prevención. Millones de personas toman este suplemento de hierbas con regularidad. En 2005 su venta anual superó los trescientos millones de dólares. Si bien su éxito comercial es evidente, su eficacia como método preventivo está por ver. En 2005 National Center for Complementary and Alternative Medicine (Centro Nacional para la Medicina Complementaria y Alternativa), uno de los Departamentos del NIH, realizó un estudio con cuatrocientos treinta y siete voluntarios a los que se introdujo gotas del virus del resfriado por vía nasal. Algunas de estas personas tomaron equinácea la semana anterior a contraer el virus, mientras que a otras se les suministró placebo. A otro grupo de personas se les dio equinácea o placebo después de haber sido infectados con el virus. Los resultados, publicados en el *New England*

Journal of Medicine, demostraron que no había diferencia entre ninguno de los grupos: independientemente de lo que tomaron o de cuándo lo tomaron, todos los participantes estaban expuestos al virus por igual y padecían los síntomas con idéntica intensidad. Esta prueba demostró que la equinácea carecía por completo de valor medicinal. El doctor Stephen Straus, director de esta agencia gubernamental declaró: «No podemos seguir atribuyendo eficacia a la equinácea».

La asociación de comerciantes de suplementos vitamínicos protestó, denunciando que existían fórmulas de la equinácea muy diferentes, que la empleada en aquella prueba no era una fórmula comercializada y que a los voluntarios no se les administró más que un tercio de la dosis recomendada. De hecho, uno de los coautores del estudio declaró ser consumidor habitual de equinácea y que su intención era seguir siéndolo.

Pero éste no fue el único estudio llevado a cabo. Un metaanálisis dirigido por la facultad de medicina de la Universidad de Stanford examinó hasta trescientos veintidós artículos que incluían nueve ensayos clínicos controlados con placebo. El resultado de los dos estudios más completos fue negativo, mientras que otros seis confirieron cierta eficacia a la equinácea, llevando a sus autores a concluir: «La posible efectividad terapéutica de la equinácea para el tratamiento del resfriado aún está por demostrar».

Ciertos análisis sistemáticos patrocinados por la compañía Bioforce AG, que se autodefine como «la mayor productora suiza de plantas medicinales (productos a base de hierbas)», aseguran que «aquellos que toman equinácea como tratamiento profiláctico durante la temporada de frío tienen un 50 por ciento menos de posibilidades de contraer resfriado que los que no la toman», lo cual no es de sorprender. Éste es un claro ejemplo de lo importante que es conocer la fuente de la investigación para poder calibrarla. Aunque estos estudios sean perfectamente legítimos, resultaría difícil creer que un fabricante de remedios a base de hierbas fuera a publicar resultados que probaran la ineficacia de alguno de sus productos.

Aunque parece existir consenso sobre la escasa eficacia de la equinácea en el tratamiento del resfriado, su efectividad no ha podido hasta el momento rebatirse del todo. Los estudios a favor suelen mostrar entre un 10 y un 30 por ciento de la reducción de la gravedad de la enfermedad y una duración de entre siete y diez días a partir de la aparición de los primeros síntomas, más o menos el tiempo que dura un resfriado no tratado. Sin embargo, cualquier prevención supuestamente demostrada debería tomarse con el mismo escepticismo que una infusión de equinácea.

A lo largo de la historia se ha hecho mucho negocio supuestamente vendiendo salud. Entre los numerosos «suplementos alimenticios» y «fórmulas saludables» a base de extractos herbales y otros ingredientes que en teoría refuerzan el sistema inmune, ayudando a prevenir la gripe y el resfriado común, se encuentra el Airborne, «número uno en ventas de suplementos herbales». Ningún estudio científico fiable ha podido demostrar la eficacia real de su fórmula y la Comisión de Comercio Federal estadounidenses llegó incluso a denunciar por publicidad engañosa a la empresa, a la que finalmente se interpuso una demanda judicial colectiva. Airborne ha tenido que pagar más de treinta millones de dólares en indemnizaciones, pero nunca ha admitido su culpabilidad y en la actualidad proclama que «está demostrado que los ingredientes principales del Airborne ayudan al sistema inmunológico. Airborne sigue siendo el número uno en ventas de este tipo de productos en Estados Unidos».

Otro de los remedios más conocidos contra el resfriado es el zinc, que podemos encontrar comercializado bajo varios nombres. La mayoría de los estudios realizados que han mostraron resultados positivos de los remedios a base de zinc estaban mal diseñados. Uno de los análisis más rigurosos sobre la eficacia terapéutica del zinc fue sin duda el dirigido por la Facultad de Medicina de la Universidad de Stanford, en el que se recogieron ciento cinco estudios, publicados entre los años 1966 y 2006. De todos ellos, los catorce aleatorios y controlados por placebo examinaban la eficacia de las pastillas, esprays nasales y cremas de zinc en resfriados comunes contraídos de forma natural. Los investigadores juzgaron que sólo cuatro de ellos cumplían los criterios de calidad estipulados en el estudio. Tres de estos cuatro no mostraron ningún efecto terapéutico ni en forma de pastilla ni de espray, y sólo uno reveló un efecto beneficioso aplicado en forma de espray. Como seis de los diez estudios restantes también mostraron resultados positivos, los investigadores concluyeron: «La eficacia terapéutica de las pastillas de zinc está aún por comprobar. Un único estudio bien diseñado demostró un efecto positivo».

De acuerdo con los resultados sería justo afirmar que, en términos generales, el zinc puede aportar ciertos beneficios. A pesar de ello el fabricante de Zicam se ha visto implicado en numerosos procedimientos judiciales, acusado de comercializar una fórmula que en ocasiones disminuye los sentidos del gusto y del olfato de quien la consume. Zicam se vendía como remedio homeopático, para esquivar así los controles oficiales de seguridad y calidad, a pesar de que desde hace tiempo sabe que el zinc puede llegar a dañar el tejido nasal. En 2006 el fabricante se vio obligado a pagar doce millones de dólares por más de trescientas cuarenta demandas judiciales, pero ha salido airoso de otras tantas y siempre ha negado las acusaciones de que es objeto. En su página web, Zicam «fabricante y distribuidor» declara: «Ningún demandante ha podido demostrar judicialmente relación causal alguna entre el empleo de la crema nasal Zicam Cold Remedy y el deterioro del sentido del olfato», si bien es cierto que muchos consumidores habituales de Zicam han manifestado no haber tenido nunca problemas con este producto y que además acelera el restablecimiento de su salud. Pero en junio de 2009 la FDA obligó al fabricante de Zicam a retirar tres de los productos que contenían gluconato de zinc y a advertir a los consumidores que dejaran de tomarlo. Tras recibir más de ciento treinta informes en los que los consumidores acusaban al Zicam de causarles una pérdida de olfato, la FDA prohibió al fabricante la comercialización del producto hasta que fuera testado y aprobado o rechazado. El doctor Charles Lee, de la FDA, apunta: «La pérdida del sentido del olfato es peligrosa para la vida humana y puede llegar a ser permanente. Las personas sin sentido del olfato pueden no ser capaces de detectar situaciones de riesgo, como escapes de gas o incendios».

En septiembre de 2009 Matrixx Initiatives anunció cinco nuevos productos en la página web de Zicam que «que iban a ser comercializados bajo la franquicia Zicam». Y aunque no se hace alusión alguna al zinc, se puede deducir que estos productos han dejado de contenerlo.

Pero el remedio para la prevención y el tratamiento del resfriado más controvertido es sin duda alguna la vitamina C. El debate sobre su eficacia se ha mantenido durante más de medio siglo y los productos que contienen vitamina C están hoy por todas partes. Un metaanálisis realizado por el prestigioso programa Cochrane Collaboration realizó treinta ensayos comparativos con once mil trescientos cincuenta participantes. Los investigadores no hallaron prueba alguna de que la vitamina C redujera las probabilidades de contraer un resfriado, salvo en las personas que trabajaban a la intemperie o expuestas a condiciones climáticas extremadamente frías, en cuyo caso sí parecía aportar un beneficio mínimo. Los responsables del estudio declararon: «Los suplementos de vitamina C han demostrado ser ineficaces a la hora de reducir la tasa de resfriados entre la población normal, lo cual significa que la megadosis como tratamiento preventivo generalizado no está científicamente justificada». Sin embargo, parece haber modestos indicios de que este aporte vitamínico pueda acortar la duración de la enfermedad.

Tal vez la forma más eficaz de prevenir el resfriado sea algo tan sencillo como lavarse las manos y así evitar que el virus se transmita. Otro hábito que deberíamos incorporar es cubrirnos la boca y la nariz en el momento de toser o estornudar, aunque para ello mucha gente utiliza las manos. La hija del doctor Alan Lotvin, coautor de este libro, tiene el remedio ideal para evitar que el virus se le pase a las manos al toser o estornudar. Cuando está a punto de hacerlo, y no tiene un pañuelo, se cubre la nariz y la boca con la parte interior del codo. De hecho, esto fue lo que se les enseñó a los niños desde los centros de salud para evitar el contagio de la gripe aviar en las escuelas, una forma simple y eficiente de limitar la transmisión.

A pesar de saber que los resfriados proceden de un rhinovirus y que los antibióticos no tienen efecto alguno sobre éste, algunos médicos siguen empeñados en recetarlos. Tal vez sea porque los antibióticos pueden a veces prevenir infecciones producidas por un sistema inmune debilitado, pero por lo general no suele ser más que la respuesta a la insistencia de ciertos pacientes. La Universidad de Auckland en Australia recopiló entre numerosos archivos todos los ensayos aleatorios que comparaban la utilización de antibiótico y placebo en el tratamiento de infecciones de las vías respiratorias altas. Nueve de las pruebas de variable calidad, que examinaban a un total de dos mil ciento cincuenta y siete pacientes, no mostraban diferencia alguna entre la respuesta general de aquellas personas que tomaron antibiótico y aquellas a las que se les administró placebo, aunque algunas de las pruebas sí que mostraron una ligera reducción de la intensidad de los síntomas (secreción nasal, principalmente) en los pacientes que tomaron antibiótico. Sin embargo, la comunidad médica se ha vuelto muy crítica con el abuso de los antibióticos, cuya efectividad se ha visto mermada a la hora de combatir bacterias resistentes al medicamento, y no recomienda su empleo para tratar los resfriados.

Muchos de los preparados para combatir el resfriado se jactan también de contener antihistamínicos, a pesar de que los síntomas no guardan relación alguna con la liberación de histaminas. Numerosas investigaciones han demostrado que los antihistamínicos no reducen los síntomas y que al secar las membranas mucosas, podrían incluso llegar a empeorarlos. Los antihistamínicos son muy eficaces contra las alergias, pero existen pocas pruebas de que actúen igual con los resfriados.

Tampoco los jarabes para la tos parecen ser demasiado efectivos, por no contener, según los científicos, suficientes ingredientes supresores de la tos. La FDA y la OMS recomiendan a los padres no administrar medicamentos para la tos a los niños menores de 2 años, mientras que el American College of Chest Physicians (Colegio estadounidense de medicina torácica) eleva el límite de edad a los 14 años.

¿Existe entonces algo realmente eficaz para prevenir el resfriado y reducir sus síntomas? Los remedios tradicionales habituales, que incluyen paracetamol, ibuprofeno y naproxeno suelen aliviar el malestar, pero no está demostrado que puedan prevenir la enfermedad o acortar su duración, tan sólo hacen sus síntomas más tolerables. Muchos de ellos además pueden tener efectos secundarios y causar cansancio. Los remedios que contienen paracetamol en dosis elevadas, por ejemplo, pueden llegar a dañar el hígado. El famoso Vicks VapoRub®, favorito entre las madres desde su introducción en el mercado en 1905 tal vez no debiera de aplicarse en niños muy pequeños, ya que de acuerdo con algunos ensayos clínicos —realizados con animales de laboratorio— puede causar problemas respiratorios. Aunque en general proporcionan cierto grado de alivio, es fundamental leer los prospectos de estas soluciones antes de utilizarlas por primera vez.

Y para terminar, el antiguo remedio que proponía Maimónides: la sopa de pollo. Varios han sido los intentos formales por demostrar el valor terapéutico de la sopa de pollo. Además de la gran cantidad de marcas que ofrecen sopas preparadas, existen infinidad de recetas caseras, lo cual hace difícil determinar la mejor fórmula a testar. En uno de sus estudios, el doctor Stephen Rennard, de la Universidad de Nebraska en Omaha, examinó los efectos de una sopa de pollo, según una receta de la familia de su mujer, en diferentes muestras de sangre y determinó que la sopa parecía controlar la actividad del neutrófilo, leucocito encargado de proteger el cuerpo de las infecciones, lo cual justificaría el alivio de los síntomas. Otras pruebas muestran que la sopa de pollo aumenta el tránsito de la mucosidad nasal, reduciendo así la congestión y aumentando las defensas de los cilios, los pequeños capilares que se encuentran en el interior la nariz y que ayudan a evitar que el virus penetre en nuestro cuerpo. Al final va a resultar que nuestras madres estaban en lo cierto.

Yo lo que suelo hacer cuando noto que me estoy resfriando es beber mucho líquido. La clínica Mayo recomienda agua, jugo, caldo o jugo de limón mezclado con agua caliente y miel, pero hay a quien le funciona mejor el té con miel. Además de beber líquidos, procuro descansar todo lo que puedo y duermo algo más de mis siete horas diarias. Estoy convencido de que existe una conexión directa entre el cuerpo y la mente. Un amigo mío dice que sólo se acatarra tras un periodo de intenso trabajo y que cuando tiene mucho trabajo por hacer apenas se resfría. Muchos de nosotros vivimos experiencias similares. En mi caso, cuando descubro los primeros síntomas siempre le digo a mi mujer ¡Resfriados a mí! ¡Este virus no podrá conmigo! Es decir, que adopto una actitud plenamente positiva y me digo a mí mismo que no pienso rendirme ante un rhinovirus tan pequeño que ni mis ojos alcanzan a ver. Acto seguido me voy a comprobar que tengo un buen libro esperándome en casa, por si acabo en la cama...

El consejo del doctor Chopra

No existen métodos probados para prevenir el resfriado aunque algunos productos pueden ofrecer cierta protección y en ocasiones acortar su duración. La manera más eficaz de prevenir el resfriado es reforzar el sistema inmune, lo que pasa por descansar lo suficiente, alimentarse correctamente y huir de las multitudes en época de gripes y resfriados. No ha sido probada la eficacia de ninguno de los productos que aseguran prevenir el resfriado. La forma de ser de algunas personas les permite también protegerse del resfriado hasta que caen sus defensas. Se pueden encontrar en el mercado muchos productos que sirven para mitigar algunos de los síntomas más desagradables del catarro, como el dolor de cabeza, la fiebre y la congestión.

Y, si no, siempre nos queda el consejo de nuestras madres: tomarse un buen caldo caliente y meterse en cama.

XXII

Síndrome de las piernas inquietas: ¿negocio millonario?

En los últimos años ha surgido en el mundo de la medicina una nueva pregunta: ¿qué viene antes, la enfermedad o la medicación?

Más concretamente, ¿qué llegó primero: el síndrome de las piernas inquietas (RLS por sus siglas en inglés) o la prescripción de fármacos como Requip, Mirapex y Sinemet, formulas que, al proporcionar un alivio sustancial de los trastornos moderados o severos del síndrome en su primer estado, generan beneficios anuales de casi mil millones de dólares?

A diferencia de otras dolencias, hasta hace bien poco la mayoría de las personas afectadas por el RSL ni siquiera sabían que padecían una enfermedad. Este síndrome suele definirse como una necesidad irrefrenable de mover las piernas en la cama durante la noche. En general viene ocasionado por un calambre muscular, y puede afectar seriamente los hábitos de sueño o causar problemas menores. El RSL es una afección bastante frecuente, que aparece descrita por primera vez en 1685 por sir Thomas Willis en *The London Practice of Physick*. Según Willis «ocurre que algunas persona, estando en la cama, se ponen a dormir y en sus brazos y piernas les sobreviene primero agitaciones y convulsiones de los tendones, después inquietud y sacudidas de las articulaciones, a tal punto que los enfermos no pueden dormir, cual si estuvieran en la más terrible sala de torturas». Si bien es cierto que existe un pequeño porcentaje de afectados para quienes esta enfermedad se convierte en un grave problema, la inmensa mayoría de las personas que la padecen pueden sobrellevarla sin tener que recurrir a la medicación para paliar o curar sus efectos.

La cuestión es si el síndrome de las piernas inquietas es una enfermedad real que precisa de tratamiento o si se trata del típico ejemplo de lo que empieza a conocerse como «tráfico de enfermedades». Para el doctor John Winkelman, profesor asociado de Psiquiatría en el Harvard Medical School y director médico del Centro para Trastornos del Sueño del Brigham and Women's Hospital, no existe duda al respecto. «Cualquier médico que hable con un paciente que sufre RLS severo perderá sus reticencias a la hora de prescribir medicación. En muchos de los casos la afección es lo suficientemente molesta como para justificar su tratamiento».

Al doctor Winkelman le gusta contar que su interés por el tema del sueño se despertó en los años de instituto. «Siempre me ha llamado la atención la intersección entre la mente y el cerebro. El sueño es un estado determinado de conciencia con un electrocardiograma muy específico y otras particularidades, que permanece envuelto en un halo de misterio. Desde un punto de vista intelectual resultaba muy atractivo, y cuando comencé a tratar con pacientes me encontré con que se trataba de una asignatura olvidada y desconocida para la mayoría de los médicos. Entonces comprendí que muchos trastornos del sueño no estaban diagnosticados ni atendidos de la forma adecuada».

Lo cierto es que para las compañías farmacéuticas el resultado final es lo que importa. Muchas de éstas son empresas de propiedad pública que se mantienen sólo mientras son rentables, enriqueciéndose a la vez que prestan un servicio. Son negocios tremendamente competitivos, con costos de investigación y desarrollo descomunales que tienen que compensar con la comercialización de sus fármacos. Un medicamento que se vende bien puede reportar beneficios durante años y así equilibrar las ventas de otros fármacos menos rentables pero igualmente necesarios. Resulta muy fácil acusar a las compañías farmacéuticas de enriquecerse a costa de la salud del prójimo, pero ya se sabe que su negocio consiste en resolver problemas médicos y no se debería subestimar ni pasar por alto sus valiosas aportaciones a la hora de alargar y mejorar nuestra calidad de vida. Pero es cierto que ha habido épocas en las que el negocio primaba sobre el cuidado razonable del paciente. De la noche a la mañana empezaron a bombardearnos con información sobre enfermedades que ni siquiera sabíamos que existían y para las cuales había remedio, afecciones como la disfunción eréctil y el síndrome de las piernas inquietas.

Existe la creencia generalizada de que el llamado tráfico de enfermedades consiste en crear una enfermedad o afección que requiere tratamiento, cuando en realidad lo que hace es aumentar la población potencial de pacientes, ampliando la definición diagnóstica de una dolencia de manera que abarque a más personas; es decir, convirtiendo experiencias normales en patologías a las que a continuación se da publicidad. Pero, tal y como apunta el doctor Winkelman: «No es ninguna novedad que las compañías farmacéuticas hayan concienciado a la gente de la existencia del RLS, esto ya había ocurrido en el caso de otras afecciones como la hipertensión, la depresión, los trastornos del pánico o el dolor crónico. Es su negocio. Vivimos en una sociedad capitalista, que se mueve por dinero. Son los médicos quienes han de ser rigurosos a la hora de tratar a sus pacientes. Se ha conseguido erradicar enfermedades terribles, al menos en los países del primer mundo, y hemos llegado a un punto en el que los trastornos que más nos preocupan son los que afectan sobre todo a nuestra calidad y no a nuestra cantidad de vida. Tal vez no debiéramos ofrecer tratamiento para este tipo de problemas. Pero ésta es una cuestión fundamentalmente filosófica y política. La obligación del médico es tratar a sus pacientes. Y cuando uno está deprimido o padece de dolor crónico o de RLS, lo que busca es una solución».

El síndrome de las piernas inquietas es una afección real, no hay dudas al respecto. En 2007 varios investigadores, trabajando en Alemania e Islandia de forma independiente, identificaron tres puntos variables en el genoma humano que predisponían a las personas a desarrollarlo. Suele ser común entre pacientes crónicos de riñón, especialmente aquellos que están en tratamiento de diálisis (los estudios registraron que hasta un 60 por ciento de estos pacientes mostraban síntomas de RLS). Otros estudios indicaban que afecta al doble de mujeres que de hombres, en especial a las embarazadas, y a aproximadamente un 2 por ciento de niños y adolescentes de entre los 8 y los 17 años. Está claro pues que se trata de una enfermedad real, otra cosa es si su tratamiento siempre compensa. El RLS no es una enfermedad que entrañe peligro, tampoco es una dolencia mortal, ni que pueda degenerar en afecciones más graves. Tal y como sugiere Winkelman, cuando un paciente y su médico deciden que el trastorno es lo suficientemente desagradable o incómodo, por generar sobre todo trastornos en el hábito de sueño, debería ser tratado.

Los síntomas clínicamente aceptados son: 1) sensación de malestar en las piernas y necesidad irresistible de moverlas, 2) síntomas que comienzan o empeoran en estado de reposo o de poca movilidad, 3) alivio completo o parcial de los síntomas mediante el movimiento —caminar, por ejemplo— que se mantiene mientras este dura, 4) síntomas que suelen aparecer de noche, interfiriendo en el descanso o en el sueño. Cada uno de estos síntomas es relativamente frecuente, por lo que la gravedad de la enfermedad se sopesa en función de su frecuencia y ésta puede variar entre ser ocasional o repetirse varias veces al día.

Durante años los médicos han invitado a los pacientes aquejados de estos síntomas a realizar ejercicios diarios de estiramiento, a dejar de tomar café con cafeína y té antes de irse a la cama, a recurrir a técnicas de relajación como la meditación e incluso a tomar baños calientes. A aquellos con trastornos tan severos que afectaban a su calidad de vida y a los pacientes en diálisis que deben permanecer sentados durante largos periodos, se les recetaba medicación.

Pero todo cambió en 2003 cuando GlaxoSmithKline difundió la existencia de esta afección y la gente empezó a enterarse de que padecía una enfermedad. Dos años más tarde, la FDA aprobó el primer fármaco especialmente diseñado para el RLS, el ropinirol, comercialmente conocido como Requip, medicamento que hace diez años se había estado utilizando para el tratamiento del párkinson.

La campaña de Glaxo resultó un éxito. Desde todos los diarios, revistas y medios de comunicación se informó a la sociedad de una enfermedad potencialmente grave que afectaba a «al menos doce millones de estadounidenses», y hasta a un 10 por ciento de la población adulta. Muchos de los artículos sugerían a los lectores que consultaran a sus médicos sobre la variedad de síntomas atribuibles al RLS. Requip llegó a recaudar quinientos millones de dólares anuales durante dos años. Glaxo y Boehringer Ingelheim, cuyo fármaco Mirapex generaba unos ingresos brutos anuales de trescientos veinticinco millones de dólares, fundaron organizaciones sin ánimo de lucro como la Restless Legs Syndrome Foundation, promovieron la RLS Awareness Week (Semana de concienciación del RLS) y hasta crearon asociaciones de ayuda.

Las estadísticas reflejadas en los medios de comunicación solían proceder de informes patrocinados por las farmacéuticas, que eran de todo menos científicos. El reclamo de que un 10 por ciento de la población adulta estadounidense padecía RLS venía de un informe que basaba su estudio en una sola pregunta sobre los síntomas, en lugar de tener en cuenta los cuatro criterios aceptados. Lo cual significa que muchas personas con calambres producidos por motivos ajenos al RLS aparecían reflejadas en la estadística. Otro estudio apoyaba sus datos en un cuestionable 98 por ciento de respuestas recogidas en una encuesta telefónica aleatoria, cuando el porcentaje de respuestas en este tipo de sondeos suele ser de un 50 por ciento y rara vez supera el 70 por ciento.

Los informes de ensayos clínicos con ropirinol aprobados por la FDA —así figura en la etiqueta de los medicamentos— también concluyen que los efectos de este fármaco son limitados. En una prueba de doce semanas de duración, un 73 por ciento de los participantes respondieron al fármaco, aunque hay que añadir que, utilizando exactamente los mismos criterios, un 57 por ciento respondió al placebo.

Este afán por generar publicidad es utilizado como argumento por aquellos que dudan de que el RLS sea una afección grave. Pero el hecho de que las farmacéuticas se hayan excedido en su promoción no significa que estemos ante un caso de tráfico de enfermedades. Los resultados de los pocos estudios rigurosos que se han realizado sobre esta dolencia son dispares. En 2005 investigadores del Servicio de Neurología de la Universidad Johns Hopkins encuestaron a algo más de quince mil voluntarios para determinar la presencia, frecuencia y gravedad de los síntomas del RLS. Utilizando criterios fijados por especialistas en dicho síndrome para determinar su relevancia médica, informaron que únicamente un 7,2 por ciento de los participantes mostraban síntomas frecuentes y que sólo un 2,7 por ciento padecía síntomas moderados o severos dos veces a la semana. Aunque estos porcentajes no parezcan muy elevados, los investigadores concluyeron que: «El RSL es una afección frecuente, infradiagnosticada, que trastorna los hábitos de sueño y la calidad de vida de forma significativa».

Pero estudios realizados por otras organizaciones no corroboran estos resultados. Una interesante encuesta de seguimiento sobre un estudio de caso-control realizada en 2004 por el Wood Johnson Medical Center de Nueva Jersey cuestionaba la validez de los estudios que afirmaban que el RLS era un mal extendido. Aunque la mayoría de ellos parecía indicar que entre un 5 y un 10 por ciento de los adultos declaraban haber padecido los síntomas del RLS, tras realizar una encuesta más exhaustiva se concluyó que «una gran variedad de afecciones, incluyendo calambres, molestias posturales y patologías locales de las piernas podían cumplir las cuatro condiciones del RLS y por tanto "mimetizar" el síndrome [...]. El diagnóstico definitivo del RLS por tanto requiere descartar primero estas afecciones, que pueden ser más habituales entre la población que el verdadero RLS».

A pesar de que el número de personas realmente aquejadas de RLS pueda parecer pequeño (entre un 1 y un 2 por ciento de la población adulta), para aquellos que experimentan sus signos más severos, un tratamiento efectivo puede cambiarles la vida. Uno de los pacientes del doctor Winkelman es profesor de la Universidad de Boston. «Llevaba veinticinco años con dificultad creciente a la hora de irse a la cama, que terminó por convertirse en algo tan severo que le llevó a ser incapaz de tumbarse incluso si estaba agotado. Al no poder dormir, empezó a tener dificultades para rendir en el trabajo, echando alguna que otra cabezada durante el día. Años atrás había acudido a varios médicos que pensaron que se trataba de una enfermedad vascular periférica. Un día vio el anuncio de una compañía farmacéutica por televisión y reconoció sus síntomas. El único medicamento que le surtía efecto le sedaba hasta tal punto que le dificultaba para funcionar con normalidad. Esta situación le llevó a una seria depresión. Terminaron por prescribirle metadona, un fármaco que bloquea los receptores opioides y de glutamato —el RLS es un desorden de la función no sólo motora, también sensorial— y se cree que la combinación de estas dos acciones pueda explicar la eficacia de la metadona en su tratamiento. En dos semanas pasó de ser una persona que apenas podía llegar a su trabajo a una que podía ir al gimnasio y a dormir bien. El tratamiento le permitió volver a funcionar con total normalidad».

Para la gran mayoría de los pacientes el RLS no suele ser más que una molestia pasajera que desaparece sin necesidad de tratamiento. Otra cosa es cuando requiere tratamiento y medicación. Al contrario de lo que ocurre con muchas otras dolencias, no existe un umbral establecido a partir del cual esta enfermedad debería empezar a tratarse. Médico y paciente han de decidir conjuntamente cuándo la afección se ha convertido en un problema lo suficientemente grave como para precisar ser tratado.

Otra de las incógnitas es cómo se contrae el RLS y cuáles son sus causas. Aunque parece haber una predisposición genética, lo cual significa que circularía entre los genes familiares, numerosos estudios han demostrado que el déficit de magnesio es el que desencadena los calambres en las piernas normalmente asociados al síndrome. De ser esto cierto, suplementos a base de magnesio, más económicos, podrían aliviar los síntomas mejor que algunos fármacos.

El problema de la medicación contra el RLS es que puede tener efectos secundarios adversos, como náuseas, mareos, dolores de cabeza y en algunas, aunque raras ocasiones, somnolencia. Algunas pruebas han incluso denunciado hipersexualidad e inclinación compulsiva a los juegos de azar. Sí, la ludopatía también puede ser un efecto secundario.

Pero la gran pregunta tal vez siga siendo si las campañas de marketing creadas y financiadas por las empresas farmacéuticas están incitando a la población a sobremedicarse. Tal y como sugiere el doctor Winkelman, se trata de una cuestión más política y social que médica. Las complejas estrategias de marketing nos ponen difícil distinguir entre información y publicidad. El mejor consejo tal vez sea dejar el diagnóstico médico en manos de profesionales. Nunca, nunca tome un medicamento sobre el que haya leído u oído hablar sin consultar antes a su médico. Aunque la mayoría de los efectos secundarios de los fármacos para el RLS no suelen ser de importancia, otros sí lo son. Existen fármacos en teoría seguros que combinados con otros pueden resultar tremendamente nocivos.

El consejo del doctor Chopra

El síndrome de las piernas inquietas es una afección real, conocida desde hace más de trescientos años. Existen fármacos para tratarla, pero salvo que los síntomas interfieran con los hábitos de sueño de forma regular, probablemente no sea necesario tomarlos. La sobremedicación es en muchos casos más perjudicial que la enfermedad misma.

XXIII

¿Van a cambiar las células madre el mundo de la medicina?

«En este momento todavía ignoramos todas las posibilidades que encierra la investigación con células madre, y no debemos sobreestimarlas. Pero los científicos creen que estas células diminutas tienen el potencial de ayudarnos a comprender, y tal vez curar, algunas de nuestras enfermedades más devastadoras. [...] En el trabajo científico no existe una línea de meta. La carrera siempre está en marcha, como la urgencia de dar fundamento a la esperanza y respuestas a las plegarias, de llegar al día en que palabras como "terminal" o "incurable" desaparezcan por fin de nuestro vocabulario».

Barack Obama

Los titulares no pueden ser más eufóricos: "Las células madre curan a un paciente de sida". "Células madre curan a un niño de 2 años de una enfermedad genética potencialmente mortal". "Las células madre curan la diabetes tipo II". "Células madre salvan la vida permitiendo que una traquea vuelva a crecer". La gran diferencia entre todas estas extraordinarias afirmaciones y las muchas otras que oímos o escuchamos todos los días es que éstas son ciertas. Todas y cada una de ellas.

Pocas cosas han causado tanto revuelo —y tanta polémica— en medicina como las células madre. Las células madres son como los ladrillos del cuerpo. Cuando se forman en nuestra médula ósea se llaman células indiferenciadas, lo que quiere decir que no tienen una función específica, pero con el tiempo, al igual que los reclutas terminan convirtiéndose en soldados, se transforman en alguna de las doscientas clases de células que se encuentran en nuestro organismo y conforman los tejidos y los órganos. Literalmente estas células madre indiferenciadas se convierten en células del corazón, del hígado, del cerebro o de la piel, y realizarán todas las funciones requeridas de dichas células. Debido a que las células madre se dividen y multiplican, el cuerpo las usa como una suerte de equipo de asistencia técnica, enviándolas allí donde son necesarias. El sueño de los científicos es que con el tiempo podremos programar las células madre para que se transformen en la clase de células que queremos, de forma que puedan emplearse para reparar tejido dañado, reprogramar sistemas deteriorados o incluso crear órganos nuevos y sanos como corazones, hígados o pulmones.

Hay dos clases de células madre: embrionarias y adultas. Y éste es el origen de la controversia que tiene dividida a la sociedad. Una célula madre adulta, que puede obtenerse de varias partes del cuerpo, ya ha asumido determinadas características específicas, cosa que limita su aplicación. Las embrionarias, en cambio, que teóricamente pueden ser programadas con factores de crecimiento y nutrientes para que se conviertan en la clase de célula deseada, sólo se obtienen de embriones de siete días de edad. Los científicos también han tenido éxito parcial a la hora de transformar células madre adultas en células pluripotentes inducidas, que son capaces, una vez más, de evolucionar hasta convertirse en varios tipos de célula, pero se trata de una tecnología altamente compleja que, sin embargo, probablemente se perfeccionará en el futuro.

La controversia ha surgido a partir del hecho de que la extracción de células madre embrionarias pasa por la destrucción del embrión. Son muchas las personas convencidas de que la vida comienza en el momento mismo de la concepción, y que extraer células madre de embriones equivale a destruir vidas. Y hay mucha otra que cree que un embrión tan pequeño aún no es una vida humana. El temor de quienes consideran que las células madre embrionarias están vivas es que con el tiempo los científicos crearán embriones con el único fin de cultivar sus células madre, y que se terminará por crear vidas humanas sólo para poder disponer de sus partes.

La cuestión ética que se ha convertido en uno de los principales temas de discusión política en Estados Unidos en la última mitad de siglo es: ¿deben sacrificarse embriones para la investigación o tal vez incluso para tratamientos médicos? Durante la Administración de George W. Bush la experimentación estaba reducida a un pequeño número de células madre, lo que limitaba bastante la investigación. Los científicos ni siquiera estaban autorizados a usar microscopios subvencionados por el gobierno para estudiar las células madre en programas de financiación privada. Una de las primeras medidas del presidente Obama fue levantar esta prohibición, aunque la cuestión sigue siendo objeto de debate para expertos en bioética y políticos. Dado que las células madre embrionarias son sustancialmente más valiosas para la investigación que las adultas, llegará un momento en que tengamos que decidir hasta dónde estamos dispuestos a llegar para tratar de curar algunas de las enfermedades más devastadoras a que se enfrenta la humanidad.

En la actualidad aquellos que tratan de impedir la investigación con células madre señalan que hasta el momento no existen pruebas de que éstas harán realidad algún día la promesa que encierran. Citan el hecho de que, en contra de lo que se ha afirmado, las células madre embrionarias no han curado todavía una sola enfermedad, ayudado a una persona con lesión de médula espinal dar un solo paso o permitido que un diabético se salte una inyección de insulina. Aunque los avances que se han producido en el laboratorio son prometedores, hasta el momento muy pocos de ellos han tenido éxito fuera de él.

Los defensores de la investigación con células madre señalan que Isabel la Católica podría haber usado un argumento similar para oponerse a que Colón partiera hacia el Nuevo Mundo. Aducen que la política ha entorpecido la investigación, que la falta de apoyo ha llevado a muchos científicos estadounidenses a abandonar el país y evitado que se realicen nuevos progresos. De hecho, hasta enero de 2009 la FDA no aprobó los primeros ensayos con células madre embrionarias para tratar a un pequeño número de pacientes con lesiones en la médula espinal.

Así pues, ¿a qué se debe todo este alboroto alrededor de las células madre? ¿Qué pruebas hay de que puedan proporcionar la cura milagrosa en el futuro?

Tal y como señala el doctor David T. Scadden, codirector del Harvard Stem Cell Institute y profesor de Medicina en Harvard: «La terapia con células madre no es algo nuevo. Llevamos haciendo transplantes de células madre —de la médula— durante más de cincuenta años, y con ello hemos salvado innumerables vidas». La capacidad única que tienen las células madre de reparar lesiones en el cuerpo se demostró hace más de un siglo, cuando los médicos empezaron a realizar transplantes rudimentarios de médula para tratar —y curar— la leucemia. La leucemia es un cáncer de los glóbulos blancos y los investigadores se embarcaron en una terapia novedosa para tratar de librar al cuerpo de las células enfermas. Extraían células sanas de la médula espinal de un donante y las almacenaban, a continuación exponían al paciente con leucemia a dosis de radiación para destruir su sistema inmune y, con él, las células cancerosas. Después le implantaban médula del donante. Aunque la existencia de las células madre entonces se desconocía, la sustancia misteriosa en el interior de la médula del donante restauraba el sistema inmune del enfermo, eliminando así el cáncer. El peligro del posible rechazo de las células del donante, una enfermedad llamada injerto contra huésped, seguía siendo alto.

Hasta principios de la década de 1980 no se consiguió aislar células madre y empezaron las investigaciones. La tecnología ha avanzado, y también lo ha hecho el conocimiento. Los científicos han informado de algunos resultados extraordinarios (aunque, hay que decirlo, la mayoría se han obtenido sólo en el laboratorio). Las células madre han permitido a ratones con múltiples columnas vertebrales volver a andar, también han reconstruido corazones dañados de ratones, y han permitido a ratones con enfermedad de párkinson mejorar sus funciones motoras. También han reparado córneas dañadas y ayudado a ratones diabéticos producir su propia insulina.

Parece evidente que el descubrimiento de las células madre es probablemente lo mejor que les ha pasado nunca a los ratones. Pero las aplicaciones a seres humanos se llevan la palma. Entre los muchos campos en que las células madre han demostrado tener grandes posibilidades están las lesiones de columna vertebral, la diabetes, las enfermedades coronarias, el alzhéimer, la enfermedad de Lou Gehrig, afecciones pulmonares, artritis, anemia falciforme, sida y fallo de órganos.

Tal y como lo explica el doctor Scadden: «Hay tres aplicaciones potenciales decisivas de las células madre. Una es generar células que puedan usarse para reemplazar partes del cuerpo, como hemos estado haciendo con las células sanguíneas durante los últimos cincuenta años. Las células sanguíneas deben encontrar solas el camino a casa, saben cómo integrarse en el organismo, y nuestra esperanza es que otro tipo de tejidos llegue a hacer lo mismo. La segunda es desarrollar medicamentos que reactiven células normalmente inactivas y que sabemos están presentes en muchos tejidos, pero que durante la mayor parte del tiempo se encuentran en modo de mantenimiento. Si logramos aprender a activarlas, podremos reparar esos órganos dañados haciendo crecer sus células. La tercera es emplear células madre en el laboratorio para desarrollar fármacos más eficaces para combatir enfermedades. Por ejemplo, si conseguimos grandes cantidades de estas células de alguien que padece la enfermedad de Lou Gehrig, podemos testar medicamentos que afecten únicamente a esas células y así diseñar terapias más eficaces para dolencias que a día de hoy son intratables. Estamos muy lejos de poder reproducir corazones, pero muy cerca de encontrar maneras de emplear la biología de las células madre para tratar enfermedades. Por ejemplo, un colega mío se preguntó si podía extraer alguna enseñanza de las células madre y aplicarla para convencer a la parte digestiva del páncreas de que produjera insulina en un animal con diabetes. Tomó tres genes que fabrican insulina y los injertó en el páncreas del animal. Éste empezó a producir células de insulina. La diabetes no desapareció, pero el nivel de azúcar del animal descendió significativamente».

Hasta el momento sólo se han dado unos pocos casos aislados de curación de seres humanos usando células madre. Por ejemplo, en 2007 una mujer joven canadiense enferma de tuberculosis se encontraba muy grave después de sufrir un colapso parcial de la tráquea. Los médicos extirparon la tráquea a un cadáver, lo despojaron de todas las células que tenía y después permitieron que células madre de la paciente lo usaran como plataforma para generar células nuevas. Al cabo de un tiempo se transplantaron cincuenta milímetros de esta tráquea a la mujer, que recuperó sus vías respiratorias y pudo hacer vida normal.

En 2008 *JAMA* hizo público que médicos habían transplantado un tipo específico de célula sanguínea a veintitrés pacientes brasileños a los que recientemente se había diagnosticado diabetes tipo I. De ellos, veinte pudieron dejar de ponerse inyecciones de insulina durante varios periodos de tiempo y doce de ellos durante dos años y medio seguidos.

La posibilidad de que las células madre se conviertan en una poderosa herramienta en la guerra contra el sida salió a relucir en un caso de 2007. En lo que resultó ser una increíble coincidencia, médicos alemanes que trataban a un paciente seropositivo con leucemia descubrieron que el donante de las células madre que le iban a ser transplantadas al paciente eran las de alguien perteneciente al 3 por ciento de la población mundial que tiene una anormalidad genética que les hace inmunes al sida. Después de destruir el sistema inmune del paciente seropositivo con radiación, se le hicieron dos transplantes de células madre del donante inmune al sida. El receptor reconstruyó su sistema inmune, copiando el del donante y se volvió, como éste, inmune al sida. Transcurridos dos años del transplante ya no requería tratamiento para el VIH y en su organismo no había rastro del virus. Dado que estos tratamientos requieren que donante y receptor sean compatibles, lo que quiere decir que deben coincidir numerosos factores biológicos, no se trata de una terapia viable para la mayoría de los infectados con el VIH, pero desde luego abre la puerta a nuevas y prometedoras investigaciones.

También se atribuye a las células madre la salvación de un niño de 2 años de Minneapolis nacido en 2007. Tenía una enfermedad genética de nacimiento poco común, carecía de la proteína colágeno tipo VII y a resultas de ello tenía la piel tan frágil que no toleraba ninguna prenda de vestir y le era imposible digerir comida sólida. Las víctimas de esta extraña enfermedad mueren de malnutrición, infecciones o de cáncer de piel y su breve existencia está marcada por el dolor; hasta hace poco no había cura para este trastorno y el único tratamiento era mantener a estos niños envueltos en vendas que les protegieran la piel. Pero después de recibir un transplante de células madre obtenidas del cordón umbilical y la médula ósea de un donante, el organismo de este niño empezó a producir su propio colágeno tipo VII, la piel se le fue regenerando y fue capaz de alimentarse correctamente. Por primera vez en su vida ¡se comió una galleta!

Hubo un gran revuelo en febrero de 2009 cuando un equipo de la Northwestern University dirigido por el doctor Richard Burt anunció: «Por primera vez en la historia del tratamiento de la esclerosis múltiple, hemos logrado revertir la discapacidad». La esclerosis múltiple es una enfermedad autoinmune en la que el sistema inmune del enfermo ataca a su propio sistema nervioso. El equipo de Burt extrajo células madre de la médula ósea de veintiún pacientes en las primeras fases de la enfermedad, a continuación destruyó químicamente los sistemas autoinmunes de los pacientes y por último reintrodujo las células madre maduras y convenientemente programadas. De los veintiún pacientes, diecisiete dieron muestras de mejoría significativa y se están realizando nuevos ensayos clínicos de esta clase. Tal y como dijo más tarde uno de los pacientes: «Es una bendición, mi enfermedad se ha detenido».

Médicos en Estados Unidos, España e Italia han experimentado con éxito con transplantes de células madres para tratar la enfermedad de Crohn, un desorden inflamatorio crónico de los intestinos que puede ser discapacitante. Hasta el momento, doce estadounidenses con síndrome severo de Crohn han sido tratados y once de ellos han respondido favorablemente. En Italia tres de cada cuatro pacientes han mostrado resultados positivos y en España los seis pacientes tratados en 2006 se beneficiaron del tratamiento.

La relación de usos potenciales de las células madre es larga. Por ejemplo, investigadores estadounidenses informaron en 2009 de que infusiones de células madre de la médula ósea mejoraban de forma sustancial las funciones cardiacas en pacientes que se están recuperando de un ataque al corazón. Así que hay muchas razones para ser optimistas sobre el valor de la terapia con células madre, pero sólo estamos asistiendo al principio de una revolución en el campo de la medicina y nadie sabe hasta dónde llegará ni en qué dirección irá. A principios de 2009 había más de dos mil quinientos ensayos clínicos con células madre reclutando participantes o ya en marcha, la mayoría relacionados con el cáncer y empleando células madre extraídas de médula ósea. Sólo cuatro días después de que el presidente Obama jurara su cargo, la FDA aprobó el primer ensayo clínico que empleaba células madre embrionarias en pacientes con lesiones en la columna vertebral. En la primera fase del test, unos pocos pacientes con un tipo específico de lesión vertebral recibieron estas células. El doctor Thomas Okarma, director general de Geron, la compañía de biotecnología que conduce los ensayos, anunció: «Asistimos al principio de lo que es potencialmente un capítulo nuevo en la historia de la medicina terapéutica, uno que lleva a los fármacos a una dimensión en la esfera de la curación: la restauración de órganos y tejidos gracias al injerto de células de reemplazo sanas».

Hay una segunda fuente de controversia en todo este nuevo campo de la investigación y se refiere al valor de almacenar sangre del cordón umbilical para su posible uso en el futuro. Esta sangre, que permanece en el cordón umbilical después de que el bebé ha nacido y por lo general se tira, es rica en células madre embrionarias, que en teoría podrían resultar enormemente valiosas en el futuro si el donante o algún miembro de su familia requiriera un trasplante de células. Desde mediados de 1990 se han fundado varias docenas de empresas dedicadas a recoger y almacenar esta sangre, un servicio por el que cobran más de mil dólares, además de una tarifa anual más reducida.

El doctor Steven R. Goldstein, profesor de Obstetricia y Ginecología en la Facultad de Medicina de la Universidad de Nueva York, responde así a los pacientes que le piden su opinión: «Esta gente se está aprovechando de sus mayores miedos, a saber: que algún día su hijo padecerá una enfermedad terrible que sólo podrá tratarse con sus propias células madre. Sencillamente no hay pruebas de que cuando (y si) su hijo necesite dichas células serán viables o de que el procedimiento funcione, y si las células madre funcionan es posible que también haya otras formas de tratamiento. Básicamente les aconsejo que dediquen ese dinero a la educación de su hijo».

Tal y como apunta el doctor Goldstein, la estrategia de marketing que siguen estas compañías es asustar a los padres haciéndoles creer que las células madre del cordón umbilical salvarán algún día la vida de sus hijos, y que en el futuro se arrepentirán de no haber tomado la decisión. Tal y como lo expresa un anuncio: «La primera y más importante inversión en la salud de su bebé».

Lo cierto es que se trata de una tecnología nueva cuyo éxito está aún por demostrar y la American Academy of Pediatrics sugiere a los médicos que la desaconsejen a sus pacientes, a no ser que tengan un familiar enfermo susceptible de beneficiarse de ella.

Créame, conozco perfectamente la presión a que están sometidos los padres para hacer todo lo posible por asegurar la salud futura de sus hijos. Un importante abogado de Boston me llamó en una ocasión y me explicó que su mujer estaba embarazada y que quería saber mi opinión sobre el almacenamiento de sangre del cordón umbilical. En aquel entonces yo no sabía gran cosa del tema, así que leí lo publicado al respecto y consulté a varios expertos, cuya opinión valoro. Todos coincidieron: a día de hoy el valor de esta técnica no está probada y yo no la recomendaría. Llamé a mi amigo y se lo conté. Su respuesta fue: «Sanjiv, me decidí y lo he hecho. Me puedo permitir pagar los tres mil dólares y si resulta que algún día sirve de algo me sentiría culpable por no haberlo hecho».

De hecho, mi coautor de este libro, el doctor Lotvin, también tiene almacenado en un banco de sangre las células del cordón umbilical de sus hijos, con el argumento de que lo único que tiene que perder es dinero, y que en cambio los beneficios potenciales son muchos.

La realidad es que las células madres aún no han salido del laboratorio para emplearse de forma generalizada en la práctica médica. Pero la promesa de que algún día puedan revolucionar la atención sanitaria es tal, que no puede ser ignorada. Cualquier enfermedad resultado de la pérdida del funcionamiento de uno o más órganos puede ser algún día tratada con células madre, desde regenerar músculos del corazón a la osteoartritis. De forma que, mientras el jurado alcanza un veredicto, las pruebas se amontonan.

El consejo del doctor Chopra

Imaginen como debió de sentirse Thomas Edison al ver iluminarse la primera bombilla una noche, o Henry Ford al ver formarse el primer modelo T en la cadena de montaje. Ahí es donde está ahora mismo la ciencia médica respecto a las células madre. Los científicos están convencidos de que hay un nuevo mundo de posibilidades de tratamiento, pero ahora mismo su aplicación práctica es todavía limitada. Se están realizando numerosos experimentos en todo el mundo y cada vez sabemos más sobre cómo usar las células madre y sobre sus posibilidades. Están apareciendo nuevos negocios, como los bancos que almacenan sangre del cordón umbilical. En este momento todavía desconocemos cuándo serán las células madre médicamente viables o hasta qué punto transformarán la ciencia médica. Lo que está claro es que la revolución sólo acaba de empezar.

Cuarta parte

Medicina alternativa

Algo muy extraño está ocurriendo en India. Puede verse cada mañana. En ciudades de todo el país se puede ver grupos de personas reunidas en parques de pie, riéndose de nada en particular. De hecho, se trata de los llamados clubes de la risa y, desde 1995, cuando empezó en India el movimiento por la risa, se han creado más de seis mil. Los clubes de la risa están activos en sesenta países diferentes. En teoría se basan en la suposición de que el acto de reír hace sentirse mejor a las personas —no hay diferencia entre la risa espontánea y la provocada— y estimula la circulación sanguínea.

Aquellos que creen que la risa es la mejor medicina pueden tener razón. Pero aunque hay muchas personas convencidas de que la risa tiene efectos beneficiosos, ha sido difícil poner a prueba esta creencia empleando métodos científicos tradicionales. Ése ha sido también durante mucho tiempo el problema a la hora de aportar pruebas científicas de que prácticas médicas no convencionales, como el yoga, la acupuntura, la meditación, la quelación e incluso la plegaria intercesora (rezar por otras personas distantes geográficamente) tienen propiedades terapéuticas.

No hay duda de que decenas de millones de personas obtienen consuelo de estas prácticas y que ese sentimiento puede muy bien traducirse en bienestar. Lo cierto es que ni siquiera hemos empezado a entender el poder de la conexión cuerpo-mente. En casi todos los estudios clínicos, por ejemplo, un pequeño porcentaje de los sujetos que reciben placebo responden al mismo como si estuvieran tomando el fármaco que está siendo testado. No existe una razón científica que explique esto. Así que aunque literalmente miles de millones de personas están convencidas de que estos enfoques alternativos pueden tener un enfoque positivo en nuestra salud, las pruebas científicas resultan incompletas y, en algunos casos, desconcertantes. ¿Qué debemos hacer para tener una buena relación cuerpo-mente? ¿Y cómo es posible discernir entre quienes dicen la verdad y quienes sólo quieren nuestro dinero? No es cosa de risa.

XXIV

¿Tiene el yoga propiedades médicas demostradas?

Son millones de personas las que día a día se doblan en dos para beneficiarse de las muchas propiedades del yoga. Aunque durante un tiempo se cuestionó, en las últimas décadas la asociación entre yoga y buena salud es algo comúnmente aceptado. De hecho, recientemente se han publicado artículos en periódicos y revistas afirmando que el yoga puede constituir una terapia efectiva en el tratamiento de una serie de dolencias, incluidos el dolor de espalda, el asma, la diabetes, la depresión, la osteoartritis e incluso algunas formas de cáncer.

Cuando era un niño en India me acostumbré a ver a gente practicando yoga y meditación. Al ir en el tren veía a personas en las orillas del Ganges en ropa interior o taparrabos —ahora el chandal es más habitual— en distintas posturas de yoga. Esto, claro está, fue mucho antes de que el yoga tuviera el prestigio de que hoy goza en Occidente. Después estudié Medicina en el sureste de Asia, en el All India Institute of Medical Sciences, y muchos de mis compañeros de clase hacían yoga cada mañana y hablaban maravillas, así que es algo que siempre me ha inspirado curiosidad. Lo cierto es que nunca he practicado el yoga, aunque, irónicamente, aprendí meditación en Estados Unidos y con un profesor judío. Pero sí me interesó poner a prueba las supuestas propiedades curativas del yoga. Mi opinión es que se trata de una práctica extremadamente útil, que aumenta nuestra flexibilidad y favorece el estado de nuestras articulaciones y también de nuestra mente. Sí parece aportar serenidad, en parte debido a lo que tiene de práctica ritual, pero es difícil encontrar pruebas fiables de sus supuestas propiedades médicas.

Casi todo lo que se dice sobre el yoga resulta difícil de contradecir, no necesariamente porque no sea cierto, sino porque en el campo de la medicina alternativa los ensayos clínicos escasean. El investigador de la Facultad de Medicina de Harvard, Sat Bir S. Khalsa, señala que ensayos clínicos serios pueden costar muchos millones de dólares y que es difícil conseguir subvenciones para los mismos: «El énfasis sigue estando en la medicina convencional, en la píldora mágica o en procedimiento capaz de curar todas las enfermedades».

Hay siglos de pruebas anecdóticas que apuntan a que el yoga es beneficioso para la mente y el espíritu, incluso aunque sus ventajas no se han demostrado formalmente. El yoga es la práctica de determinados movimientos físicos y ejercicios mentales diseñados para aumentar la flexibilidad corporal y la concentración. Se cree que se originó en India hace más de cinco mil años, aunque no hay pruebas escritas de ello, ya que entonces aún no se había inventado la escritura. En lugar de ello, sus técnicas fueron transmitidas de generación en generación por los yogui o directores espirituales, que se lo enseñaban a sus alumnos. La palabra «yoga» es sánscrita, y significa «unión» y «esfuerzo», lo que equivale a llevar la mente y el cuerpo a un estado de *samadhi*, de conciencia pura del ser sin distracción alguna. El yoga ganó popularidad en Estados Unidos en la década de 1980, cuando se tradujo un libro escrito dos siglos antes por un yogui indio llamado Patanjali y titulado *Yoga Sutras*, que describía las numerosas técnicas de esta disciplina. En la actualidad se calcula que más de diez millones de estadounidenses han probado al menos el yoga y que son muchos los que lo practican de forma habitual. En los últimos veinte años el yoga se ha convertido en parte inherente de la cultura del ejercicio en Estados Unidos y muchos países occidentales. El doctor Dean Ornish dirigió un estudio decisivo en 1990 llamado Lifestyle Heart Trial que demostró que las enfermedades coronarias más comunes pueden frenarse e incluso revertirse mediante cambios en el estilo de vida, incluyendo la práctica del yoga. Incluso basó partes importantes de su programa en las enseñanzas del instructor de yoga Swami Satchidananda. Tal y como recuerda el doctor Ornish: «Cuando empecé a investigar hace veintitrés años, teníamos que referirnos al yoga con el nombre de "técnicas de control de estrés". Los cardiólogos decían: "No podemos citar un estudio que incluya yoga. ¿Qué vamos a decirles a los pacientes, que estamos citando a un Swami?" Desde entonces, el yoga ha ganado una gran aceptación, tanto entre el público estadounidense como en general».

Hay muchas pruebas que sugieren que los estiramientos y las técnicas de respiración del yoga permiten a quienes lo practican ejercer cierto grado de control sobre su ritmo cardiaco y sus niveles de ansiedad. Y son demasiadas las personas que han incorporado el yoga a su forma de vida como para dudar de que practicarlo causa placer (de hecho, esto es así, hasta el punto de que es casi adictivo). Pero, sorprendentemente, hasta hace muy poco no se han hecho verdaderos esfuerzos por determinar su valor médico real.

Unas de las razones de ello es que muchas de las afirmaciones según las cuales el yoga mejora el estado de salud se basan en percepciones psicológicas, que, como bien sabemos, son difíciles de medir y poseen un valor científico limitado. Las personas que practican yoga suelen afirmar que notan sus propiedades beneficiosas, y el hecho de que continúen practicándolo es probablemente la mejor prueba de que les hace bien. Los intentos por llevar a cabo ensayos científicos serios por lo general han sido pocos y modestos, de alcance limitado y a menudo conducidos por personas cuyo juicio no es imparcial.

Cuando leemos sobre un ensayo clínico es muy importante saber quién lo ha realizado y quién puede tener intereses económicos en el mismo. Así, las compañías farmacéuticas patrocinan estudios con la esperanza de que sus productos funcionen y tengan éxito en el mercado. Eso no quiere decir que sus informes no sean honestos, se juegan demasiado como para hacer afirmaciones falsas o manipular las cifras, pero sí pueden recurrir a otros métodos para tratar de influir en los resultados, por ejemplo, seleccionar un grupo de población específico. En el pasado muchos de los estudios sobre las propiedades médicas del yoga han sido realizados por gente que de hecho, promociona la práctica del yoga. Ello no quiere decir que actúen de forma deshonesta o que los resultados sean distintos a los publicados. Simplemente significa que para poder evaluarlos correctamente es necesario saber quién condujo los ensayos, qué tienen que ganar o perder si los resultados son positivos o negativos y cómo se realizó el experimento o estudio.

Por ejemplo, en 2007 un estudio aleatorio controlado por placebo se propuso determinar si el yoga podía aliviar el dolor lumbar crónico. Se realizó en un centro de salud integral en Bangalore, India, concretamente la División de Yoga y Ciencias de la Vida de la

Swami Vivekanananda Yoga Research Foundation. Un total de ochenta participantes con dolor lumbar fueron dividido en dos grupos: Durante una semana el grupo de yoga practicó asanas específicas, posturas corporales diseñadas para la lumbalgia, ejercicios respiratorios, meditación y clases sobre los conceptos filosóficos en que se apoya el yoga. El grupo de control realizó ejercicios rutinarios y recibió lecciones sobre cambios en el estilo de vida. Al final de la semana el dolor de espalda de los miembros del grupo de yoga había disminuido más que en el grupo de control, así como la flexibilidad espinal. Según la Fundación, la conclusión del estudio era que el yoga reducía la incapacidad por dolor y mejoraba la flexibilidad de la columna vertebral.

Aunque estos resultados son interesantes, desde luego no son concluyentes, el grupo era demasiado pequeño y el ensayo demasiado breve como para que las conclusiones sean de auténtico valor. Los estudios a pequeña escala son problemáticos; para conseguir financiación tienen que demostrar que han encontrado algo lo suficientemente interesante como para merecer atención y, si tienen suerte, salir en los medios de comunicación. Pero esta conclusión tan general es ilustrativa de la investigación realizada sobre las propiedades del yoga. De hecho, un análisis estadístico realizado en 2007 a partir de estudios escritos en inglés y ensayos aleatorios sobre los efectos de varias terapias en el dolor lumbar conducido por la American Pain Society (Sociedad estadounidense para el dolor) y el American College of Physicians (Colegio de médicos estadounidense) concluyó que, aunque el yoga, junto con los masajes y la acupuntura, tiene alguna efectividad en el dolor lumbar crónico, «para las lumbalgias agudas la única terapia que ha demostrado ser eficaz es el calor superficial».

En 2004 Sat Bir S. Khalsa informó de que había encontrado ciento ochenta y un artículos afirmando que el yoga podía emplearse en el tratamiento de varias dolencias comunes, desde enfermedad coronaria al insomnio y el cáncer. Pero un análisis de dichos estudios demostró que sólo cuarenta de ellos se habían realizado de forma aleatoria y con grupos de control, y que la «inmensa mayoría» incluían menos de treinta sujetos por brazo de estudio.

En general y si hacemos caso al gran número de pruebas anecdóticas, desde luego que practicar yoga de forma habitual tiene beneficios psicológicos. Las personas que hacen yoga se sienten mejor, afirman tener menos síntomas relacionados con enfermedades como cáncer, insuficiencia coronaria, depresión y osteoartritis. La conclusión general es que el yoga puede reducir los niveles de estrés y llevar a un estado de relajación y serenidad. Y cuando se emplea como apoyo de terapias probadas para las enfermedades antes mencionadas puede muy bien proporcionar beneficios adicionales. Así que, como suele decirse, es algo que no hace daño, aunque hasta que uno se acostumbra a todos esos estiramientos puede ser que sufra dolor muscular conocido como "agujetas".

El consejo de doctor Chopra

Los estudios serios destinados a demostrar los beneficios médicos potenciales del yoga no acaban más que empezar. Tal y como ha probado el doctor Ornish, el yoga puede ser de gran utilidad a la hora de intensificar la conexión entre cuerpo y mente, y hay numerosas pruebas anecdóticas que sugieren que su práctica continuada ayuda a la gente a sentirse mejor. Pero el hecho es que aún no contamos con evidencia científica suficiente para probar que el yoga sea una terapia primaria efectiva en el tratamiento de enfermedades comunes. Todavía no.

Aunque las pruebas, como he dicho, son anecdóticas, estoy firmemente convencido de que el yoga es algo que merece la pena probar. Aumenta la flexibilidad corporal y las posturas. Tal vez no nos libre del dolor de espalda, pero ¡sin duda mejorará nuestro *swing* en el campo de golf!

XXV

¿Funciona la acupuntura?

Para los investigadores médicos la acupuntura es, desde hace tiempo, un problema «espinoso». Se trata de una terapia china de entre dos mil y cinco mil años de antigüedad empleada para una variedad de dolencias, incluyendo obesidad, las náuseas causadas por el embarazo o la quimioterapia, la migraña, el dolor de espalda y rodilla y otras clases de dolor crónico. Consiste en insertar de forma indolora numerosas y delgadas agujas en varios puntos específicos del cuerpo, dependiendo del problema a tratar. Aunque existen complejas explicaciones sobre cómo funciona la acupuntura, los acupuntores se contentan con decir que la energía, llamada *qi*, fluye por canales, conocidos como meridianos, que discurren por todo el cuerpo, y que la colocación de agujas en puntos clave bloquea, estimula o incluso altera el curso del *qi*. No hay absolutamente prueba científica alguna de que nada de esto sea cierto; de hecho, existen varias teorías distintas sobre cómo funciona la acupuntura, incluyendo una que sugiere que las agujas desencadenan una respuesta en las células nerviosas, la glándula pituitaria o partes del cerebro que conduce a la liberación de endorfinas y otras sustancias químicas que combaten el dolor. Suena un poco a magia, aunque la cuestión es que en determinados casos la acupuntura parece funcionar. En la actualidad se aplica en cientos de hospitales para tratar el dolor y las náuseas y numerosos expertos y organizaciones médicas internacionales respetadas la recomiendan.

La experiencia del entrenador del equipo de fútbol americano Texas Tech, Mike Leach es representativa de muchas personas que han probado la acupuntura. Leach era adicto al tabaco y sufría de asma. No conseguía dejar el tabaco ni encontraba un tratamiento efectivo para el asma hasta que, desesperado, acudió a un acupuntor. «Mi asma pareció mejorar», declaró ante los periodistas. «Y en cuanto al tabaco, funcionó de maravilla. Literalmente lo dejé, en ese momento». ¿Dónde le insertaron las agujas para que dejara de fumar? «Pues he visto el gráfico, y le aseguro de que no me pusieron agujas en algunos de los sitios que figuran en él. Desde luego no me las pusieron en ciertas partes».

Yo he tenido mi propia experiencia con la acupuntura. Mi pasión, cuando no estoy trabajando, es el siempre frustrante golf, que nunca consigo dominar. Por desgracia empecé a padecer dolores de espalda y de rodilla. Me sometí a una serie de tratamientos, incluida la acupuntura, para el dolor de espalda en una clínica afiliada al Harvard Medical School. Y los resultados fueron buenos. El dolor se redujo hasta en un 50 por ciento. Pero al mismo tiempo empecé a perder peso, haciendo ejercicio y siguiendo otros tratamientos, de manera que no me era posible atribuir mi mejoría exclusivamente a la acupuntura. También me operé de la rodilla, y aunque la operación fue bien, en ocasiones seguía hinchándose y me dolía.

Una tarde una amiga mía que también juega al golf me pidió el nombre de la acupuntora que me había tratado la espalda. Tres días más tarde me la encontré en el club, me abrazó emocionada y me dijo: «Mírame la rodilla, me ha desaparecido la hinchazón. Puedo levantarla sin que me duela».

En aquel momento yo tenía la rodilla hinchada, así que pensé que tal vez sería buena idea ir a ver a la acupuntora. Me dieron cita para un viernes a las cuatro de la tarde y subí renqueante las escaleras hasta su consulta. Me tumbé en la camilla y me colocó agujas en diferentes puntos. El tipo de acupuntura que hacía era japonesa. Transcurridos varios minutos me levanté de la camilla y eché un vistazo a mi rodilla; la hinchazón había desaparecido. Mi primera reacción fue pensar *Dios mío, ¿cómo puede ser esto?* Mi segunda reacción fue: *Todavía no ha anochecido; igual me da tiempo a jugar nueve hoyos.* Cosa que hice.

La espalda no sé, pero desde luego la hinchazón y el dolor de la rodilla me desaparecieron gracias a la acupuntura. Si comparaba las rodillas derecha e izquierda podía ver la diferencia entre cuando estaba hinchada, y después del tratamiento. La mejoría directamente atribuible a la acupuntura era radical.

Así que mi experiencia personal es que la acupuntura puede ser beneficiosa, pero es mucho más difícil llegar a una conclusión similar empleando la metodología habitual de los ensayos clínicos. En ocasiones esta metodología no sirve para demostrar aquello que se conoce como medicina complementaria o alternativa, de la que la acupuntura es el máximo exponente.

A decir verdad, mucho de lo que se sabe sobre acupuntura es, cuanto menos, cuestionable. Aunque se supone que se desarrolló en China hace siglos, hay pocas pruebas que lo demuestren. Las primeras referencias a «uso de agujas» datan del año 90 a.C., algo en lo que los acupuntores aducen como prueba de que data de esa fecha, aunque en realidad las alusiones son a tratamientos más tradicionales, incluyendo sangrías o el drenaje de abscesos con gruesas agujas. De hecho, la tecnología necesaria para fabricar delgadas agujas de acero ni siquiera existía entonces.

La primera mención de la acupuntura en la literatura occidental data de 1680 y se refiere a largas agujas de oro que se insertaban en el cráneo o en el útero durante un intervalo de treinta respiraciones. Se difundió en Estados Unidos en 1826 como un método bastante poco efectivo de revivir a víctimas de ahogamientos. En cuanto a los chinos, muchos gobiernos prohibieron su práctica entre 1822 y 1945, hasta que fue reivindicada por Mao en la década de 1960 como tratamiento médico para las masas. En 1972 el periodista James Reston viajó con el presidente Nixon a China y mientras estaban allí tuvieron que practicarle una apendicectomía de urgencia en la que se empleó la acupuntura para tratar el dolor. El relato que escribió Reston de su operación llevó la práctica exótica de clavar agujar en el cuerpo de una persona por primera vez al público estadounidense moderno. En la mayoría de los casos era ridiculizada, pero poco a poco, debido a la abundancia de testimonios positivos, fue creciendo en popularidad hasta que en 1997 el National Institutes of Health hizo pública la siguiente conclusión: «Hay pruebas suficientes del valor de la acupuntura como para sugerir su uso en la medicina convencional y apoyar nuevos estudios».

Lo que resulta sorprendente, habida cuenta de la aceptación generalizada de la acupuntura como una valiosa herramienta complementaria a la medicina occidental, es lo escasos que son los ensayos clínicos realizados y lo poco que sabemos acerca de cómo funciona realmente. Demostrar el valor médico de la acupuntura empleando métodos tradicionales ha sido difícil; sé por propia experiencia que tiene valor, pero cuánto, contra qué y cómo debería emplearse son preguntas para las que aún no tenemos respuesta.

Por desgracia no existen respuestas físicas susceptibles de ser medidas; la acupuntura no parece causar cambios físicos consistentes en el organismo. Eso carece de importancia para quienes la han probado con resultados positivos: las pruebas anecdóticas son muy fuertes. Pero son sólo eso, anecdóticas, y también son muchas las personas que la han probado sin beneficio aparente.

El problema es que, desde que se introdujo en Estados Unidos en la década de 1970 se han publicado afirmaciones asombrosas sobre los supuestos poderes de la acupuntura. Un ejemplo representativo fue la historia publicada en febrero de 2008, cuyos titulares decían: "Estudio revela que la acupuntura puede aumentar la fertilidad en la mujer". Fue una noticia de primera página a gran escala y atrajo considerable atención. Según el estudio, un metaanálisis que incluía a mil trescientas sesenta y seis mujeres de Estados Unidos y Europa que estaban intentando quedarse embarazadas mediante fertilización in vitro revelaba que la acupuntura aumentaba sus probabilidades en hasta un 10 por ciento, un porcentaje significativo. Pero sólo después examinar cuidadosamente el informe se hacía evidente que las pruebas no sostenían dichas conclusiones. Eso es algo bastante frecuente en acupuntura: grandes promesas pero escasas pruebas.

Hay varios problemas diferentes que contribuyen a hacer cuestionables todas las afirmaciones sobre acupuntura. En primer lugar, la práctica parece tener tanto de arte como de ciencia. Su práctica —el uso de agujas y, más recientemente, de estimulación electrónica en lugares determinados del cuerpo— depende más de las elecciones de cada acupuntor individual que de unos protocolos específicos y establecidos. Hay cuadros que orientan sobre dónde insertar las agujas para cada dolencia, pero parece ser que cada uno los aplica a su manera. Es imposible medir de forma precisa el valor de insertar agujas en varios puntos del cuerpo cuando no se sigue un patrón consistente para hacerlo. Además, existen distintos sistemas de acupuntura; aparte de la china en sus diferentes versiones, están la japonesa, la tailandesa, la india y la coreana, y dentro de cada una cada acupuntor trabaja según le dicta su experiencia personal. El número de agujas y la colocación de las mismas, por tanto, varían mucho de uno a otro. El doctor Joseph Audette, profesor adjunto de medicina rehabilitadora en Harvard, es también director de curso de nuestro programa de formación para médicos Continuing Medical Education Structural Acupuncture for

Physicians. En otras palabras, es responsable de mantener a los médicos al día sobre acupuntura. Se empezó a interesar en este campo porque gran parte de su trabajo tiene que ver con encontrar mecanismos capaces de mitigar los efectos incapacitadores del dolor, eso y el hecho de que un acupuntor le ayudó a curarse una lesión de espalda. El doctor Audette reconoce la dificultad de conducir ensayos clínicos fiables sobre acupuntura, y explica: «Es complicado investigar una técnica en la que hay un componente práctico, en lugar de pastillas o productos farmacéuticos, donde es fácil introducir el elemento de doble ciego porque el placebo está diseñado de manera que su aspecto sea idéntico a la sustancia testada. En cambio cuando se trata de avaluar tratamientos prácticos, como la cirugía, es muy difícil seguir los protocolos estandarizados de doble ciego y de control por placebo. El otro gran problema es que no hay consenso sobre cuáles son los verdaderos puntos de acupuntura, y en parte eso es culpa nuestra, de la comunidad científica, pues no hemos sido capaces de definir, desde un punto de vista científico, lo que constituye un punto de acupuntura. Y además, ¿cuál es el punto específico que va a ayudar a curar esta dolencia en particular? Es un problema de difícil solución, pues estamos intentando comparar supuestos puntos reales con otros falsos, y ni siquiera estamos seguros de qué constituye un punto real. Sí sabemos que cuando las agujas traspasan la piel, incluso en lugares que no se consideran puntos de acupuntura, producen lo que se llama un efecto psicológico no específico en el sistema modulatorio del dolor. En cuanto la aguja traspasa la piel, independientemente de la parte del cuerpo, éste reacciona a lo que en traumatología se conoce por control inhibitorio nocivo difuso o DNIC [por sus siglas en inglés], lo que quiere decir que nuestro cuerpo va a responder a este estímulo e intentar neutralizar las señales de dolor procedentes del traumatismo, de manera que éste no nos incapacite. Eso hace todavía más difícil saber qué tratamiento en concreto está funcionando y cual no, debido a ese efecto no específico frente al específico de la acupuntura».

Un campo en el que la acupuntura aparentemente ha demostrado ser prometedora es el tratamiento de la osteoartritis de rodilla, un problema doloroso y a menudo debilitador. Tal y como aprendí por propia experiencia, la osteoartritis se suele tratar con antiinflamatorios, esteroides y complementos varios, pero con resultados bastante limitados. Los diversos intentos por evaluar el valor terapéutico de la acupuntura en el tratamiento de la osteoartritis de rodilla ilustran muy bien por qué es tan difícil determinar si la acupuntura realmente funciona.

Muchos de estos ensayos emplearon lo que se conoce como «acupuntura falsa» a modo de placebo con el fin de conducir un estudio de doble ciego. Ello quiere decir que las agujas se insertaron en puntos al azar o bien se trataba de agujas «placebo», es decir, superficiales, que parecen penetrar la piel pero en realidad no lo hacen. Se han empleado en muchos ensayos de doble ciego. Por ejemplo, un ensayo español realizado en 2004 en el que participaron casi cien pacientes con problemas de rodilla dividía a éstos en dos grupos: uno de ellos era tratado con acupuntura ortodoxa y el otro con acupuntura falsa; los cuarenta y ocho pacientes que recibieron acupuntura informaron de una reducción significativa del dolor de rodilla. Un estudio de 2007 de quinientos setenta pacientes conducido por la Facultad de Medicina de la Universidad de Maryland pareció llegar a la misma conclusión, y su director declaró: «Los resultados establecen que la acupuntura es un complemento efectivo en el tratamiento convencional de la artritis». Pero es complicado comparar estos dos estudios sin conocer la metodología específica que emplearon. No es lo mismo que tomarse una pastilla que tiene una composición química idéntica que la empleada en estudios similares en todo el mundo. De hecho, en algunos estudios la reducción del dolor fue prácticamente la misma en pacientes que habían recibido acupuntura ortodoxa y con agujas de placebo, lo que abre una nueva puerta a toda clase de interpretaciones de por qué parece ser efectiva la acupuntura.

Investigadores de la Universidad Técnica de Múnich llevaron a cabo un metaanálisis de treinta y tres estudios que sumaban un total de casi siete mil pacientes, con el fin de determinar si la acupuntura podía de hecho, mejorar los dolores de cabeza y la migrañas más eficazmente que los analgésicos. Al cabo de ocho semanas resultó que la acupuntura era más efectiva que los analgésicos en la prevención de dolores de cabeza. Pero además de la acupuntura «verdadera», los tratamientos con acupuntura falsa también resultaban más efectivos que los analgésicos. Un estudio similar con cuatro mil pacientes con dolores de cabeza crónicos conducido en la Universidad de Duke en 2008 y publicado en *Anesthesia & Analgesia* informaba de que el 62 por ciento de los pacientes tratados con acupuntura declaraban haber mejorado de sus jaquecas, comparados con el 45 por ciento que había tomado aspirina. Pero incluso en este estudio, casi el mismo número pacientes que habían sido tratados con acupuntura «falsa» afirmaba también que habían mejorado.

Por contra, un estudio británico que trescientos cincuenta y dos participantes realizado en 2007 demostró que la acupuntura no reducía de forma significativa el dolor. En la última década se han realizado al menos doscientos cincuenta ensayos clínicos controlados y muchos más estudios de casos y otras clases de investigaciones. Debido a que la metodología de estos ensayos varía considerablemente, las conclusiones no son uniformes, y muchos de ellos tienen razones económicas para arrojar conclusiones positivas, por lo que es difícil concederles valor. Además, aunque los protocolos de los ensayos clínicos son los mismos en todo el mundo, la manera de ponerlos en práctica e informar sobre ellos no lo es. De hecho, muchos de estos ensayos se condujeron en China. Aunque los resultados —tal y como se publicaron en China, y también en Rusia— fueron positivos, ambos países tienen un largo historial de informar sólo de los resultados positivos, lo que hace sospechar de la información que divulgan. Ésa es una de las muchas razones que explican el tono triunfal de noticias médicas publicadas en dichos países. Así que es importante, cuando leemos sobre los resultados de un estudio, saber dónde se realizó.

Uno de los estudios aleatorios chinos recogidos en el *Journal of American Medicine* en 1998 investigó el uso de la moxibustión —que consiste en estimular puntos de acupuntura mediante hierbas calientes— para aumentar la actividad fetal y prevenir los partos de nalgas. Se trata de un estudio bien documentado en el que un equipo de investigadores chinos e italianos trataron a doscientas sesenta mujeres en el octavo mes de su primer embarazo y cuyos bebés estaban de nalgas en el canal del parto. La teoría era que estimulando el movimiento del feto, la acupuntura podía hacer que éste se diera la vuelta. Al cabo de dos semanas, el 75 por ciento de los bebés cuyas madres habían sido tratadas con moxibustión habían corregido su postura, mientras que en el grupo de control sólo ocurrió en algo menos del 50 por ciento de las madres. Los investigadores concluyeron que la moxibustión, empleada en el momento adecuado, puede ser un método seguro y eficaz de prevenir los partos de nalgas.

En Alemania la seguridad social a menudo cubre tratamientos con acupuntura. Recientemente las compañías de seguros alemanas condujeron estudios de gran escala aleatorios y controlados por placebo con el fin de determinar si ésta tiene beneficios probados. En este país son los propios médicos quienes practican la acupuntura, de manera que los ensayos los llevaron a cabo cientos de médicos, algunos de los cuales sólo tenían una experiencia limitada en acupuntura. Tal y como ha ocurrido con otros estudios, había pocas diferencias en los resultados en pacientes tratados con acupuntura verdadera y simulada, pero en todo caso eran mejores que los que habían recibido analgésicos convencionales. De manera que las compañías de seguros siguen incluyendo la acupuntura en su cobertura.

Donde la acupuntura aún no ha demostrado ser efectiva es en el tratamiento de las náuseas y los vómitos. El arte de insertar delgadas agujas en determinados puntos del cuerpo no parece funcionar aquí. El hecho de que la acupuntura funciona en una situación específica podría indicar que mitigará el dolor en otras parte, entendamos o no el mecanismo de cómo esto ocurre.

Así que mientras que las pruebas científicas siguen siendo ambiguas, las anecdóticas son abrumadoras. El doctor Audette recuerda una demostración que una conocida acupuntora japonesa llamado Kiiko Matsumoto realizó en uno de nuestros seminarios. «El paciente era un hombre al que estábamos tratando de una delicada cirugía de bypass coronario. Es una cirugía en la que se hace una incisión en el pecho, y en algunos casos algunos pacientes cicatrizan de forma muy agresiva, lo que se llama cicatrización hipertrófica. Estas cicatrices pueden llegar a rozar los nervios y causar un dolor agudo y nervioso que se desencadena sólo con el tacto. Para cuando estábamos tratando a este paciente habían pasado ya dos años desde su cirugía. Tenía tanto dolor que ni siquiera podía abrazar a su esposa. Pensamos que su dolor se debía a que en el área de la incisión habían quedado atrapadas varias terminaciones nerviosas. Matsumoto empezó a tratarle, insertándole agujas en puntos del brazo que se suponían eran efectivos para el dolor. Al principio no funcionó, así que los redirigió ligeramente y a continuación empezó a estimularlos. De inmediato el paciente empezó a describir una sensación de cosquilleo que le bajaba por el cuello y hasta el interior de la cavidad torácica. Matsumoto le tocó el pecho para asegurarse de que ya no le dolía. Después el paciente se levantó y abrazó a su mujer. Se había producido una conexión neuroanatómica entre el punto que Matsumoto estaba tratando y el área en que, según la medicina occidental, se localizaba el dolor. Pero funcionó».

Así que nos enfrentamos a un campo donde es difícil llevar a cabo estudios rigurosos y fiables que demuestren si la acupuntura funciona o no. Tal y como dijo el entrenador Leach, tras descubrir que la acupuntura le ayudaba a dejar el tabaco y le mejoraba el asma: «En el mejor de los casos, es como recibir un masaje. Es algo relajante, te dan un masaje y encima resuelves tu problema. En el peor de los casos, te han dado un masaje pero sigues con el mismo problema».

El consejo del doctor Chopra

Sé que funciona; lo he visto. Pero sobre todo, lo he sentido. No entiendo el mecanismo, si es físico o psicológico o tal vez las dos cosas, pero he podido comprobar sus resultados personalmente. Llegué a la consulta de la acupuntura cojeando y con la rodilla derecha dolorida e hinchada, y cuando salí me fui directamente a jugar nueve hoyos. Por lo que a mí respecta no hay mejor prueba que ésa. Pero varios ensayos clínicos han demostrado que a menudo el placebo tiene los mismos resultados que la acupuntura en la reducción del dolor. Y aunque los estudios parecen apuntar a que la acupuntura puede ser eficaz de varias maneras, no se ha demostrado aún que pueda afectar el curso de ninguna enfermedad grave. Sin embargo, un estudio conducido en 2010 en la Universidad de Rochester demostró que la inserción y manipulación de agujas libera adenosina, un neurotransmisor que actúa como un anestésico, lo que puede ser una pista importante que nos lleve a encontrar por qué la acupuntura parece funcionar en muchas situaciones.

Hay un símil que me gusta especialmente: la mente es como un paraguas; sólo funciona cuando está abierto. A la comunidad científica le haría bien tener una mente más abierta en esta cuestión y seguir investigándola.

XXVI

¿Puede la meditación volvernos más sanos y felices?

¿Cuál es el poder de la mente? ¿Es posible mejorar nuestra salud con la mente, o, más bien, poniendo la mente en blanco? ¿Sirve de algo la meditación? Deténgase y piénselo por un momento. ¿Se siente mejor?

Una de las cuestiones más debatidas en medicina es si podemos utilizar el poder de la mente para mejorar nuestra salud. Todos hemos oído historias sobre místicos orientales que se curan a fuerza de voluntad. Nos han hablado de yoguis que usan la meditación para reducir de forma significativa el número de respiraciones por minuto que necesitan para sobrevivir. Los defensores de varias formas de meditación afirman que con sólo dedicar veinte minutos al día a dejar nuestra mente tranquila y en silencio tiene importantes beneficios para la salud. Yo soy una de esas personas. Medito todos los días, entre veinte y treinta minutos por la mañana y entre quince y veinte por la noche, y estoy convencido de que eso me permite concentrarme mejor, me hace más creativo y mejora mis relaciones con los demás. Aunque para comprobarlo tendrán que hablar con mi secretaria.

Las referencias históricas a la meditación se remontan a más de cinco mil años. Existen muchas clases de meditación, incluyendo la meditación trascendental (MT), la zen y la sufí. Básicamente la meditación es una práctica que nos permite concentrarnos en los poderes de la mente para ir más allá del pensamiento consciente y llegar a un estado transitorio, un lugar de integración entre cuerpo, mente y el espíritu o el alma. Una forma común de meditación consiste en repetir un sonido llamado mantra, «om», por ejemplo.

Cuando un pensamiento consciente interrumpe el estado de concentración, el que medita sólo debe regresar al mantra. Es conveniente aprender a meditar con un maestro experimentado.

La meditación forma parte de muchas religiones y es una de las ocho vías al yoga Astanga. Las formas más populares de meditación en Estados Unidos, la meditación trascendental y la del yoga, que no están asociadas a ninguna religión, se volvieron muy populares en la década de 1970. Entre los defensores de la MT figuran los Beatles, el músico Ravi Shankar e incluso el general estadounidense Franklin Davis, comandante del U.S. Army War College, que trató de convencer al Pentágono de que enseñara meditación transcendental a todos los reclutas como parte de la instrucción básica.

Se han hecho numerosas afirmaciones sobre los poderes terapéuticos de la meditación en la prevención y cura de diversas enfermedades. Se supone que la meditación reduce el estrés y la ansiedad, controla la presión arterial, favorece la curación, ayuda a prevenir dolencias coronarias y ayuda a las personas a recuperarse de adicciones, además de mejorar el estado psicólogico general.

Hay muchos indicios de que la meditación de hecho, produce cambios psicológicos. La neurociencia moderna ha demostrado que el cerebro puede ser educado, un fenómeno conocido como neuroplasticidad. El doctor Richard Davidson, neurocientífico de la Universidad de Wisconsin, ha empleado la resonancia nuclear magnética y el electroencefalograma —una técnica que mide la actividad eléctrica del cerebro— para examinar los cerebros de seis monjes tanto en su actividad normal como cuando estaban meditando, y ha comparado sus resultados con un grupo de control. Cuando se les indicó a los monjes que empezaran a meditar, sus cerebros mostraron un clara transición a periodos prolongados de oscilaciones gamma de alta frecuencia y sincronizadas. Esto quiere decir que sus cerebros mostraban una reacción inmediata y sustancial, lo que indica un cambio marcado en la actividad mental. El doctor Davidson también reparó en cierto grado de coordinación entre distintas áreas del cerebro, lo que le hizo pensar que la meditación provocaba una fuerte conexión entre circuitos cerebrales separados entre sí. En el grupo de control en cambio no se observó ninguna de estas respuestas. De manera que es seguro que algo sucede en el cerebro durante la meditación, la cuestión es cómo se traduce eso en términos de conducta, actividades o estados de ánimo.

Muchos médicos que han incorporado aspectos de la medicina holística a su práctica declaran que éstos tienen un fuerte impacto en el tratamiento de una variedad de dolencias. Por ejemplo, investigadores de la Universidad de Florida del Sur estudiaron los efectos de la meditación guiada en veintiocho pacientes diagnosticadas de cáncer de mama en fase I. Midieron la capacidad del sistema inmune de atacar las células cancerosas, un proceso llamado «citotoxicidad». Las pacientes del grupo de meditación aparentemente fueron capaces de producir un 75 por ciento más de glóbulos blancos para combatir las células cancerosas que las del grupo de control. Como resultado de este y otros estudios similares, investigadores del Dana-Farber Cancer Institute en Harvard concluyeron: «La meditación tiene implicaciones médicas relevantes a la hora de paliar el sufrimiento físico y psicológico de enfermos de cáncer». En otras palabras, aquí está ocurriendo algo, pero todavía no sabemos lo que es. Todavía.

Existe un nutrido corpus de investigaciones que apoya el uso de la meditación como parte de una serie de cambios en los hábitos diarios conducentes a controlar la tensión arterial. Por ejemplo, un estudio de 2006 realizado en la facultad de Medicina de la Universidad de Kentucky parecía demostrar que la práctica regular de la meditación trascendental puede reducir la tensión arterial. Ésta es de la clase de conclusiones que dan lugar a titulares en la prensa y a la percepción pública de que la meditación esconde verdaderas propiedades para la salud. El problema es que la seriedad de casi todas estas investigaciones es dudosa.

Un informe dirigido por la Universidad de Alberta en 2007 y encargado por el Departamento de Salud y Servicios Humanos de Estados Unidos, examinó ochocientos trece estudios sobre meditación publicados entre 1856 y 2005. Éstos incluían cinco formas distintas de meditación, entre ellas la basada en mantras, y la de respiración y postural que se practican en el yoga. En concreto los investigadores buscaban indicios de que la meditación tiene algún impacto en la hipertensión, las enfermedades cardiovasculares o la adicción a sustancias. Y aunque el análisis demostró que la meditación trascendental, algunas formas de meditación yóguica y la meditación zen reducían de forma significativa la presión sanguínea, la mayoría de estos estudios era de tan mala calidad que sus conclusiones resultaban dudosas. Tal y como informaron los autores del estudio: «La investigación científica sobre las prácticas de meditación [...] se caracteriza por su escasa calidad metodológica. No se pueden por tanto extraer conclusiones firmes sobre el impacto de la meditación en la salud a partir de las pruebas existentes».

La dificultad de los estudios a gran escala como éste, cuyo propósito es examinar un campo amplio y que dan como resultado sólo generalidades, es que las conclusiones tienen a sugerir información prometedora. Por ejemplo, aunque la conclusión de que la meditación no demuestra tener un impacto significativo en la salud en general, los investigadores citan varios estudios según los cuales la meditación trascendental ha demostrado reducir la hipertensión.

Es un tema en el que la diferencia entre lo refutado y lo que todavía está por demostrar es fundamental. No hay casi duda de que ciertas formas de meditación tienen como resultado cambios psicológicos, la pregunta es: qué beneficios para la salud se derivan —si es que se deriva alguno— de dichos cambios. «He observado los beneficios médicos del yoga y la meditación en personas que los practican de forma constante», explica el doctor Amit Anand, cuya consulta en Boston combina prácticas médicas occidentales y terapias alternativas. «Mi experiencia me dice que los efectos empiezan a ser palpables fuera de la práctica diaria. La gente afirma poder controlar mejor los síntomas, sentirse más estables emocionalmente y mejorar su capacidad de toma de decisiones sobre su salud. Personalmente estoy convencido de que cuando demos con las herramientas de investigación apropiadas y llevemos a cabo estudios científicos rigurosos, todo este inmenso *corpus* de pruebas anecdóticas desembocarán en una práctica médica generalizada».

Obviamente el área entera de la medicina alternativa, en especial en este caso, donde se trata de la mente frente a la medicina tradicional, ha de ser todavía investigada de forma apropiada. De lo que yo puedo informar es que la meditación ha desempeñado un papel extremadamente importante en mi vida y en la de mi familia. Sigo creyendo —lo que equivale a decir que no puedo probarlo científicamente— que la meditación posee propiedades beneficiosas reales y duraderas para la salud. También sé que me hace sentir mejor. Después de meditar me enfrento al día con energía, confianza en mí mismo y, espero, un espíritu positivo.

Para mí, como para miles de personas, la meditación diaria forma parte de mi bienestar general, como cepillarme los dientes por la mañana. He estudiado y practicado meditación trascendental durante muchos años y, sí, he «levitado». Por desgracia esta expresión, «levitar» y los —lo confieso— divertidos videos que muestran a gente cruzada de brazos y piernas balanceándose en el aire son responsables de un gigantesco malentendido. Lo que se llama levitación no es desde luego lo que uno se imaginaría; no se trata de flotar suspendido en el aire desafiando las leyes de la gravedad, aunque sea durante unos pocos segundos. Más bien consiste en sentarse, ya sea en posición de loto o en cualquiera que nos resulte cómoda y cerrar los ojos. A continuación se introduce el sutra, un dicho o aforismo sagrado, y al cabo de un rato nuestro cuerpo literalmente salta. Así que no debería llamarse «levitación». Les digo por propia experiencia que no se trata de un acto intencionado. Uno no ordena a su cuerpo: *Vamos, ¡salta!* Más bien una sensación va creciendo en nuestro interior y parece levantarnos del suelo unos ciento cincuenta milímetros, tal vez más. Yo lo he hecho con siete mil personas en una gran sala, en Iowa. Cuando se está estudiando esta técnica la gente no te pregunta: «¿Te sale?», sino «¿Te ha ocurrido ya?».

No es un acto consciente. Uno no decide que ha llegado el momento de saltar y entonces salta. De hecho, es muy difícil, y muchas personas que no practican la meditación de forma habitual lo han intentado sin éxito. Tratar de explicar lo que es levitar es como tratar de describir el sabor del mango a alguien que no ha visto uno en su vida. Pero sí puedo afirmar que la sensación es de puro goce. Y que todos los beneficios que se obtienen no proceden del acto físico, sino de la sensación que fluye por nuestro cuerpo.

Así pues, ¿qué podemos decir a modo de conclusión de los beneficios médicos de la meditación? Ciertamente muchas de las afirmaciones que hacen sus defensores han de ser todavía probadas. Los médicos están tratando de estudiar científicamente ciertos aspectos de técnicas de respiración controlada llamada «Pranayama». La respiración controlada desempeña un importante papel en varios tipos de meditación y el doctor Anand está ayudando a poner en práctica ensayos para determinar sus beneficios fisiológicos. Tal y como él lo explica: «En varios casos vimos indicios de que cambiando el patrón de respiración de un paciente podíamos modular el flujo del sistema nervioso simpático medido con técnicas microneurográficas. El tono simpático tiene una importante función regulatoria en muchos aspectos de la salud tales como la presión arterial, el ritmo cardiaco, la homeostasis hormonal y la inmunidad».

Así es cómo se realiza un ensayo pequeño: para encontrar un patrocinador de su estudio, el doctor Anand puso en marcha un estudio de viabilidad, en el que un pequeño número de individuos, diez o menos, participaron durante varias semanas. En este programa piloto el doctor Anand estableció unas mediciones base para los participantes, les enseñó técnicas de respiración y midió sus respuestas empleando una serie de marcadores, incluida la función pulmonar, durante un periodo de ocho semanas. Con estos resultados ha enviado una propuesta al National Institutes of Health, que siempre está abierto a financiar estudios de este tipo. Por el momento la investigación continúa.

Hasta hace poco la medicina tradicional o bien ignoraba o bien despreciaba directamente las terapias holísticas. Esto ha cambiado por completo y, para ser sinceros, se están haciendo afirmaciones bastante absurdas sobre sus beneficios. Y aunque existen pocas pruebas en forma de estudios aleatorios que apoyen el valor de estas técnicas, sí abundan las anecdóticas, que sugieren que las posibilidades son reales. No cabe duda alguna de que la meditación tiene beneficios específicos, pero si se trata de beneficios médicos o no, es algo que hace falta probar empleando métodos científicos.

De lo que tampoco cabe duda es que, y a diferencia de otros tratamientos, meditar no encierra peligro alguno. La gente lleva cinco siglos practicando la meditación sin experimentar efectos negativos y yo puedo afirmar, por propia experiencia, que con no pocos beneficios personales.

El consejo del doctor Chopra

La meditación es una técnica no religiosa y bien conocida que llevan practicando decenas de millones de personas desde hace miles de años y por todo el mundo. Muchos de quienes la practican afirman que les conduce a un estado mental de serenidad, que mejora sus relaciones interpersonales y su felicidad general. Yo puedo dar fe de que esto es cierto. Para mí la meditación es lo mejor que he hecho en los últimos treinta años, y gran parte de mi éxito en la vida lo atribuyo a la práctica habitual de la meditación trascendental. En época muy reciente la ciencia —al comprobar que se producen cambios anatómicos y funcionales en el cerebro— ha podido demostrar la correlación con esos sentimientos subjetivos positivos que experimentan quienes meditan.

Aprender a meditar es probablemente la experiencia más importante y transformadora de mi vida.

XXVII

¿Funciona la quelación?

Si hemos de creer a la prensa sensacionalista, existe todo un flujo de información que tanto su médico como la comunidad sanitaria en general se empeñan en ocultarle. Por fortuna hay gente que se preocupa por su salud y está dispuesta a compartir con usted esta información, solamente porque se preocupan por su salud, y no por su dinero.

Y ya puestos, además de la cura milagrosa a todos sus males, estarán encantados de venderle el puente de Brooklyn... y a muy buen precio además.

La historia de la medicina está plagada de charlatanes, timadores, farsantes y embaucadores que se aprovechan del hecho de que mucha gente pagará lo que sea por curarse de sus dolencias. Aunque algunos de estos vendedores creen de verdad en el valor de sus productos, en la mayoría de los casos no son más que estafadores que se aprovechan de ingenuos y desesperados. De hecho, después de la creación de la American Medical Association en 1847 con el objetivo de transformar la práctica de la medicina en una ciencia homogénea en lugar de un arte individualizado, una de sus primeras campañas estuvo dirigida a restringir las patentes de medicamentos.

Entre estos chanchulleros de patentes estaba «Old Bill» Rockefeller, quien en la década de 1850 embotelló petróleo en crudo, lo llamó Nujol (de *new oil*, gasolina nueva) y lo vendió como cura y prevención del cáncer. Su hijo, John D. Rockefeller, construyó todo un imperio a partir de los beneficios de las ventas de este producto.

La complejidad de las estafas aumentó conforme evolucionaba la tecnología. Aprovechándose de la aparición de una nueva maravilla llamada radio, un invento asombroso que transmitía voces por el aire, un respetable médico de San Francisco llamado Albert Abrams creó y promocionó ERA, Electronic Reactions of Abrams, una serie de aparatos inspirados en su «teoría» de que los electrones eran el componente básico de todo ser vivo. Para beneficiarse de ERA, inventó y vendió diversas máquinas con aparentemente mágicas habilidades. Por ejemplo, el Dynomizer, que tenía el aspecto de una radio lujosa, era capaz de diagnosticar cualquier enfermedad —entre ellas, cáncer, diabetes y sífilis— con sólo examinar una gota de sangre. El Oscilloclast o Radioclast supuestamente trataba una variedad de males mediante la electricidad. Mucha gente creía en el ERA, y a principios de los felices veinte había más de tres mil quinientos médicos que trataban a pacientes de todo el país obteniendo con ello abundantes beneficios. Al final, la revista *Scientific American* condujo un estudio en el que el Dynomizer no fue capaz de identificar los contenidos de seis tubos de ensayo. A continuación la máquina examinó una muestra de sangre y diagnosticó al paciente de malaria, cáncer y sífilis. El «paciente» en cuestión era un gallo. El doctor Abrams murió antes de poder ser juzgado por fraude y después de un breve examen se determinó que sus máquinas no contenían otra cosa que luces y timbres.

Menos de dos décadas después el doctor Wilhelm Reich, que había estudiado psicoanálisis con Sigmund Freud, afirmó que el elemento bioenergético responsable de la mayoría de los fenómenos observables, desde el clima a las enfermedades, era una sustancia llamada orgón. Para someter a esta fuerza inventó la llamada caja de orgón, o acumulador de orgón, una estructura de seis lados y un metro y medio de altura hecha de capas alternas de materiales orgánicos y metálicos. Los pacientes se sentaban dentro del acumulador, que supuestamente atraía el orgón y lo concentraba en el centro de la caja. Esta poderosa sustancia liberaba bloques de energía y mejoraba el estado de salud general del enfermo. Al igual que con Rockefeller, Abrams y miles de otros, Reich recibió mucha atención, también ganó mucho dinero. Mucha gente creyó sus teorías, y médicos y psiquiatras se dedicaron a construir acumuladores para capturar orgón. Con el tiempo, la FDA le investigó y concluyó que no había fundamento alguno en sus afirmaciones, el gobierno le prohibió vender o transportar sus acumuladores, le ordenó que dejara de hacer publicidad engañosa y decretó la destrucción de todas las cajas y el material escrito sobre las mismas. Cuando un socio de Reich continuó usando la máquina, el gobierno tomó la medida extraordinaria de encarcelarle por desacato. Reich murió en la cárcel en 1957, pero sus escritos hoy circulan por todas partes y es posible adquirir un acumulador de orgón.

Mientras haya personas dispuestas a creer en los remedios milagrosos que la medicina tradicional insiste en ocultarles, habrá otras dispuestas a vendérselos. Entre éstos son especialmente populares los supuestos tratamientos alternativos al cáncer, todos los cuales pasan por viajar a países donde las leyes son más permisivas que en Estados Unidos.

Esta clase de estafas médicas pueden ser rentables económicamente por una variedad de razones, la principal de las cuales es la desesperación con la que mucha gente busca un remedio a su dolencia. De hecho, algunas de estas «curas milagrosas» pueden hasta dar resultados, algo atribuible tanto al efecto placebo como al hecho de que los síntomas de muchas enfermedades simplemente desaparecen con el tiempo. Los investigadores creen que los enfermos tratados con placebo a menudo presentan signos de mejoría debido al poder del pensamiento positivo. El funcionamiento de la mente humana sigue siendo en gran medida un misterio, pero se cree que una actitud optimista puede reforzar el sistema inmune y provocar reacciones químicas que reducen los síntomas. Los síntomas de enfermedades incapacitadoras, como la artritis, a menudo varían en intensidad y duración. Incluso cuando no es tratada, muchos de sus síntomas terminan por desaparecer, y el dolor se reduce de forma significativa.

Lo que nos lleva a la terapia de quelación. La quelación, que proviene del vocablo griego para «tenaza», es un procedimiento médico legítimo empleado para eliminar concentraciones potencialmente tóxicas de metales en el organismo. Nuestro cuerpo no metaboliza de forma espontánea metales pesados como arsénico, plomo y mercurio, y una exposición prolongada a los mismos, en forma de pintura o productos de jardinería, puede causar serios problemas médicos. Aunque la toxicidad por metales es bastante rara, se dan casos, y una vez el organismo los ha acumulado son difíciles de eliminar y pueden resultar letales. La quelación es un proceso en el que un compuesto químico se inyecta o se ingiere, adhiriéndose a los metales y volviéndolos solubles, de manera que puedan eliminarse con seguridad. Esta técnica se empleó por primera vez durante la Primera Guerra Mundial como medio para eliminar el arsénico contenido en gases venenosos de los organismos de los soldados. En Estados Unidos su uso se extendió durante la Segunda Guerra Mundial, cuando empezó a diagnosticarse envenenamiento por plomo a marineros y trabajadores de los astilleros que pintaban los cascos de los barcos.

Los compuestos químicos empleados en la quelación se llaman agentes quelantes y si se usan de forma adecuada son seguros y efectivos. También se emplean en una serie de productos comerciales, desde suavizantes a champúes. Ésos son sus usos correctos y beneficiosos. Pero lo que suscita controversia es el empleo de la terapia de quelación para tratar una variedad de enfermedades relacionadas con la acumulación de metales. Los que practican y defienden la quelación afirman que puede emplearse para tratar numerosas dolencias de gravedad, incluyendo la arterioesclerosis, enfermedades vasculares y otros problemas coronarios, alzhéimer, esclerosis múltiple, párkinson e incluso autismo. Además, se supone que también mejora los problemas de visión, olfato, coordinación y disfunción sexual; puede revertir procesos gangrenosos, curar úlceras e incluso retrasar el envejecimiento. Basta nombrar cualquier problema médico, la quelación puede curarlo. La lista de sus supuestas propiedades es verdaderamente asombrosa.

La transición de la terapia de quelación de técnica probada de eliminar metales pesados del organismo a un proceso en teoría capaz de curar gran número de enfermedades empezó en la década de 1950, cuando los investigadores empezaron a preguntarse si esta técnica podría emplearse para eliminar la placa acumulada en las paredes de las arterias coronarias. Un informe de 1956 afirmaba que los pacientes del corazón se sentían mejor después de haber sido tratados con EDTA, un compuesto químico empleado como agente quelante. Los primeros estudios científicos se hicieron a principios de la década de 1960 y concluían que, si bien algunos pacientes de un estudio modesto sí mostraban una mejoría temporal, no se consideraba significativa, pues era la misma que se habría apreciado empleando técnicas tradicionales. Pero sobre todo, no había un grupo de control con el que pudiera establecerse una comparación. Con todo, las conclusiones fueron lo suficientemente interesantes como para despertar una curiosidad considerable sobre esta técnica por parte de la comunidad científica.

Con el tiempo, este interés creció hasta convertirse en un campo de medicina alternativa, destinado a tratar una lista interminable de enfermedades. Al parecer, quienes practican la quelación recomiendan un mínimo de veinte sesiones y, en algunos casos, hasta cien, a un precio que está entre los setenta y cinco y cien dólares por sesión. Ninguna aseguradora cubre este tratamiento. El argumento que más esgrimen sus defensores es que la quelación puede eliminar o reducir la cantidad de placa presente en las arterias y que puede causar ataques al corazón. De hecho, la ciencia médica moderna no conoce un procedimiento capaz de disolver esta compleja capa. Para ser justos, se han hecho estudios que parecen apuntar a posibles beneficios de la quelación, aunque son de pequeña envergadura y hasta el momento no ha sido posible replicar sus resultados, Un estudio retrospectivo hecho con dos mil ochocientos ochenta y ocho pacientes tratados con EDTA y publicado en 1989 concluía que pacientes con distintas clases de enfermedad coronaria se habían beneficiado de esta terapia, aunque, una vez más, no había grupo de control y, sin un referente de comparación, las conclusiones científicas son cuestionables. Otro estudio de doble ciego realizado con diez pacientes y conducido por el mismo grupo de investigadores en 1990 obtuvo resultados similares, aunque es demasiado pequeño para permitir extraer conclusiones del mismo. De hecho, es difícil encontrar un solo estudio riguroso de doble ciego, aleatorio y controlado por placebo que demuestre los beneficios de la quelación más allá de los que conocemos desde la Primera Guerra Mundial.

En un intento por reproducir los resultados del estudio de doble ciego de 1990, cirujanos cardiacos daneses condujeron un ensayo también de doble ciego, aleatorio y controlado por placebo con ciento treinta y cinco participantes para analizar el valor del EDTA como tratamiento para la claudicación intermitente severa, una enfermedad que se caracteriza por el dolor de piernas motivado por un desorden circulatorio. No se observaron diferencias entre el grupo de examen y el de control, y los investigadores concluyeron que la quelación no era efectiva en el tratamiento de esta patología. Un estudio similar, también aleatorio, de doble ciego y controlado por placebo realizado en la Universidad de Heidelberg con cuarenta y cinco pacientes llegó a la misma conclusión. Estos resultados son consistentes con quince estudios publicados por médicos independientes entre 1963 y 1985 documentando casos individuales de setenta pacientes con distintos grados de enfermedad coronaria a quienes se trató con quelación: ninguno de ellos se benefició de dicha terapia.

Hay una cantidad abrumadora de estudios que concluyen que la quelación tiene pocas o nulas propiedades médicas, aparte de la ya probada capacidad para metabolizar metales pesados. En 2005 un equipo de cardiólogos de la Universidad de Frankfurt informó haber testado el valor de la quelación para combatir enfermedades coronarias con un pequeño estudio aleatorio y controlado por placebo. Encontraron que el EDTA no mejoraba la circulación sanguínea por las arterias coronarias, tal y como argüían sus defensores. Un estudio de 2001 conducido por investigadores de la Universidad de Calgary concluyó que la quelación tenía los mismos efectos que el placebo en pacientes coronarios.

Pero muchas personas siguen tratando de vender la quelación a pacientes. Desde 1973 el American College for Advancement in Medicine (ACAM, Colegio para los Avances en Medicina) ha estado promoviendo la terapia de quelación, llegando a afirmar que: «La quelación es una terapia segura, eficaz y relativamente económica para restaurar el flujo sanguíneo en pacientes de arterioesclerosis». El ACAM viene a ser el organismo oficial de los practicantes de la quelación y ofrece un programa de formación, aunque el certificado que expende no tiene valor científico real. En 1998 se jactaba de tener quinientos treinta y cinco miembros que realizaban más de ochocientos mil tratamientos al año.

En respuesta a dicha afirmación, la Comisión Federal de Comercio de Estados Unidos acusó a la ACAM de hacer publicidad engañosa y declaró que «los estudios científicos no demuestran que la terapia con EDTA sea un tratamiento efectivo contra la arterioseclerosis». Con el tiempo la ACAM se avino a cesar sus declaraciones públicas sobre los beneficios médicos de la quelación.

En la actualidad la American Heart Association afirma con rotundidad que «no existen pruebas científicas que demuestren beneficio alguno» de la quelación. La FDA, el NIH y el American College of Cardiology concluyen: «Hasta la fecha no se han publicado estudios científicos adecuados y controlados empleando métodos aprobados que apoyen la utilización de esta terapia para tratar enfermedades cardiovasculares». En 1999 el National Heart, Lung and Blood Institute (NHLBI) informó de lo siguiente al Congreso de Estados Unidos: «Hay de hecho, pruebas concluyentes que indican que la quelación con EDTA no es un tratamiento efectivo para la arterioesclerosis. Durante casi tres décadas, el NHLBI ha seguido de cerca la literatura médica publicada al respecto».

Los defensores de la quelación responden a las críticas aduciendo que las compañías farmacéuticas y los cardiólogos conspiran para mantener esta información oculta del público general, porque los medicamentos y la cirugía con que normalmente se tratan las enfermedades coronarias generan miles de millones en beneficios, mientras que el EDTA es barato de fabricar y no puede patentarse. Si hacemos caso de los titulares de la prensa sensacionalista y de los boletines de medicina alternativa, la quelación es un milagro de la medicina que nuestro médico pretende ocultarnos. Según estas afirmaciones, la terapia con quelación cuesta una décima parte de un *bypass* coronario y produce iguales o mejores resultados. Y la razón de que no haya ensayos clínicos que lo demuestren es que resultan demasiado caros, no pueden derivarse de ellos beneficios económicos y que la comunidad científica tiene miedo de lo que podrían probar.

Para zanjar el debate, el National Center for Complementary and Alternative Medicine (Centro Nacional para la Medicina Complementaria y Alternativa), en colaboración con el Nacional Heart, Lung and Blood Institute, ambos dependientes del National Institutes of Health, acordaron realizar un ensayo clínico de treinta millones de dólares en más de cien emplazamientos para evaluar la seguridad y la eficacia de la quelación en pacientes coronarios. Aunque se esperaba que el estudio hubiera concluido en 2009, se suspendió a finales de 2008 por causas no hechas públicas, pero que se supone tenían que ver con el consentimiento informado. No hubo conclusiones y el estudio no se ha continuado.

El principal peligro de la quelación, y de cualquiera de estos tratamientos dudosos, es que muchas personas confían en ellos y retrasan o abandonan terapias probadas para tratarse su enfermedad. Lo vemos todo el tiempo en pacientes de cáncer, gente que viaja a México o Alemania y paga elevadas sumas por someterse a algún tipo de tratamiento milagroso «que sus médicos le están ocultando» en lugar de seguir los protocolos médicos aceptados y científicamente probados. A lo largo de mi carrera he podido comprobar los devastadores resultados de pacientes que han optado por tratamientos alternativos en lugar del recomendado por el médico. La hepatitis C, una enfermedad crónica del hígado, es relativamente común. Puede tratarse con interferón y ribavirina, que funcionan en entre un 40 y un 80 por ciento de los casos, aunque tienen algunos efectos secundarios. Pero en lugar de este tratamiento, algunos pacientes eligen tomar leche de cardo u otros remedios a base de hierbas, a menudo en combinación con acupuntura y moxibustión, una práctica china tradicional en el que se aplica artemisa sobre un punto de acupuntura y a continuación se quema. No sólo están siguiendo un tratamiento que se ha demostrado que no funciona, sino que no se toman los medicamentos que deberían tomar. Los veo, quizá diez años después, en su lecho de muerte, enfermos de cáncer de hígado o cirrosis. Muchas de estas personas que podrían haberse curado ahora sufren porque eligieron un tratamiento que no está científicamente demostrado. Son los mismos pacientes dispuestos a gastar tiempo y dinero en terapias de quelación en lugar de someterse a tratamientos médicos establecidos.

Hay situaciones clínicas en las que se debería emplear la quelación. Entre ellas figuran la enfermedad de Wilson —en la que el paciente sufre una sobrecarga de cobre—, el envenenamiento por metales y el exceso de hierro en personas anémicas que han recibido demasiadas transfusiones. Comparadas con las enfermedades de corazón, estas dolencias son poco frecuentes. Pero más allá de estas aplicaciones, quienes en realidad se benefician de la quelación son quienes la practican y hacen de ello un negocio rentable.

El consejo del doctor Chopra

No existen pruebas clínicas de que la quelación deba aplicarse en situaciones que no requieran la eliminación de metales pesados de un organismo, en desórdenes específicos como envenenamiento por plomo o la enfermedad de Wilson (acumulación de cobre en órganos vitales). Es una pérdida de tiempo y de dinero que además impide a los pacientes seguir el tratamiento adecuado para su dolencia. Y puede ser muy peligrosa.

XXVIII

¿Funciona la oración intercesora?

Me han hablado de una cirujana de trasplantes que antes de operar reúne a su equipo y rezan todos juntos. Termina la plegaria levantando las manos y diciendo: «Señor, éstas son tus manos. ¡No permitas que cometan un error!».

Los milagros en medicina existen. Incluso aquellos médicos que no han visto uno personalmente han oído historias asombrosas de remisiones espontáneas e inexplicables. Enfermos de cáncer cuyos tumores desaparecen, afecciones en apariencia terminales que se curan de repente, pacientes que sobreviven a infartos agudos... en los que menudo la única explicación parece ser la intervención divina. Y, de hecho, el valor de la oración intercesora en la medicina lleva debatiéndose al menos desde 1872, cuando sir Francis Galton, reputado eugenista, antropólogo, explorador e inventor —además de primo lejano de Charles Darwin— postuló que los reyes deberían vivir más tiempo que las gentes comunes puesto que el pueblo rezaba constantemente por su buena salud y su longevidad. Pero comprobó que la realidad era justo la contraria: la realeza tendía a morir a edades más tempranas que sus súbditos. Desde entonces se han hecho numerosos estudios sobre el valor real de la oración en medicina y el resultado de todos ellos es que seguimos sin tener una respuesta definitiva.

Aunque la mayoría de los ensayos clínicos son relativamente fáciles de realizar, se ha comprobado que es muy complejo diseñar los destinados a determinar de forma científica el valor médico de la oración. ¿Cómo se evalúa el poder de Dios? ¿Y con qué dioses y de qué religiones deben conducirse los estudios? Además de las numerosas variables que obviamente existen, no hay forma de saber si hay pacientes que no participan en el ensayo y que también están rogando por la recuperación del paciente. Por ejemplo, si veinte personas ingresaran en el servicio de cardiología de un hospital durante veinticuatro horas y se rezara por la recuperación de sólo diez de ellas, en teoría sería posible comparar los resultados. Pero es de suponer que habrá amigos y familiares desconocidos por los investigadores que estén rezando también por los pacientes del grupo de control. Como resultado, son muy pocos los estudios rigurosos con seres humanos que demuestren que la oración intercesora tiene algún beneficio real.

La oración es sin duda uno de los «tratamientos» médicos más antiguos. Sus orígenes se remontan al tiempo en que los hombres empezaron a pedir a algún tipo de dios o ídolo que les aliviara su dolor o enfermedad, tal vez incluso antes de que existiera el lenguaje formal. El poder de curación de la fe puede ser determinante por una serie de razones desconocidas, que van desde la existencia de un ser supremo a los efectos psicológicos del pensamiento positivo a menudo observado en los tratamientos con placebo, pero dado que su demostración científica es poco menos que imposible, no tenemos pruebas clínicas referidas a seres humanos. Es mucho lo que sabemos de cómo funciona nuestro cuerpo, pero también mucho lo que desconocemos, en especial lo que tiene que ver con la relación cuerpo-mente. Los sanadores y charlatanes llevan aprovechándose de esto durante siglos, pero también existen casos documentados que simplemente no pueden explicarse con los conocimientos médicos actuales.

La oración intercesora es diferente de la plegaria individual. En ella una persona o un grupo de personas rezan específicamente en nombre de otra que puede hasta no ser consciente de que están rezando por ella. A menudo se hace desde la distancia; por ejemplo conozco a fieles de una iglesia de Boston que rezaron por parejas estériles en Corea del Sur. También puede darse un grupo organizado de individuos que rezan por personas que no conocen, un presidente o un famoso que están enfermos, por ejemplo. El valor de la oración intercesora ha sido cuestionado desde largo por aquellos que sólo creen en lo que la ciencia nos demuestra.

Ha habido numerosos intentos por determinar el valor real de la oración intercesora, tanto en el laboratorio como en el campo de los ensayos clínicos. Entre los más citados por quienes creen en el poder curativo de la oración figura una experimento conducido en la década de 1950 por el reverendo Franklin Loehr, quien plantó semillas en tres frascos e instruyó a una serie de voluntarios para que rezaran para que unas crecieran y otra no. El reverendo afirmó que aquellas plantas por las que se rezó positivamente germinaron antes que las otras, y que aquellas que habían sido objeto de plegarias negativas o bien dejaron de crecer o crecieron de forma insuficiente. Más tarde se realizaron variaciones de este mismo experimento y los resultados fueron los mismos. Obviamente no se trató de un estudio clínicamente controlado, de doble ciego y con placebo, pero a menudo se cita en la literatura sobre el tema para defender el valor de la oración intercesora. De hecho, los estudios realizados sobre la oración intercesora empleando los mismos métodos que se usarían con un fármaco experimental han dado como resultado, en el mejor de los casos, conclusiones diversas, lo que ha llevado a científicos e investigadores a decidirse a estudiar de forma seria su posible valor.

Tal vez el experimento más interesante de todos fue el conducido en la Universidad de California por el cardiólogo de la San Francisco School of Medicine, Randolph Byrd, quien puso en marcha un ensayo controlado y aleatorio con trescientos noventa y tres pacientes con dolores de pecho o ataque al corazón. A la mitad de ellos se les asignó oración intercesora por cristianos voluntarios de todo el país y a la otra mitad no. Según el doctor Byrd, los pacientes del grupo de control «requirieron respiración asistida, antibióticos y diuréticos con mayor frecuencia que los pacientes del grupo de oración intercesora. Estos datos sugieren que rezar al Dios judeocristiano tuvo un efecto terapéutico en pacientes coronarios de nuestro servicio».

Entre los médicos que se sintieron intrigados por este estudio está el doctor Larry Dossey, un internista que empezó a investigar el tema y en 1993 publicó el *best seller Palabras que curan. El poder de la plegaria y la práctica de la medicina.* «Enseguida supe que si había algo de verdad en el estudio del doctor Byrd, necesitaba reconsiderar lo que estaba haciendo con mis propios pacientes. En aquel momento de mi vida no habría rezado por mis pacientes por nada del mundo. No soy una persona religiosa, aunque sí me considero intensamente espiritual. Lo que me interesa no es la religión, sino la naturaleza de la conciencia y cómo se manifiesta en el mundo».

«Cuando empecé a investigar —prosigue el doctor Dossey— encontré que ya existían más de ciento treinta estudios sobre el tema. No sólo se habían hecho con personas, también con el crecimiento de las plantas, incluso de las bacterias en tubos de ensayo. El prestigioso psicoterapeuta holístico, el doctor Daniel Benor, había realizado un análisis estadístico de dichos estudios y encontrado que cerca de dos terceras partes de los mismos mostraban resultados significativos sobre el poder de la oración intercesora».

Tal y como descubrió el doctor Dossey, casi todos los estudios que demostraban efectos beneficiosos de la oración intercesora se habían hecho con animales y plantas en lugar de con seres humanos. Experimentos de esta clase pueden controlarse muy bien, ya que las plantas o los animales no tienen amigos que recen por su bienestar en la otra punta del mundo. Y han arrojado resultados positivos en gran parte de los casos. Por ejemplo en 2006 el Departamento de Psicología de la Universidad de Loma Linda en California, condujo un experimento aleatorio de doble ciego en el que un grupo de oración rezaba por que un grupo de crías de lémur africanas que presentaban una conducta crónica de autolesión se curaran más rápidamente que otro grupo. Transcurridas cuatro semanas, los animales del grupo de oración presentaban una mejoría significativa y había subido su nivel de glóbulos rojos.

Pero numerosos ensayos realizados con seres humanos no han dado por lo general resultados tan positivos. Un ejemplo típico es el estudio realizado en 2006 en el California Pacific Medical Center, en San Francisco, en el cual ciento cincuenta y seis pacientes de sida se repartieron al azar en tres grupos. A continuación un grupo de sanadores profesionales rezó por el grupo uno, enfermeras sin experiencia o formación en la oración a distancia rezaron por el segundo, y nadie —al menos nadie que participara en el estudio de forma activa— rezó por el tercero. Al cabo de diez semanas, según los autores del estudio, «la sanación o la oración a distancia no parece mejorar los resultados clínicos de pacientes con sida», lo que quiere decir que no se observó diferencia alguna en los tres grupos. Lo extraño, sin embargo, es que los pacientes de los dos primeros grupos mostraron más probabilidades de acertar a la hora de adivinar si alguien estaba rezando por ellos que los pacientes del tercer grupo, un hecho para el que no fue posible ofrecer explicación.

Tal vez el estudio más riguroso desde el punto de vista científico sobre los efectos de la oración intercesora en seres humanos fue el conducido por el cardiólogo Herbert Benson, director del Boston's

Institute for Mind and Body Medicine (Instituto de Medicina del cuerpo y la mente), donde se llevó a cabo el estudio, autor superventas y con muchos años de investigación sobre el poder de la meditación a sus espaldas. En este estudio, mil ochocientos pacientes a los que había que colocar un *bypass* coronario fueron repartidos de manera aleatoria en tres grupos; dos de ellos fueron objeto de plegarias de grupos religiosos de distintos puntos del país y por el tercero no rezó nadie. No se estableció una plegaria concreta, pero todas las congregaciones debían incluir en sus oraciones la siguiente frase: «Por una cirugía con éxito y una recuperación rápida, saludable y sin complicaciones». Un seguimiento realizado treinta días después de la operación no encontró diferencias en la recuperación de los pacientes de ningún grupo, pero aquellos pacientes que sabían que alguien estaba rezando por ellos tuvieron una tendencia ligeramente superior a sufrir complicaciones postoperatorias que aquellos que no estaban seguros de ser objeto de plegarias. Esto llevó al doctor Benson a concluir que «la oración intercesora en sí no tuvo efectos en la recuperación [de cirugía de *bypass* coronario], pero el conocimiento de estar siendo objeto de la misma se tradujo en una incidencia mayor de complicaciones postoperatorias».

Aunque este estudio no demostraba beneficio alguno de la oración intercesora, uno de los coinvestigadores, el doctor Manoj Jain, sintió la necesidad de añadir: «Busqué en mi corazón y en mi alma una respuesta. Estoy convencido de que prácticas tales como la meditación y la oración ofrecen beneficios complementarios a la medicación y a la cirugía, así como a la relación médico-paciente. Lo he comprobado personalmente».

El doctor Jain no es el único que piensa así. El hecho de que existan pocos indicios del valor terapéutico de la oración no parece afectar a un considerable número de médicos, profesionales que están en la primera línea del tratamiento de pacientes. Una encuesta de la Universidad de Chicago en la que participaron dos mil médicos demostró que dos de cada cinco de ellos creía que la espiritualidad puede afectar de manera positiva la evolución de ataques al corazón, infecciones y hasta la mortalidad. Yo de hecho rezo por mis pacientes cuando están pasando por un momento difícil. Les digo que lo voy a hacer y les sugiero que pidan a sus familiares, amigos y fieles de su congregación que recen por ellos. Soy de la opinión de que es algo beneficioso.

También hay muchos pacientes que creen que rezar les ayuda, aunque en este caso se trate de oración directa. Una encuesta realizada en 2004 con dos mil estadounidenses dirigida por la doctora Anne McCaffrey del Harvard Medical School reveló que cerca de una tercera parte de la población estadounidense reza por su buena salud.

Sospecho que el doctor Dossey estaría de acuerdo con estas personas. En varias ocasiones le he invitado a hablar en los seminarios que organizo para médicos y éste es un tema que siempre despierta interés. Le he escuchado decir que está convencido de que, por una variedad de razones, los estudios clínicos tradicionales, aleatorios y de doble ciego no son la forma idónea de abordar esta cuestión. Es imposible saber, por ejemplo, cuánto se reza por un paciente determinado. El doctor Dossey tiene la esperanza de que estudios con animales arrojen más luz sobre este tema y cita varios en los que se implantaron carcinógenos en animales y a continuación se rezó por su recuperación. Aquellos animales por los que se había rezado tuvieron en general una evolución más positiva: sus heridas cicatrizaron mejor, hubo un crecimiento menor de los tumores y una cantidad inferior de éstos resultaron ser mortales.

A aquellos que argumentan que las investigaciones científicas demuestran que la oración intercesora no tiene efecto terapéutico alguno, les responde que a menudo se basan en los estudios menos consistentes y a partir de ello extraen conclusiones demasiado generales. «Muchas de estas críticas se fundamentan en argumentos teológicos y después se publican en revistas médicas canónicas. No conozco otro campo de la ciencia en el que fuera aceptable recurrir a la teología para desacreditar investigaciones serias desde el punto de vista científico. Seis meses antes de que se divulgaran los resultados de las investigaciones del doctor Benson se publicó un estudio asombroso. La doctora Jeanne Achterberg se trasladó a Hawai y pasó dos años integrada en la comunidad de sanadores. Con el tiempo, once profesionales nativos de la sanación se ofrecieron voluntarios para su estudio. Les pidió que seleccionaran pacientes con los que habían trabajado en el pasado y con los que tuvieran una empatía especial. A continuación estos pacientes entraron en una sala de resonancia magnética mientras que los sanadores se concentraban en su curación situados a una distancia demasiado grande como para permitir que hubiera entre ellos comunicación alguna. Mientras lo hacían se observaron cambios radicales en la actividad cerebral de diez de los once pacientes. Esto no sucedía cuando los sanadores no estaban rezando por su curación. Soy consciente de que se trata de un estudio extremadamente modesto, pero seguía los protocolos científicos y no recibió ninguna atención por parte de la comunidad médica».

Tal vez lo que mejor resuma las pruebas de que disponemos hasta el momento sea el metaanálisis realizado en Gran Bretaña de ensayos aleatorios a partir de bases de datos internacionales y que recogía varias décadas de investigaciones. Los autores descubrieron que «los datos de este análisis no son lo suficientemente concluyentes como para servir de argumento a aquellos que defienden o refutan el valor de la oración intercesora. [...] Existen muy pocos ensayos completos, pero los indicios que de ellos se desprenden justifican nuevas investigaciones».

Pero casi todos los médicos que llevan ejerciendo su profesión durante un tiempo razonable han sido testigos de evoluciones inexplicables de enfermedades, de reacciones de pacientes que no parecen tener justificación científica. Yo he tenido pacientes a los que dejamos de tratar porque ya no se observaba en ellos mejoría alguna, y años después les he vuelto a ver y había desaparecido en ellos todo rastro de enfermedad. Hacemos suposiciones sobre lo que ha podido pasar, pero no podemos demostrarlo ni repetirlo.

Desde luego es un campo en que la conexión cuerpo-mente puede desempeñar un papel formidable, similar al que se observa en determinados pacientes tratados con placebo. El llamado efecto placebo, descrito por vez primera en la década de 1780 y para el que todavía no se ha dado una explicación satisfactoria, consiste en que pacientes responden al placebo, es decir, a la no medicación, como si fuera de hecho, medicación. Se trata de un fenómeno muy corriente en ensayos clínicos. Varios estudios han demostrado que algunos pacientes mejoran de sus síntomas al creer que están siendo medicados cuando en realidad están tomando una píldora azucarada, y en algunos casos dejan de hacerlo una vez descubren que lo que están tomando es placebo. Por lo general esto se atribuye a una conexión, todavía no explicada del todo, entre el cuerpo y la mente, y son muchos los convencidos de que la plegaria individual y la oración intercesora tienen un efecto similar.

Tal y como declaró el profesor de la Universidad de Pensilvania y confundador del Centro para la Espiritualidad y la Mente de dicha universidad, el doctor Andrew Newberg a la revista *Time:*

«Existe un nutrido corpus científico que demuestra los efectos positivos de la religión en la salud. La manera en que funciona el cerebro es hasta tal punto compatible con la religión y la espiritualidad, que es mucho lo que todavía queda por descifrar».

El consejo del doctor Chopra

Si nos regimos por estándares estrictamente científicos, habríamos de concluir que las pruebas del valor médico de la oración intercesora en seres humanos son más bien endebles. Pero como muchas otras cuestiones en las que intervienen la religión o la espiritualidad, la respuesta es quizá más compleja. Algunos estudios de laboratorio han arrojado resultados favorables. Es éste un asunto donde la convicción de partidarios y detractores es muy fuerte, y la dificultad que entraña diseñar un ensayo clínico consistente hace pensar que la ciencia tardará todavía tiempo en llegar a conclusiones definitivas. Yo por mi parte rezo por mis pacientes y animo a sus amigos y familiares a que hagan lo mismo. Así que sólo nos cabe esperar... y también rezar por que algún día descubramos la respuesta a nuestra pregunta.

XXIX

¿Tiene valor médico la irrigación del colon?

Durante muchos años, el colon ha sido objeto de demasiados chistes malos. A muchos humoristas les gusta incluir en sus monólogos bromas del tipo: «¿Sabe, doctor? Para hacer algo así en algunos países tendríamos que estar casados», etcétera. Por desgracia las afirmaciones que algunos profesionales hacen de los beneficios médicos del lavado de colon no tienen nada de divertidas. En mi calidad de gastroenterólogo, se trata de un campo de la medicina que conozco bien y puedo decir sin miedo a equivocarme que la irrigación de colon es una pérdida de tiempo y de dinero.

La teoría detrás de esta práctica es que las sustancias de desecho del organismo se quedan atrapadas en el colon y terminan por liberar toxinas que pueden penetrar en el cuerpo y causar una variedad de enfermedades, desde las simplemente dolorosas o molestas, a las mortales, y que estas toxinas deben eliminarse mediante un procedimiento médico. A quienes lo realizan —los tratamientos en Estados Unidos van de los cincuenta y cinco hasta los mil dólares por sesión— les gusta decir que «la muerte comienza en el colon».

Se trata de un concepto de siglos de antigüedad y que empezó cuando era muy poco lo que se sabía sobre el funcionamiento del cuerpo humano. Los antiguos egipcios creían que los alimentos en descomposición dentro de los intestinos liberaban toxinas en el sistema circulatorio causando fiebre, y el griego Heródoto, al escribir la crónica de las costumbres sanitarias de sus contemporáneos, escribió: «Por tres días consecutivos cada mes se purgan, buscando reconstituir su salud por medio de diuréticos y enemas, pues es su creencia que todas sus enfermedades provienen de los alimentos que consumen».

El doctor John H. Kellogg, fundador con su hermano de todo un imperio basado en los cereales integrales, se hizo célebre por su balneario de Battle Creek, donde se ponían en prácticas sus teorías sobre dieta y salud. Muchas de ellas eran razonables, incluido un régimen alimenticio prácticamente vegetariano rico en frutas y frutos secos, ejercicio y nada de alcohol ni de tabaco. Pero el doctor Kellogg también creía que la mayoría de las enfermedades se originan en los intestinos y que podían prevenirse purgando el sistema con agua y enemas a base de yogur. Estas prácticas con el tiempo pasaron de moda en Estados Unidos, pero en época reciente, con el renovado interés en la medicina alternativa, han recobrado popularidad. Se trata de un proceso en el que se bombean entre 90 y 140 litros de agua en el organismo, después de lo cual supuestamente el colon queda limpio por completo. Uno de los defensores del lavado intestinal, el doctor Robert Charm, gastroenterólogo y profesor de Medicina en la Universidad de California, señala: «Como resultado de no eliminar de forma correcta todo lo que comemos, somos depósitos de toxinas. La hidroterapia de colon es una depuración del organismo».

Aunque quienes proporcionan este servicio tienen toda clase de argumentos para defender sus beneficios, entre ellos que el colon se depura, se ejercita y se pone en forma, no existe ni una sola prueba médica de que esto sea así. De hecho, quienes se oponen a la hidroterapia de colon señalan que los instrumentos empleados para hacerla pueden causar infecciones si no están debidamente esterilizados, que las irrigaciones de colon repetidas pueden con el tiempo interferir en el tránsito intestinal dañando lo músculos reflejos y que, excepcionalmente, una absorción de fluidos excesiva puede causar fallo cardiaco. El colon ha evolucionado a lo largo de millones de años y sabe cómo hacer su trabajo sin necesidad de ayuda.

«El concepto es el mismo que en la Edad Media», explica el doctor Myron Falchuk, jefe de Gastroenterología Clínica del Beath Israel Deaconess Medical Center en Boston y profesor adjunto en la facultad de Medicina de Harvard. «Se presume que el cuerpo se llena de sustancias tóxicas que no elimina y que ello afecta la salud y el bienestar del paciente. La realidad es que el 99 por ciento de la población normal no precisa limpiar su colon mediante un proceso como el de la irrigación».

Tal vez no es de sorprender, dadas las supuestas bondades de la irrigación de colon, que en los últimos setenta años no se hayan hecho ensayos clínicos serios para determinar su valor. Pero según el National Council Against Health Fraud o NCAHF, la agencia destinada a vigilar el fraude en la salud, hay datos que se remontan a la década de 1920, en pleno auge de la popularidad de la hidroterapia de colon y que demuestran que son del todo inútiles; así lo publica en su página web: www.ncahf.org. Y aunque no existen ensayos clínicos que lo demuestren, en este caso en particular son muchos los avances médicos desde los tiempos de Heródoto e incluso del doctor Kellogg. La teoría de que las sustancias de desecho se acumulan y solidifican en el colon y terminan por liberar toxinas ha demostrado ser del todo falsa. Ahora que las colonoscopias y la cirugía nos permiten examinar el área con claridad, es evidente que ni las heces ni ninguna otra sustancia de desecho se quedan adheridas a las paredes del colon.

Hace más de dos décadas el Área de Enfermedades Infecciosas del California Department of Public Health informó de que «ni médicos ni quiroprácticos deberían realizar irrigaciones de colon. No tenemos noticia de beneficio clínico alguno de tal procedimiento y en cambio sí conocemos sus riesgos».

Desde entonces nada ha cambiado. No se han realizado descubrimientos que hagan pensar otra cosa. Un nuevo informe publicado por la NCAHF, que es una organización sin ánimo de lucro, en 1995 era aún más contundente: «La hidroterapia del colon no tiene beneficios reales para la salud y los consumidores no deberían someterse a ella y sí en cambio evitar a médicos que la practiquen. Quienes lo hacen son o bien demasiado ignorantes o están demasiado equivocados como para ofrecer asistencia sanitaria».

Y aunque la American Gastroenterological Association se ha mostrado reacia a adoptar una postura oficial sobre este procedimiento, en 1997 un artículo publicado en el *Journal of Clinical Gastroenterology* era bastante claro: «Cuando se hizo evidente que el razonamiento científico era erróneo y que la irrigación de colon no sólo es inútil sino potencialmente peligrosa, su práctica disminuyó. Hoy estamos asistiendo a un resurgir de la misma basado en gran medida en teorías desfasadas y de perogrullo y movido por intereses económicos ocultos».

En la actualidad la FDA clasifica los equipos empleados para depurar el colon como procedimientos de clase III, por lo que sólo se autoriza su venta cuando se va a realizar un procedimiento quirúrgico aceptado, por ejemplo, una colonoscopia, y establece claramente que no ha aprobado ningún aparato para realizar lavados intestinales regulares con el único fin de procurar el bienestar de un paciente. En el pasado la FDA envió cartas de advertencia a varios individuos y compañías que publicitaban dichos aparatos.

Sin embargo, debemos decir que la irrigación de colon es completamente legal, que son muchas las personas que afirman beneficiarse de ella y que al parecer existen muy pocas demandas por negligencia contra quienes la practican. Y el doctor Charm continúa defendiendo su uso, afirmando: «Hago colonoscopias todos los días y observo que hay una gran retención de partículas [...] toxinas almacenadas en el colon».

«Desaconsejo su uso a casi todos los pacientes que pasan por mi consulta», dice el doctor Falchuk. «Sé que hay personas convencidas de su eficacia. Tuve una paciente que se ponía un enema de cinco litros de agua todos los días y no podía hacer nada por disuadirla. En un mundo en que todos estamos conectados, la gente oye hablar de la irrigación de colon y para algunos tiene sentido. Llevo practicando la gastroenterología cuarenta años y nunca he visto a un paciente que en mi opinión pudiera beneficiarse de este procedimiento. Para la mayoría es simplemente una pérdida de dinero».

Básicamente, cuando se corre la voz de que hay un tratamiento capaz de curar distintas enfermedades, desde migraña hasta disfunción eréctil, lo mejor que podemos hacer es echar mano a la cartera. Con la posible excepción de la aspirina y las estatinas, los remedios mágicos no existen. La irrigación de colon sólo sirve como preparación para una colonoscopia. Fuera de eso, es una porquería, en el sentido literal del término.

El consejo del doctor Chopra

No existen pruebas clínicas de que la hidroterapia de colon tenga ningún valor médico, excepto como preparación para un procedimiento quirúrgico. Así que, por favor, no hagan caso de quienes le dicen lo contrario y no malgasten su dinero.

Quinta parte

Riesgos para la salud

A estas alturas ya deberíamos saber que pocas cosas venden más periódicos —o artículos de consumo— que el miedo.

Hay ciertas cosas que sabemos son peligrosas. Sabemos por ejemplo que es peligroso bailar tap en el borde de un precipicio. Sabemos también que no debemos beber alcohol si vamos a conducir y que no conviene animar en voz alta a un equipo de futbol según en qué estadio nos encontremos. Pero como tuvimos ocasión de comprobar una vez más durante la epidemia de gripe A en 2009, cuando muchos afirmaban que vacunar a nuestros hijos contra el virus era más peligroso que la enfermedad en sí, hay muchas otras cosas en el mundo sobre las que no tenemos certeza absoluta.

Nadie pone en duda de que muchas cosas en nuestro entorno diario suponen peligros potenciales. Pero lo que suele preocuparnos más son los usos secundarios derivados del uso de objetos cotidianos. No sabemos qué representará una amenaza el día de mañana. Se trata de la ley de las consecuencias inesperadas. ¿Puede el consumo de alimentos enlatados causar alzhéimer con el tiempo? Llevamos usando teléfonos celulares algo más de una década; ¿es cierto que están a punto de desencadenar una epidemia de tumores cerebrales? Y hablando de epidemias, ¿tienen razón quienes afirman que estamos poniendo en peligro a nuestros hijos obligándoles a vacunarse? ¿Las letras del rap incitan a la violencia? ¿Es cierto que las botellas de plástico liberan sustancias químicas en el agua que bebemos y que los empastes que llevamos en las muelas son radioactivos?

Se trata de preguntas que los medios de comunicación llevan años formulando y que siguen asustando a la gente. Todas ellas han sido estudiadas y hoy disponemos de información sobre la mayoría. Todavía no tenemos todas las respuestas, pero, como veremos en esta sección, deberíamos ser capaces de disipar nuestros miedos de forma racional.

XXX

¿Puede la exposición al aluminio causar alzhéimer?

Una de las teorías más persistentes en la literatura médica es que la exposición continua al aluminio es una de las causas primarias del alzhéimer. Lo cierto es que hasta la fecha nadie sabe con seguridad por qué algunas personas van perdiendo gradualmente el contacto mental con la realidad diaria y, con el tiempo, su propia identidad. Una de las creencias más extendidas es que la exposición al aluminio, que puede ser desde prolongada, en el lugar de trabajo, hasta beber de latas hechas de este metal, consumir alimentos en platos o recipientes de aluminio o incluso usar desodorantes que contengan dicha sustancia, causan alzhéimer. Se ha repetido tan a menudo que mucha gente ya lo acepta como un hecho probado. Son numerosos los médicos que recomiendan a sus pacientes limitar al máximo su contacto con aluminio y yo tengo varios amigos y colegas que, a pesar de conocer las pruebas científicas, siguen tomando precauciones.

Esta teoría se propuso por primera vez en la década de 1960, pero antes el aluminio ya había sido citado como riesgo para la salud. Ya en la década de 1920 se culpaba a las baterías de cocina de aluminio de causar variedad de enfermedades, entre ellas cáncer, poliomielitis, úlceras, incluso mala dentadura. Entre las supuestas víctimas de envenenamiento por aluminio estaba el ídolo del cine mudo Rodolfo Valentino, que murió súbitamente a los 31 años. Aunque su autopsia reveló que la causa de la muerte había sido una úlcera perforada, en su momento corrió el rumor que había fallecido por comer alimentos cocinados en recipientes de aluminio.

La teoría de que la exposición al aluminio puede causar alzhéimer surgió después de que varios investigadores de reconocida solvencia encontraran altas concentraciones de este metal en la estructura cerebral de pacientes que habían sufrido esta terrible forma de demencia. La cosa tiene cierta lógica: en el pasado ya se había relacionado científicamente varios metales con disfunciones neurológicas. El aluminio en particular es neurotóxico; ello quiere decir que se ha demostrado en el laboratorio que mata neuronas, o células nerviosas. Al igual que otros metales, puede ser peligroso para el organismo. De ahí a concluir, a partir de una concentración inesperada de aluminio en cerebros de pacientes de alzhéimer, que ésta era la causa de la enfermedad sólo había un paso. Pero lo cierto es que una conclusión así hay que probarla. Desde entonces se han escrito innumerables artículos en los que se defiende la estrecha asociación entre aluminio y alzhéimer. Cuando la Organización Mundial de la Salud informó en 1993 que «existen sospechas de que puede haber un vínculo entre alzhéimer y la toxicidad del aluminio», muchas personas dieron por hecho que se trataba de algo demostrado científicamente. El problema de pensar así es que, en ciencia, asociación no equivale a causa. La presencia de una sustancia o, en el caso de la vitamina D_3, la carencia de la misma, no demuestra de ninguna manera que haya causado un resultado, al menos no sin pruebas sustanciales.

De lo que no hay duda es que esta sospecha ha influido en el comportamiento de los consumidores. Mucha gente ha dejado de beber refrescos de lata, aunque, irónicamente, los han sustituido por botellas de plástico, que se supone desprenden sustancias químicas que también pueden causar variedad de problemas, y otras se niegan a usar desodorantes o antitraspirantes en espray. Aunque no es algo a lo que yo preste demasiada atención en mi vida diaria, mi colaborador en este libro, el doctor Lotvin, admite que le provoca una suerte de preocupación irracional, y explica: «Nunca cocino con recipientes de aluminio. Jamás envuelvo comida en papel de aluminio durante más de algunos minutos. De hecho, soy consciente de que en la mayoría de restaurantes se cocina en recipientes de aluminio —son mucho más baratos— pero si sé de uno que emplea sólo acero inoxidable voy más a menudo. Ya sé que nada de esto tiene sentido, dadas las pruebas de que disponemos, pero hacerlo me hace sentir mejor».

Y aunque hay muchas personas como Alan que están actuando con cautela a la espera de que se descubra la verdadera causa del alzhéimer, el problema es que es casi imposible evitar el contacto diario con el aluminio. El aluminio es el tercer elemento más común en la tierra: un 8,1 por ciento de la corteza terrestre es aluminio, sólo lo superan el oxígeno (46,6 por ciento) y el sílice (27,7 por ciento). Está presente en muchas de las sustancias que ingerimos o que empleamos cada día —desde desodorantes a antiácidos, de la cerveza a la sal de mesa, los esprays en aerosol e incluso el agua potable— de forma que es imposible evitar el contacto. Así que la buena noticia es que, después de numerosos estudios, no hay pruebas concluyentes de que exista un vínculo entre aluminio y alzhéimer. Ni una sola. De hecho, la afirmación más categórica que se puede hacer en términos científicos es que el aluminio como factor desencadenante de alzhéimer no puede descartarse.

Pero como es mucho lo que está en juego, las investigaciones son numerosas. De hecho, cada vez que se desarrolla una nueva técnica para estudiar el cerebro, casi siempre lo primero que hacen los investigadores es examinar el posible vínculo entre aluminio y alzhéimer. Se han realizado estudios de larga duración que han examinado la posibilidad de que la exposición por motivos ocupacionales al aluminio pueda causar una acumulación gradual de dicho metal en el cerebro. Es justo sugerir que si el aluminio va a causar un problema se estudie primero en aquellas personas que están en contacto con él durante muchas, muchas horas. Con esto en mente, el Departamento de Epidemiología y Bioestadística de la Universidad de Florida del Sur analizó los registros de una empresa de mantenimiento en Seattle, Washington, sede de Boeing Aircraft, sobre el supuesto de que dado que el aluminio es un componente esencial de los aviones, muchos de los trabajadores de la ciudad habrían tenido una exposición prolongada al mismo. Aquel estudio, realizado en 1998 con ochenta y nueve sujetos con probable diagnóstico de alzhéimer, y un grupo de control de otros ochenta y nueve sujetos de idéntico sexo y edad, concluyó que «el grado total de exposición no suponía un riesgo». Por tanto «la exposición ocupacional prolongada [...] al aluminio no parece ser un factor de riesgo a considerar en la enfermedad de alzhéimer». La ausencia de una asociación entre tan terrible enfermedad e individuos que por su profesión han estado expuestos al aluminio es particularmente significativa, puesto que habría cabido esperar que su riesgo fuera mayor.

Un estudio británico de mayores proporciones realizado en Inglaterra comparó a pacientes de alzhéimer con un grupo de control de enfermos de otras formas de demencia o sin demencia alguna. De los 1989 pacientes diagnosticados con alzhéimer sólo veintidós habían trabajado con polvo o humos de aluminio, mientras que en el grupo de control, treinta y nueve de los doscientos cuarenta individuos habían trabajado en la industria de aluminio, lo que llevó a la conclusión de que «no hay pruebas que sustenten una asociación entre haber trabajado en la industria del aluminio y el riesgo de contraer alzhéimer».

De hecho, hay pruebas estadísticas que indican que los pesticidas pueden estar más relacionados con el alzhéimer que el aluminio. Un informe español de 2007 que examinó numerosos estudios epidemiológicos previos sobre asociaciones entre alzhéimer y lugar de trabajo encontró que la mayoría de ellos presentaba alguna deficiencia metodológica, pero también que, aunque muchos apuntaban a asociaciones estadísticamente significativas y superiores entre alzhéimer y exposición a pesticidas, ninguno sugería que hubiera un vinculo entre esta enfermedad y la exposición al aluminio o al plomo. ¿Pesticidas y alzhéimer? Un estudio realizado por el Duke University Medical Center y hecho público en el Congreso Internacional sobre Alzhéimer de 2009 incluyó a cuatro mil residentes de 65 años o más de una comunidad agrícola de Utah. Alrededor de setecientos cincuenta de ellos afirmaron haber trabajado con pesticidas en algún momento de sus vidas. A todos se les examinaron sus funciones cognitivas durante un periodo de siete años. Al cabo de este tiempo, los investigadores informaron de que aquellas personas que habían estado en contacto directo con pesticidas tenían un 53 por ciento más de probabilidades de contraer alzhéimer más adelante. Los científicos subrayan que esto no demuestra que los pesticidas causen la enfermedad, todo lo más que parece haber una asociación entre ambas cosas. Determinadas sustancias químicas, por ejemplo, pueden desencadenar una respuesta genética. Pero estos estudios apuntan a que el vínculo entre alzhéimer y pesticidas está más fundamentado que el que pueda existir entre alzhéimer y aluminio. Y, sin embargo, seguimos desconfiando del aluminio sobre todo.

Así pues, a partir de las pruebas de que disponemos, ¿deberíamos evitar en la medida de lo posible el contacto con este metal? Aunque no hay evidencia científica que muestre relación entre alzhéimer y exposición al aluminio, me parece oportuno recordar aquí la historia de un hombre que pasó diez años investigando a conciencia si los fantasmas existen con la idea de escribir el libro definitivo sobre el tema. Al final concluyó que los fantasmas no existen. Por desgracia durante la presentación de su libro alguien le preguntó:

—¿Pasaría usted la noche en una casa encantada?

—Por supuesto que no —respondió el hombre con seriedad—. ¿Qué pasaría si resulta que estoy equivocado?

Así pues, aunque sepamos que la asociación no está demostrada, el poder de los mitos en cuestiones de salud es en ocasiones tan fuerte que incluso miembros responsables de la comunidad médica a los que conozco muy bien evitan cocinar en recipientes de aluminio y rara vez envuelven alimentos en papel de este metal. Por si acaso*.

El consejo del doctor Chopra

No existen pruebas científicas que apoyen la teoría de que el aluminio causa alzhéimer. Se trata de un asunto que ha sido razonablemente estudiado empleando variedad de métodos, y ningún estudio mínimamente fiable apunta a tal teoría. Pero se trata de un mito ya enraizado en nuestra sociedad y muchas personas inteligentes —hablo por ti, Alan— siguen dejando que guíe su comportamiento.

* Un estudio realizado en la Universidad de Santiago de Compostela y publicado en el *Journal of Neurochemistry* en 2010 afirma que el aluminio combinado con otros elementos es un factor de riesgo en el desarrollo de enfermedades neurodegenerativas, especialmente el párkinson.

XXXI

¿Se puede limitar el riesgo de infarto sin medicación?

Todos hemos leído alguna vez las advertencias contenidas en los prospectos de medicamentos o escuchado la larga lista que se incluye en los anuncios de televisión. Los efectos secundarios pueden ir desde mareos, visión borrosa, pérdida de equilibrio y números rojos en la cuenta bancaria, peleas con nuestro hijo adolescente o un deseo persistente de ver capítulos de la serie *MASH*. No conducir ni manejar maquinaria pesada cuando se tome este medicamento; es más, lo mejor que se puede hacer es quedarse en cama las veinticuatro horas del día.

Tal vez estoy exagerando, pero el hecho es que casi todos los fármacos tienen efectos secundarios que pueden ser peligrosos o mermar nuestras facultades, lo que explica la creciente popularidad de los remedios y tratamientos naturales. Si un problema puede tratarse sin medicamentos es claramente preferible, y también más barato. Y entre los problemas más potencialmente peligrosos que a menudo pueden tratarse sin medicación está la hipertensión.

La hipertensión, o tensión arterial alta puede causar graves problemas de salud, incluso un infarto cerebral o un ataque al corazón. Se estima que un 90 por ciento de los infartos son causados por bloqueos en las arterias que llevan al corazón. El principal factor de riesgo en el infarto es la hipertensión, por eso cuando hablo de la posibilidad de minimizar el riesgo de infarto sin medicación estoy hablando de reducir la tensión arterial.

La hipertensión es un problema médico extremadamente común que afecta a cerca de cincuenta millones de estadounidenses, un porcentaje de los cuales son afroamericanos. Las probabilidades de que una persona hipertensa sufra algún día un ictus o un ataque al corazón depende de varios factores, pero una tensión arterial elevada es una indicación de que existe un problema y que hay que tratarlo. Por desgracia se desconocen las causas de la hipertensión y, dado que no presenta síntomas, a menudo se la llama «el asesino silencioso». La única forma de detectarla es midiendo la tensión arterial, un procedimiento sencillo e indoloro. Al tomar la tensión se obtienen dos cifras; por ejemplo, ciento veinte y ochenta. La más elevada indica la tensión sistólica, es decir, la tensión cuando el corazón se contrae; la más baja se refiere a la tensión diastólica, que corresponde a cuando el corazón se relaja. No hay una cifra que equivalga automáticamente a hipertensión —aunque por lo general si son bajas es una buena señal— pero la conclusión general es que cuando está por encima de ciento veinte-ochenta, hay que tratarla. El índice riesgo-beneficio, es decir, el riesgo de tener problemas una vez se ha superado esa máxima, basta para aconsejar el tratamiento. La hipertensión suele ser el diagnóstico cuando nuestra tensión sistólica o máxima está por encima de catorce, y la diastólica o mínima por encima de nueve, o las dos cosas.

Es importante señalar que tomar la tensión de forma aislada puede conducir a conclusiones erróneas. Mucha gente tiene lo que se conoce como «hipertensión de bata blanca», lo que quiere decir que les sube la presión arterial cuando entran en la consulta del médico, una situación a menudo causada por el nerviosismo o la ansiedad. Así que a no ser que tengamos la tensión muy alta, tal vez sea mejor vigilárnosla durante veinticuatro horas antes de iniciar un tratamiento.

Por fortuna aunque existen fármacos que reducen la presión arterial, también hay otras maneras de controlarla. El doctor Gerald Smetana, internista en el Beth Israel Deaconess Medical Center de Boston, lleva varios años dando conferencias sobre hipertensión, y cuando trata a sus pacientes: «Por lo general empiezo recomendando que cambien sus hábitos, incluso a pacientes que más tarde requerirán tratamiento farmacológico. Todos se beneficiarán si hacen caso de mis consejos».

Se ha demostrado que una dieta y unos hábitos de vida saludables influyen de forma significativa en la tensión arterial. Un estudio de 2008 con más de mil participantes realizado por el Departamento de Epidemiología y Salud Pública del University

College Cork, en Irlanda examinó la capacidad de varios factores, entre ellos practicar ejercicio moderado, limitar la ingesta de alcohol, no fumar, seguir una dieta sana y tener un índice de grasa corporal dentro de los límites recomendados, en la prevención de enfermedades cardiovasculares. El estudio encontró «una tendencia consistente en estos factores a reducir la prevalencia de hipertensión [...] cuanto mayores eran los factores de prevención». En otras palabras, la incorporación de hábitos saludables —ejercicio moderado, ingesta moderada de alcohol, evitar el sobrepeso, no fumar y seguir una dieta sana— reduce la tensión arterial y con ello, el riesgo de sufrir un infarto cerebral o de miocardio.

Es muy importante entender qué información conviene extraer de cada estudio. Los científicos que examinaron los resultados de este en concreto concluyeron que factores relacionados con hábitos de vida están directamente asociados a la tensión arterial, a saber, que las personas que sigan este modo de vida por lo general no padecerán hipertensión. Y esto es completamente cierto. Lo que estos resultados no muestran, y ni siquiera lo pretenden, es que los individuos que ya tienen la tensión arterial alta pueden normalizarla adoptando estos cambios en su estilo de vida. Por fortuna existen muchos otros estudios que sí demuestran el efecto de estos factores en la hipertensión.

Tal y como ha tenido ocasión de comprobar el doctor Smetana, «los cambios en el estilo de vida a menudo tienen un efecto significativo entre un 20 y un 30 por ciento de los pacientes. Si hacen todo lo que les decimos, si siguen nuestros consejos lo mejor que pueden, la reducción media de la tensión arterial es de unos nueve puntos, lo que resulta tan efectivo como la mayoría de medicamentos. De manera que si un paciente tiene lo que llamamos ligera hipertensión, por ejemplo, ciento treinta y cuatro-noventa, sólo un poco por encima de lo normal, y es capaz de rebajarla nueve puntos, entonces no será necesario tratarle con medicación».

Sin duda, una dieta equilibrada y el ejercicio moderado son las armas básicas en la lucha contra la hipertensión, aunque existen relativamente pocos estudios válidos que determinen hasta qué punto son efectivas. Un estudio realizado en la Universidad de Duke y hecho público en 2000 dividió a ciento treinta y tres hombres y mujeres de vida sedentaria y con sobrepeso en tres grupos: uno de control que no cambió sus hábitos, otro que sólo practicó ejercicio, corriendo o montando en bicicleta tres o cuatro horas a la semana durante cuarenta y cinco minutos, y un tercero que hizo ejercicio y participó en sesiones donde recibía instrucciones sobre cómo perder peso. Los resultados fueron los esperados: aunque los individuos de todos los grupos experimentaron una reducción de la tensión arterial, en el grupo de control ésta fue moderada, de 0,9/1.4 mmHg, en el grupo que había hecho ejercicio fue de 4,4/4,3 y en el grupo combinado la tensión bajó 7,4/5,6.

Aunque estos descensos no parecen significativos, el doctor Thomas Pickering del Mount Sinai School of Medicine en Nueva York señala: «Para personas que están en el límite de hipertensión, puede ser suficiente para no requerir medicación». De hecho, es tan importante que la FDA ha aprobado medicamentos para la hipertensión basándose en un reducción de tan pequeña envergadura. De los distintos factores que intervienen en la hipertensión hay uno que este estudio no analizó de forma directa. Se trata de la relación entre peso e hipertensión. Investigadores de la Universidad de Tufts, en Boston, examinaron esta relación en un metaanálisis realizado en 2003. Los datos recogidos cubrían un periodo de nueve años, durante los cuales se había conducido un estudio sobre enfermedades cardiacas. Cuando se inició el estudio, todos los varios miles de participantes tenían entre 45 y 64 años y padecían hipertensión. Cada año se controlaba su peso, su circunferencia de cintura y su presión arterial. Los resultados fueron en extremo interesantes: mientras que la mayoría de los participantes habían ganado peso, cuando concluyó el estudio aquellos menores de 55 que habían perdido al menos tres kilos presentaban el doble de probabilidades de tener una tensión normal. Incluso aquellos que perdieron menos peso vieron moderada su presión arterial. Por el contrario, los sujetos que engordaron seis kilos a lo largo de los nueve años que duró el estudio tenían una mayor tendencia a la hipertensión. Pero, curiosamente, la pérdida de peso en individuos mayores de 55 años no afectaba la tensión arterial como lo hacía en los menores de dicha edad.

Los científicos siguen sin saber con exactitud por qué la pérdida de peso se traduce inmediatamente en un descenso de la tensión arterial, tan sólo que se trata de un método efectivo de mejorar la salud. Tampoco fueron capaces de explicar por qué afecta de forma diferente según los grupos de edad. Pero lo que este estudio y otros similares sí demostraron es que existe un fuerte vínculo entre tensión arterial y peso y circunferencia de cintura, y que las personas pueden controlar su hipertensión perdiendo peso. De manera que aquellos que afirman que la talla de cinturón sirve para predecir si alguien tendrá o no un ataque al corazón o un ictus pueden estar en lo cierto.

Claro que existen otros métodos probados para reducir la tensión arterial, y muchas ideas nuevas que todavía hay que testar. Por ejemplo, otro estudio de la Universidad de Duke se planteó qué relación podía haber entre bienestar emocional e hipertensión. Los investigadores partieron de la hipótesis de que las personas solteras tendrían la tensión más alta porque tenían más dificultades para seguir una dieta sana, tomar su medicación de forma regular y que además fumarían más. Lo sorprendente fue que las personas casadas parecían tener menos problemas a la hora de acordarse de tomar su medicación y menos probabilidades de ser fumadoras, pero el matrimonio no parecía afectar su tensión arterial (que cada lector extraiga las conclusiones que le parezcan).

Aunque varios estudios han demostrado que practicar la meditación de forma regular parece reducir la tensión arterial, otros realizados sobre técnicas de relajación en general han sido menos concluyentes. Una comparación entre técnicas de relajación sin tratamiento clínico o con placebo revelaba un efecto mínimo en la presión arterial. Así que ésta continúa siendo la pregunta sin responder. Tal y como expliqué en el capítulo XXVI, en mi caso la meditación me ayuda a combatir el estrés y por tanto a controlar la tensión arterial.

Al igual que hacer ejercicio o perder peso, lo que comemos también influye en nuestros niveles de tensión arterial, y la hipertensión puede corregirse cambiando de dieta. Existe una relación clara entre sal y tensión arterial, y aunque el impacto varía según los individuos, por lo común los afroamericanos son más sensibles al sodio que los caucásicos. No es importante comprender por qué demasiada sal puede hacer subir la tensión, basta saber que es así. Y hay varios estudios de calidad que han demostrado que incluso una reducción mínima de la ingesta de sal puede ser significativa. Un metaanálisis de 2004 conducido por la Unidad de Tensión Arterial del Servicio de Cardiología de la Universidad de St George, en Londres, examinó los beneficios a largo placo —más de cuatro semanas— de reducción en la ingesta de sal. El estudio incluyó diecisiete ensayos aleatorios de pacientes con hipertensión y once con pacientes con tensión normal. Los participantes siguieron las recomendaciones de salud que existen en casi todos los países desarrollados, a saber, reducir la ingesta de sal a la mitad, de diez a cinco gramos diarios. Los resultados fueron consistentes con los estudios realizados con anterioridad: «Una reducción modesta en la ingesta de sal durante cuatro o más semanas tiene un efecto importante y significativo tanto en individuos con hipertensión como en aquellos con tensión normal. Estos resultados vienen a reforzar indicios anteriores que sugieren que una reducción modesta y a largo plazo en el consumo de sal en la población podría reducir la incidencia de ataques al corazón, infartos cerebrales y fallo cardiaco».

El estudio concluía que parece haber una correlación directa entre la reducción de sal y la normalización de la tensión arterial y que si todos limitáramos nuestra ingesta de sodio al día, descendería la tasa de ataques al corazón. La mayoría de las personas no se da cuenta de que algunos alimentos procesados tienen un contenido en sodio mayor que las papas fritas de bolsa, por ejemplo. La razón es que en los platos precocinados el sodio se distribuye por todo el alimento, mientras que en los tentempiés sólo lo recubre. La mejor forma de determinar el contenido en sodio de un producto es leer su etiqueta.

La carencia de potasio también puede ser un factor de hipertensión, aunque aún no se ha demostrado de forma concluyente. El potasio es un mineral común que obtenemos de una variedad de alimentos, incluidos hortalizas como la papa, algunas frutas y productos integrales. La relación entre potasio y tensión arterial se estudió primero con ratas de laboratorio. Después de comprobar que las ratas alimentadas con una dieta rica en potasio presentaban una incidencia menor de infartos cerebrales, los científicos se preguntaron si la causa sería que el potasio reducía la tensión arterial, uno de los factores de riesgo de infarto cerebral. Investigaciones posteriores confirmaron esta teoría en ratas y, con el tiempo, también en seres humanos. En noviembre de 2008 investigadores del Southwestern Medical Center de la Universidad de Texas informaron de que entre tres mil trescientos adultos —la mitad de los cuales eran afroamericanos— los niveles bajos de potasio en orina estaban relacionados con tensión arterial elevada y, lo que es aún más interesante, que la cantidad de sal en la dieta de un individuo y otros factores de riesgo cardiovascular no parecían tener demasiado impacto. De los participantes, algo menos de mil doscientos sufría de hipertensión. La doctora Susan Hedayati resumió así los resultados: «Ha habido mucha publicidad sobre los beneficios de reducir la ingesta de sal para controlar la hipertensión, pero no la suficiente sobre la conveniencia de aumentar el potasio en la dieta. [...] Cuanto menores son los niveles de potasio en la orina, y por tanto en la dieta, más alta es la tensión arterial».

He aquí otro campo en el que los científicos han demostrado que existe una asociación, pero no son capaces de explicar su causa. Recordemos una vez más que asociación no equivale a causación.

También parece que los suplementos de potasio no tienen los mismos beneficios que el potasio natural contenido en frutas, verduras y productos integrales. Aunque aquí los estudios hasta el momento son escasos, parece evidente que la mejor manera de tener niveles equilibrados de potasio es siguiendo una dieta adecuada. De hecho, el exceso de potasio puede causar una enfermedad potencialmente muy peligrosa llamada hiperpotasemia. Además, tal y como señala el doctor Smetana: «Una dieta alta en potasio requiere ingerir alimentos con una ingesta calórica mayor, y puesto que en ocasiones los pacientes tratados necesitan perder peso, es complicado encontrar el equilibrio».

En respuesta a esto, el National Institutes of Health ha creado la llamada dieta DASH o Dietary Approaches to Stop Hypertension, es decir, una dieta encaminada a controlar la hipertensión, que, si se sigue, prácticamente garantiza los resultados. Claro que, como cualquier otra dieta, seguirla en ocasiones puede resultar difícil. Se puede encontrar en Internet*.

La otra causa confirmada de hipertensión es el consumo excesivo de alcohol. Desde hace más de un siglo sabemos que si bebemos demasiado nuestra presión arterial sube. El problema es determinar cuánto es beber demasiado... o demasiado poco. Investigadores daneses a mediados de la década de 1990 analizaron el consumo de alcohol de trece mil hombres y mujeres durante diez años e informaron de que aquellas personas que bebían de tres a cinco vasos de vino al día tenían aproximadamente la mitad de probabilidades de morirse que aquellas que no bebían ninguno. De hecho, en 1994 el *Journal of the American Medical Association* estimó que si toda la población de Estados Unidos dejara de beber,

* Hay distintas páginas en Internet con información en español sobre la dieta DASH. La AESAN organización española, ha elaborado un plan para la reducción consumo de sal para luchar contra la hipertensión. Puede descargarse en formato pdf en: http://www.aesan.msc.es/AESAN/web/notas_prensa/reduccion_sal.shtml

hasta ochenta y una mil personas más morirían de una enfermedad coronaria al año.

Para confundir aún más las cosas, el Harvard School of Public Health divulgó una investigación que demostraba que los beneficios del alcohol desaparecían a partir de dos vasos. De modo que el consenso generalizado es que si bebemos con propósitos terapéuticos, esto nos proporcionará protección de infartos e ictus. Pero para algunas personas, dos bebidas alcohólicas bastan para rebasar los límites de alcohol en sangre establecidos por la ley para conducir.

Otro mito muy extendido es que beber demasiado café puede aumentar la tensión arterial hasta niveles peligrosos. Tal y como informaba en el capítulo I, el café puede ser muy beneficioso para la salud. En realidad no es el café, sino la cafeína —que también se encuentra en la mayoría de los refrescos de cola y en las bebidas energéticas, tan populares últimamente— lo que se supone es peligroso. Puesto que se trata de un producto de consumo muy extendido, los efectos de la cafeína en la tensión arterial se han estudiado ampliamente, y sin resultados concluyentes. En líneas muy generales, en las personas que ya tienen la tensión alta, la cafeína puede causar un ligero aumento de la misma, pero las pruebas arrojadas por multitud de estudios confirman que el consumo medio de cafeína, es decir, entre dos y cuatro tazas de café al día, no sube la tensión de forma significativa en individuos que ya la tienen alta. De hecho, un prestigioso estudio de diez años de duración que realizó un seguimiento a ochenta y cinco mil mujeres concluyó que el consumo de cafeína no aumentaba el riesgo de infarto o enfermedades coronarias, ni siquiera en mujeres que tomaban seis o más tazas de café al día.

Existe sin embargo, una anomalía de la que se ha informado en un buen número de estudios. Los individuos que no beben café tienen el riesgo más bajo de hipertensión, pero, por increíble que resulte, los que beben café en cantidad —es decir, seis tazas o más al día— tienen aproximadamente el mismo riesgo. Aquellas personas que beben de una a tres tazas de café al día parecen tener mayor riesgo de hipertensión, pero se trata de algo temporal y que no parece incidir en el riesgo de enfermedades coronarias. La teoría, aún por demostrar, es que los bebedores habituales de café no tienen problemas porque con el tiempo su sistema se vuelve tolerante al efecto estimulante de la cafeína. La American Heart Association ha concluido que beber un par de tazas de café al día no constituye un peligro, y el Joint National Committee on Hypertensión también informa de que no parece haber pruebas que asocien al café o el té con cafeína a la presión arterial alta.

Las bebidas energéticas son algo tan nuevo que todavía hay muy pocos estudios sobre sus efectos en la hipertensión. En uno de ellos, adultos jóvenes y sanos consumían dos bebidas de este tipo al día, y el resultado era que aumentaba su tensión arterial sistólica y, con ello, el ritmo cardiaco.

La hipertensión es peligrosa. Puede matar. Existen varios medicamentos capaces de controlarla pero, como muy bien apunta el doctor Smetana, ése no es el objetivo: «Hay numerosos ensayos que se limitan a demostrar cómo un nuevo y milagroso fármaco controla la tensión mejor que otros existentes, que llevan recetándose durante mucho tiempo. Pero a no ser que demuestren que dicho fármaco reduce también el riesgo cardiovascular, a mí no me interesan. En los ensayos clínicos lo que importa es si se produce una disminución del riesgo cardiovascular, es decir, de ictus, infartos de miocardio y muerte, y ello para realizar un seguimiento prolongado de los pacientes».

El consejo del doctor Chopra

Vigile su tensión arterial de forma regular. Si es alta, antes de empezar a tomar medicación pruebe a introducir algunos cambios en su estilo de vida. Esto incluye perder peso, reducir la ingesta de sal, limitar el consumo de alcohol a dos bebidas al día y seguir una dieta razonable.

Para muchas personas estos cambios de hábitos bastarán. Pero si necesita tomar algún medicamento para controlar su tensión, entonces no lo dude. El objetivo no es evitar tomar medicación, sino prevenir el riesgo de ataque al corazón o ictus. Y si usted ya tiene la tensión alta y está tomando medicación, siguiendo las sugerencias de este capítulo reducirá sus probabilidades de riesgo.

XXXII

¿Es peligroso beber de botellas de plástico?

Los titulares eran bien precisos: "Estudios demuestran que las botellas de plástico pueden causar defectos de nacimiento".

pero también lo eran aquellos titulares que los refutaban: "Estudios realizados por el gobierno demuestran que no hay peligro alguno en beber de botellas de plástico".

Bienvenidos a una nueva entrega de *¡Cuando los expertos no se ponen de acuerdo!*

La cuestión de si el bisfenol A o BPA se desprende de algunas botellas y recipientes de plástico causando una amplia gama de problemas de salud ha propiciado muchos titulares y también gran controversia. El profesor adjunto del Harvard Medical School, el doctor Harvey Katz, que lleva practicando la pediatría más de cuatro décadas, recuerda haber escuchado esta pregunta desde finales de 1990, pero desde entonces se ha convertido en una de las principales fuentes de preocupación de los padres. «Aunque a muchos de mis pacientes no les preocupa en absoluto, tengo algunos padres que están verdaderamente obsesionados. El problema es que muchas publicaciones, desde revistas médicas citadas en periódicos a revistas femeninas, dan información incompleta generando una gran preocupación. Las pruebas que se ofrecen son insuficientes o erróneas y como resultado la gente se asusta. Cada vez que se publica una historia de esta clase empiezo a recibir llamadas sin parar».

He aquí una de esas situaciones en la que no existen pruebas definitivas que apoyen ninguno de los argumentos. Al menos por ahora. También es el ejemplo perfecto de esas situaciones en las que es necesario conocer quién ha hecho los estudios antes de creernos lo que dicen.

El bisfenol A se emplea en la producción de botellas de plástico rígido y transparente —en especial biberones y botellas de agua— así como algunas latas de bebidas y alimentos, CD, juguetes, recibos de compra por tarjetas de crédito e incluso algunas clases de sellado dental. Es casi imposible evitarlo en la vida diaria, ya que cada año se emplean más de cinco millones de toneladas para fabricar plástico.

En la década de 1930 experimentos de laboratorio demostraron que el bisfenol A replicaba los efectos del estrógeno en el organismo, y que era potencialmente peligroso para los seres humanos. Pero hasta 1998, cuando la genetista Patricia Hunt encontró que ratones que vivían dentro de jaulas de plástico de policarbonato y que bebían agua de botellas de plástico previamente lavadas con un detergente fuerte presentaban más errores cromosómicos en sus células que aquellos que vivían en plásticos no policarbonatados, la gente empezó a preguntarse si el bisfenol A contenido en los plásticos podía ser peligroso. Y los periodistas empezaron a escribir sobre el tema.

Desde entonces numerosos experimentos de laboratorio han demostrado que los ratones expuestos a bisfenol A tienen mayor riesgo de contraer enfermedades, incluidos cáncer de próstata y mama, miomas uterinos, diabetes tipo II, dolencias coronarias, menor recuento de espermatozoides y daños cerebrales estructurales. En el laboratorio, el bisfenol A se ha relacionado incluso con la obesidad. Así que todo indica que ¡conviene alejar a los ratones de esta sustancia! Pero estamos hablando de ratones, no de seres humanos. Las pruebas de que el BPA sea potencialmente peligroso para los humanos son considerablemente menores. Las preocupaciones se han centrado por lo general en sus efectos en el desarrollo infantil, puesto que desde hace tiempo se emplea en la fabricación de biberones.

Como pueden imaginar, cuando los primeros experimentos indicaron que una sustancia química presente en productos de uso común podía ser peligrosa la noticia se extendió como la pólvora. Unos años antes probablemente no habría recibido tanta atención. Pero ahora, con Internet llena de historias que llegan de forma inmediata a millones de personas, con los medios de comunicación buscando casos que llamen la atención y con el auge de las demandas por negligencia, enseguida se ha extendido el rumor de que beber de botellas de plástico o comer de un recipiente de plástico previamente calentado en un microondas puede causar cáncer, defectos de nacimiento y otros problemas graves. De inmediato los consumidores empezaron a buscar alternativas al bisfenol A.

Lo cierto es que los resultados de los estudios no eran tan sorprendentes al fin y al cabo. Ni siquiera eran inusuales. De hecho, muchos productos que resultan ser muy peligrosos para animales de laboratorio son de todo inocuos para los seres humanos. En especial si consideramos que los animales de laboratorio a menudo reciben dosis mucho más altas de las que nosotros encontramos en la vida diaria. Los críticos apuntaron que en muchos de estos ensayos se inoculaba a los roedores bisfenol A, mientras que las personas por lo común lo ingieren y lo metabolizan, lo que hace más difícil aún evaluar sus peligros.

De hecho, el concepto mismo de emplear animales para testar productos destinados a seres humanos se ha vuelto cada vez más cuestionable. Es difícil extrapolar resultados obtenidos en el laboratorio con animales a personas. Muchos productos que han tenido efectos drásticos, tanto positivos como negativos, en animales, nunca han demostrado tener el mismo impacto en seres humanos. Por ejemplo, muchas personas han leído que el chocolate puede ser muy peligroso para los perros; en las personas en cambio el único riesgo que plantea es consumirlo en cantidades excesivas. Los animales y los seres humanos tienen sistemas biológicos similares; tenemos los mismos órganos que por lo general funcionan de la misma forma, de modo que es mucho lo que podemos aprender de los animales. Pero en niveles más avanzados de investigación, como los que se están poniendo en práctica actualmente, existen enormes diferencias entre especies. El ADN de los seres humanos y el de los ratones sólo se parecen en un 75 por ciento.

En el Congreso sobre Tecnología Farmacéutica de 2001 un laboratorio presentó un estudio en el que treinta y ocho fármacos en desarrollo se habían testado en ratones para comprobar los niveles de toxicidad hepática. En ratones, diecisiete de los fármacos resultaron ser inocuos, mientras que los once restantes eran peligrosos. De los veintidós medicamentos veinte fueron testados en seres humanos. Sólo dos de los once que habían resultado tóxicos en ratones demostraron ser peligrosos en seres humanos, otros seis eran perfectamente seguros, y de los diecisiete que habían sido inocuos en ratones seis eran peligrosos para seres humanos. El director general de la compañía farmacéutica, el doctor Mark Levin, concluyó que los ensayos con animales tenían la misma precisión que lanzar una moneda al aire.

El ejemplo perfecto es el analgésico Vioxx. En seis estudios diferentes realizados con animales, que incluían cuatro especies animales distintas, el Vioxx demostró no sólo ser inocuo, también proporcionaba protección frente a ataques al corazón y dolencias coronarias. Luego, antes de ser retirado del mercado en 2004, resultó que duplicaba el riesgo de ataques cardiacos e ictus en seres humanos. Por el contrario, medicamentos comunes como la aspirina, que es segura en seres humanos, pueden resultar tóxicos en animales hasta administrados en dosis mínimas.

Pero el hecho de que el bisfenol A resultara peligroso en tests de laboratorio generó toda suerte de titulares alarmantes. Para hacer frente a lo que se estaba convirtiendo en un grave problema económico, la industria del plástico comenzó a realizar sus propios experimentos. Esto no es algo inusual, las industrias a menudo financian estudios sobre sus productos y, mientras paguen las facturas, los resultados les suelen ser favorables. Hay muchas maneras en que investigadores y científicos pueden influir en los resultados de ensayos clínicos sin mentir, hacer trampas o siquiera interpretar los datos de manera sesgada, y además pueden hacerlo sin que resulte obvio. Por ejemplo, pueden manipular los procesos de selección de los participantes en el estudio. El ejemplo más absurdo sería incluir a varones en un estudio sobre un medicamento destinado a prevenir el cáncer de mama. Al incluir miembros de un grupo demográfico generalmente no susceptible al problema que se está estudiando, los resultados pueden sesgarse con facilidad. También es posible manipular el diseño del estudio; por lo general antes de que éste comience los investigadores trabajan con estadísticos para determinar cuántas personas deben incluirse para poder evaluar de forma correcta el impacto de la sustancia en cuestión. Si se incluye un número insuficiente de pacientes para probar una diferencia estadística, los patrocinadores del estudio pueden influir en los resultados. No existe un número específico que indique que un estudio es de fiar. Aunque novecientos noventa y nueve sujetos puede parecer un número sensato, algunos estudios necesitan hasta seis mil para que sus resultados sean concluyentes desde el punto de vista estadístico.

Algunos patrocinadores también pueden intentar oscurecer sus vínculos con los investigadores. La industria química, por ejemplo, puede financiar estudios mediante un grupo creado especialmente y llamado algo así como «Comité por la Acción de los Productos Naturales», que de hecho, sea exactamente lo contrario a lo que su nombre sugiere. En un intento por dotar de mayor visibilidad a estos procesos, en 2008 la Cleveland Clinic se convirtió en el primer centro académico en Estados Unidos que publicó en su página web las relaciones entre los miembros de su equipo y las compañías farmacéuticas y productoras de material clínico.

Para testar los peligros potenciales de bisfenol A, las compañías químicas financiaron once estudios diferentes, y ninguno de ellos encontró evidencia alguna de que el BPA en dosis pequeñas, tal y como lo encontramos en nuestro entorno habitual, tuviera efectos peligrosos. Muchos de estos estudios argumentaban que el organismo humano neutraliza y excreta el bisfenol A mucho más rápidamente que los animales de laboratorio. De hecho, un sitio web afirmaba que la cantidad de BPA que penetra en los alimentos y bebidas está sustancialmente por debajo del umbral de seguridad establecido por la Agencia de Protección Ambiental, y también que un individuo tendría que ingerir casi seiscientos kilos de comida o bebida conservada en plástico al día para que el bisfenol A constituyera un peligro.

En 2007 un panel de doce científicos empleados por el gobierno estadounidense y convocados por el Centro para la Evaluación de Riesgos para la Reproducción Humana revisó cientos de estudios sobre el tema y expresó «cierta preocupación» de que el BPA pudiera causar alteraciones neurológicas y de comportamiento en fetos y niños pequeños, pero que su vínculo con otros problemas médicos en adultos era «insignificante». El portavoz de la industria del bisfenol A explicó: «Creemos que esto confirma que el bisfenol A no constituye un riesgo para la salud de los seres humanos, en las dosis mínimas a que éstos se exponen».

A partir de esos informes, la agencia de la FDA relativa a la salud alimentaria siguió defendiendo que el empleo de bisfenol A en envases de comidas y bebidas seguía siendo seguro y que no recomendaba a la gente evitar su consumo.

Pero casi de forma simultánea un grupo de treinta y ocho científicos, después de revisar también cientos de artículos de investigación, llegó a conclusiones muy diferentes. Tal y como informaban en *Reproductive Toxicology*, el grupo concluyó que los problemas de salud que se dan en animales de laboratorio y en pequeñas dosis «son causa de preocupación y deben tenerse en cuenta los efectos secundarios similares potenciales en seres humanos». Un portavoz de este grupo criticó al panel de expertos del gobierno por no incluir más de una docena de estudios en su informe. También señaló que el panel estaba parcialmente financiado por alguien vinculado a la industria química.

Y en respuesta a la decisión de la FDA, el presidente del comité para Comercio y Energía, Bart Stupak, declaró: «Cabría esperar que la FDA tomara decisiones basadas en las mejores pruebas científicas disponibles. [...] Y sin embargo, se basó en dos estudios financiados por la industria, mientras que otras fuentes más rigurosas emplearon todos los datos disponibles para llegar a conclusiones del todo diferentes».

Este debate se ha extendido por todo el mundo. En 2006 agencias reguladoras alemanas decidieron que las investigaciones hechas sobre el BPA son «difíciles de interpretar y en ocasiones contradictorias» y concluyeron que los biberones de policarbonato no presentan riesgos para la salud. La Unión Europea estuvo de acuerdo, cuestionando la relevancia de los ensayos de laboratorio realizados con dosis tan bajas de la sustancia. El gobierno japonés, por su parte, también decidió que «los niveles actuales de BPA no suponen un riesgo para la salud de los seres humanos» y se negó a regular su uso. Por el contrario, en 2008 el gobierno canadiense anunció que el bisfenol A debía considerarse una sustancia peligrosa para la salud. Y aunque el gobierno de Estados Unidos continuó creyendo que el BPA era seguro, al menos veinticuatro estados, incluyendo California y Nueva York, empezaron a considerar la emisión de leyes que regularan su uso. En el verano de 2009, el estado de Minnesota, la ciudad de Chicago y el condado de Suffolk en el estado de Nueva York prohibieron la venta de biberones y vasos para bebés que contuvieran bisfenol A*.

---

* La Directiva 2011/8/UE dispone que desde el 1 de marzo de 2011 queda prohibida la fabricación de biberones de policarbonato que contengan esta sustancia y a partir del 1 de junio de 2011, la comercialización y la importación en la Unión Europea de los materiales y objetos plásticos destinados a entrar en contacto con los alimentos que no cumplan lo dispuesto en dicha directiva.

Lo único que faltaba en este debate eran las pruebas científicas. Aunque entre muchos consumidores cundió el miedo a enfermar de cáncer por beber de botellas de plástico o calentar en el microondas alimentos en recipientes de este material, los estudios realizados con seres humanos eran demasiado escasos como para permitir extraer conclusiones definitivas.

El primer gran estudio epidemiológico sobre los efectos del BPA en seres humanos se publicó en septiembre de 2008 en la reputada revista *Journal of the American Medical Association*. En él investigadores examinaron datos de mil cuatrocientos cuarenta y cinco pacientes sacados de una encuesta realizada entre 2003 y 2004 en la que los participantes contestaron a preguntas relativas a la salud y entregaban una muestra de orina. Aunque todos los niveles de BPA resultaron estar dentro de los límites establecidos como seguros por el gobierno, el 25 por ciento de los encuestados con concentraciones más altas de BPA en la orina fueron dos veces más diagnosticados de enfermedades coronarias, diabetes tipo II y anomalías hepáticas que el 25 por ciento con concentraciones más bajas. Esperen, no saquen conclusiones todavía. Tal y como señaló el investigador responsable del estudio, Iain Lang, del Britain's Peninsula College of Medicine: «Se trata sólo de una asociación. No podemos afirmar que haya un mecanismo causal. Está claro que hay que hacer más investigaciones».

De manera que lo único probado es, precisamente, que no hay nada probado, tan sólo algunos resultados desconcertantes y que han llegado a los titulares de prensa. El National Toxicology Program (Programa Nacional de Toxicología) planea llevar a cabo investigaciones más amplias sobre el BPA. Pero, mientras tanto ¿deberíamos dejar de beber en botellas de plástico y de latas? Tal y como aconseja el doctor Katz a sus pacientes: «Les digo que el jurado aún está deliberando. Pero que tengo seis nietos, y me interesa como al que más saber qué posibles problemas se pueden plantear en el futuro. Les explico que la FDA continúa investigando este asunto, pero que si es algo que les preocupa, hay medidas preventivas que pueden tomar. En primer lugar, nunca calentar alimentos o líquidos en el microondas dentro de recipientes de plástico. Y en segundo, nunca verter líquidos calientes en un biberón o taza infantil. Es un mundo difícil para los padres. No estamos hablando de riesgos sin importancia, de manera que lo mejor es tomar precauciones sensatas».

Una de ellas es evitar el BPA siempre que sea posible en productos alimentarios y sustituirlo por otros materiales, sobre todo cuando se trata de productos de consumo infantil. Puesto que existe un riesgo potencial y hay alternativas viables, ¿para qué arriesgarse?

No es difícil evitar artículos que contengan BPA, ya que éste se encuentra convenientemente señalizado por medio de unos triángulos que encontramos en la parte inferior de los recipientes de plástico. Además hay biberones de cristal o de plástico sin bisfenol A. Y podemos calentar los alimentos en el microondas en un plato o vaso que no sea de plástico. Desechemos nuestros viejos platos y *tuppers d*e plástico y no los lavemos con detergentes fuertes.

También conviene evitar los correos electrónicos de tono apocalíptico que a veces nos mandan amigos bienintencionados.

Los mensajes que afirman que beber agua refrigerada en contenedores de plástico, comer platos precocinados y calentados en el microondas o envolver alimentos en papel de plástico puede causar cáncer y otros problemas de salud llevan años circulando por el ciberespacio. Contienen un mínimo de verdad aderezada con conjeturas sin sentido y pseudociencia.

En 2007 circuló uno en particular que advertía que beber agua de una botella de plástico que ha estado expuesta al sol dentro de un coche podía causar cáncer de mama. Incluso citaba a la superviviente de esta enfermedad, Sheryl Crow, quien escribía en su página web: «No bebas agua de una botella que hayan dejado en el coche. El plástico recalentado desprende sustancias tóxicas que pueden ser cancerígenas».

No existen pruebas de que esto sea cierto.

Hay muchas cosas en este mundo que usamos cada día y que tal vez resulten ser peligrosas, y el BPA bien puede ser una de ellas. Se trata de una controversia fascinante, típica de la búsqueda de un equilibrio entre interés, beneficios económicos y salud. Aunque la publicidad generada ha disparado las alarmas y ha puesto nerviosa a mucha gente, también ha obligado a los investigadores a poner en marcha los ensayos clínicos necesarios para descubrir la verdad.

El consejo del doctor Chopra

Aunque no existen pruebas concluyentes de que el bisfenol A suponga un riesgo para la salud de los seres humanos, hasta que esta controversia se resuelva científicamente, tal vez convenga tomar ciertas precauciones. Cuando compremos algo en un recipiente de plástico, asegurémonos de que en la parte inferior llevan un triángulo con las letras PET, HDPE o LDPE, lo que significa que no se ha empleado bisfenol A en su fabricación.

XXXIII

¿Pueden los rayos X o los teléfonos celulares provocar cáncer?

Aunque se ha investigado mucho para determinar las causas de los numerosos tipos de cáncer que nos atacan, y como resultado de ello hemos obtenido una gran cantidad de información importante, todavía no hemos descubierto muchas de las razones por las que células sanas se vuelven repentinamente malignas. El origen del cáncer continúa siendo el gran misterio de nuestros días. Y también, por desgracia demasiado a menudo, la causa de nuestra muerte.

Muchas personas temen los rayos X a los que todos nos exponemos en algún momento de nuestras vidas en el médico e incluso en el dentista —y a menudo desde edades tempranas— puedan causar cáncer. La lógica detrás de esta convicción no es del todo irracional. No hay duda de que la exposición a radiaciones provoca cáncer y que los rayos X son una forma más de radiación. Estudios realizados en la rama dedicada a la Epidemiología del National Cancer Institute han demostrado que dosis de moderadas a altas de radiación aumentan el riesgo de cáncer en la mayoría de nuestros órganos, y que estas asociaciones se dan con niveles de exposición bajos. De manera que el concepto de que la suma de todas estas pequeñas dosis pueda acumularse a lo largo de un periodo de tiempo prolongado y suponer un riesgo para la salud parece plausible.

El informe del gobierno estadounidense subraya que determinar qué niveles de radiación son seguros se complica por factores genéticos, así como por el hecho de que la radiación a menudo interactúa en el organismo con otros carcinógenos (agentes causantes de cáncer), como el tabaco.

La capacidad de los rayos X de ver el interior de un cuerpo la descubrió en 1895 Wilhelm Röntgen y un año más tarde los médicos empezaron a emplear esta técnica para diagnosticar y tratar pacientes. Pero los peligros se hicieron evidentes en 1903, cuando uno de los sopladores de vidrio de Thomas Edison que a menudo probaba los tubos de rayos X con sus propias manos tuvo cáncer en las dos y hubo que amputarle los brazos.

La dificultad que entraña evaluar cuál es la cantidad apropiada de radiación a que un individuo puede exponerse sin riesgo se complica aún más por el hecho de que la radiación es una herramienta de gran valor para matar células cancerosas. De hecho, se calcula que un 40 por ciento de los pacientes de cáncer hoy son tratados con radioterapia.

Aunque el National Cancer Institute ha informado de que dosis moderadas de radiación pueden resultar en cáncer relacionado con radiaciones y que en mujeres que se hicieron múltiples radiografías por tuberculosis y escoliosis aumentaba el riesgo de cáncer de mama, el potencial de la radiografía diagnostica para contraer cáncer relacionado con la radiación es muy difícil de precisar. Lógicamente, el riesgo de contraer un cáncer de este tipo es mayor en aquellas personas que estuvieron expuestas a rayos X durante la infancia, y estudios han demostrado que este riesgo persiste durante el resto de sus vidas.

Los rayos X que recibimos en un tratamiento preventivo estándar, unidos a años de radiografías dentales, resultan de hecho, en un aumento perceptible de la incidencia de cáncer. Un estudio publicado en *The Lancet* en 2004 calculaba que de ciento veinticuatro mil casos de cáncer censados anualmente en quince países desarrollados, incluido Estados Unidos, cerca de setecientos podían atribuirse a exposición a rayos X durante pruebas diagnósticas. Eso supone cerca de seis de cada mil casos. Los autores del estudio admiten además que es posible que sus cifras no sean exactas, ya que basaron sus cálculos «en un número de suposiciones, y por tanto están sujetos a un grado considerable de incertidumbre. No podemos descartar que hayamos sobreestimado los riesgos, lo que no parece probable es que los hayamos subestimado».

Los críticos de este informe argumentan que los investigadores no completaron sus conclusiones con una investigación o una discusión de los beneficios del diagnóstico por imagen, y que la detección temprana y la posibilidad de tratamiento precoz de las enfermedades que hace posible ésta se traducirán en un índice de curación de cáncer superior al del cáncer causado. Pero estos mismos críticos admiten que, a la vista de estas pruebas, es probablemente aconsejable evitar toda exposición innecesaria a rayos X, y lo cierto es que hasta un 30 por ciento de las radiografías de pecho que se hacen podrían evitarse.

La tomografía axial computarizada o TAC es un tipo especializado de diagnóstico por imagen en el que varios haces de rayos X recorren el cuerpo y exponen a éste a cien veces la radiación de una radiografía de pecho. Parece por tanto ser considerablemente más peligrosa que una radiografía tradicional. Según un estudio publicado a finales de 2009 en *Archives of Internal Medicine*, los setenta millones de TAC que se hicieron en Estados Unidos en 2007 causarán veintinueve mil casos de cáncer y quince mil muertes, dos tercios de los cuales serán mujeres.

Además del miedo justificado a los rayos X, existe también la preocupación de que el uso de teléfonos celulares pueda causar cáncer, en especial en gente joven que tiende a estar más tiempo —o al menos eso dicen sus padres— hablando por estos dispositivos. Se estima que doscientos setenta y cinco mil millones de estadounidenses y cuatro mil millones de personas en todo el mundo usan regularmente teléfonos celulares, así que, de ser esto cierto, en el futuro nos enfrentaremos a una verdadera epidemia de cáncer.

El «factor Frankenstein» sugiere que cada avance tecnológico viene acompañado de peligros nuevos e inesperados. El uso de los teléfonos celulares se extendió rápidamente por todo el mundo desde principios de la década de 1980. No tardaron en circular rumores afirmando que el uso prolongado de estos aparatos podía causar tumores cerebrales e infertilidad, así como otras dolencias serias, en especial entre gente joven, que tiende a pasar más tiempo hablando.

Como muchos de los correos electrónicos de alarma que recibimos de forma habitual, a primera vista esta teoría parece tener sentido. Supuestamente, la radiación electromagnética extremadamente limitada que emiten los teléfonos podría penetrar con facilidad las delgadas paredes del cráneo y sembrar el caos en el cerebro. El primer intento de vincular teléfonos celulares y cáncer data de 1993, cuando un ciudadano de Florida demandó a una compañía de telefonía móvil aduciendo que el tumor cerebral incurable que padecía su esposa había sido causado por emisiones de su teléfono. Aunque perdió la demanda, la cuestión distó mucho de quedar zanjada. Los niveles de radiación electromagnética que emiten los celulares son mínimos, pero puesto que los usamos pegados contra el cráneo, es lógico que nos preguntemos si estas radiaciones pueden afectarnos.

Así, en 2008 el neurocirujano australiano Vini Khurana llegó a los titulares de todo el mundo al afirmar que su entonces inédito metaanálisis de más de cien estudios previos demostraba que el uso de teléfonos celulares durante más de una década podía duplicar el riesgo de cáncer cerebral. Tal y como declaró al periódico londinense *The Independent:* «El peligro tiene más ramificaciones de corte sanitario y público que el tabaco o el asbesto». Aunque su estudio no había sido aún publicado, la historia se extendió rápidamente por Internet, y periódicos y revistas se hicieron eco de ella.

Al día de hoy, sin embargo, la gran mayoría de los estudios no apoyan las afirmaciones del doctor Khurana. Se han hecho estudios de calidad, y se continúan haciendo. Uno de los más amplios analizó las tasas de incidencia de dos clases de tumores cerebrales en adultos de entre 20 y 79 años en Dinamarca, Finlandia, Noruega y Suecia, un total de casi dieciséis millones de personas, entre 1974 y 2003. Los investigadores partieron de un sencillo supuesto: dado que el uso de teléfonos móviles se extendió entre principios y mediados de la década de 1980, si fueran causantes de tumores cerebrales, se apreciaría un aumento de la incidencia de los mismos en estos años. Y había un ligero aumento de la tasa de una clase de tumor, pero a partir de 1974. El informe concluía que no se apreciaba «un cambio claro en las tendencias a largo plazo de incidencia de tumores cerebrales entre 1998 y 2003 en ningún subgrupo», y suponiendo que un tumor de esta clase tarda entre cinco y diez años en desarrollarse, ya deberían de haber aparecido indicios. Aunque, como todos los científicos responsables, estos investigadores sugerían que debían hacerse nuevos estudios a largo plazo para detectar posibles asociaciones entre tumor cerebral y uso de teléfonos celulares.

Y casi todos los demás estudios —aunque no todos— dieron en general los mismos resultados que el escandinavo. Aunque esto no debe sorprendernos. En contra de la creencia generalizada de que los celulares emiten radiaciones ionizantes potencialmente peligrosas, el hecho es que se trata de radiaciones no ionizantes demasiado débiles para causar daños celulares o en el ADN. Dado este hecho, nadie ha sido capaz de explicar cómo pueden los teléfonos móviles causar tumores. Estos estudios advierten, sin embargo, que puesto que el uso extendido de estos aparatos es un fenómeno relativamente reciente, existen pocas pruebas fiables de que su uso a largo plazo cause o no cáncer. Un dato estadístico que merece la pena reseñar es que mientras que el uso de teléfonos móviles se ha multiplicado en la última década, la incidencia de casos de cáncer cerebral ha descendido.

Entre los varios estudios publicados hay uno realizado en Dinamarca en 2006 que siguió a cuatrocientos veinte mil daneses durante dos décadas —incluyendo un periodo de tiempo en que no se usaban teléfonos celulares— y que no mostró un aumento en el riesgo de cáncer. Estudios conducidos en Alemania, Suecia e Inglaterra llegaron a idénticas conclusiones. Tal y como declararon los investigadores británicos: «Nuestro estudio sugiere que no existe riesgo significativo de neuroma acústico durante la primera década inmediatamente posterior al uso de celulares. Sin embargo, no podemos descartar un aumento del riesgo a largo plazo». A menudo son necesarias varias décadas a partir de la exposición para que un agente carcinogénico aparezca, y los celulares sólo llevan usándose de manera generalizada veinte años.

Hay estudios que parecen mostrar una asociación, un posible vínculo, pero no una relación causal, entre teléfonos móviles y tumores. Por ejemplo, un análisis sueco de 2007 de dieciséis estudios caso-control publicado en *Occupational and Environmental Medicine* encontró que, transcurrida una década de uso «intensivo» de celulares, los individuos duplicaban su riesgo de contraer neuroma acústico, un tumor que se desarrolla entre el oído y el cerebro, y que estos tumores tenían más probabilidades estadísticas de crecer en el lado del cerebro sobre el que se apoya el dispositivo del teléfono. Este estudio fue incluso más allá, asegurando que el uso de celulares una hora al día durante diez años aumenta significativamente el riesgo de desarrollar un tumor. Otro estudio, esta vez israelí, de 2008 y publicado en el *American Journal of Epidemiology*, examinó el riesgo de cáncer en la parótida, una glándula situada cerca del oído. Los investigadores concluyeron que en usuarios normales de celulares no se apreciaba un «aumento del riesgo» de tumores parótidos, pero en usuarios empedernidos sí se observaba una asociación entre ambas cosas.

En octubre de 2009 el *London Daily Telegraph* informaba de un estudio inédito de la Organización Mundial de la Salud, según el cual existe «un riesgo significativamente mayor» de contraer un tumor cerebral después de usar un teléfono durante más de diez años.

También se ha sugerido que los niños que hablan por teléfono móvil durante periodos de tiempo prolongados tienen mayor riesgo que los adultos, porque sus cráneos son relativamente delgados, lo que facilita la penetración de las radiaciones.

Las preocupaciones respecto a este tema fueron hechas públicas por un grupo de activistas llamado Environmental Working Group, que apuntó y con razón, que la cantidad de ondas de radiofrecuencia emitidas por los teléfonos móviles varían —en ocasiones de forma considerable— de un fabricante a otro e incluso de un modelo de aparato a otro, lo que hace difícil establecer comparaciones. En un intento por aplacar los temores de la población, o de identificar el peligro real, en septiembre de 2009 el senador Tom Harkin, presidente del Comité del Senado para Salud, Educación, Trabajo y Pensiones, anunció que pondría en marcha una investigación para «investigar en profundidad los vínculos potenciales entre uso de teléfonos móviles y cáncer».

El mejor juicio que podemos emitir a día de hoy, según el profesor de Neurología del Harvard School of Medicine, el doctor Michael Ronthal, es que «es una posibilidad potencial. En realidad nadie conoce la respuesta y muchos de los estudios que se están conduciendo en este momento dependen de la memoria retrospectiva, lo que quiere decir que los encuestados deben calcular de memoria cuántas horas pasaron hablando por teléfono hace años». Además, los investigadores comparan a usuarios de teléfonos móviles diagnosticados con cáncer con otros que no tienen cáncer. Los datos recogidos de esta manera son cuestionables. Por ejemplo, pacientes diagnosticados con tumores en un lado del cerebro pueden asumir, sin razones para ello, que apoyaban el teléfono en esa parte de la cabeza.

De hecho, tal y como apunta el doctor Ronthal, será muy difícil conducir estudios fiables simplemente porque los teléfonos móviles se han convertido en algo ubicuo. «Sería necesario reclutar a un gran número de individuos dispuestos a llevar un registro de su uso del teléfono móvil durante diez años o más, así como a un grupo de control que rara vez use estos aparatos».

En su consulta de neurología el doctor Ronthal no ha apreciado un aumento de tumores cerebrales desde que se extendió el uso de celulares, aunque sí ha observado un aumento de casos de linfoma cerebral, que nunca se ha relacionado con el uso de celulares. En cuanto a él y a su familia, el doctor Ronthal dice: «Nunca he desaconsejado el uso de celulares a miembros de mi familia. Pero si un paciente me pregunta, le diría que si usa el teléfono muchas horas al día, tal vez debería considerar comprar un cable, que mantiene al aparato alejado del oído, no porque existan pruebas concluyentes de que el uso de teléfonos móviles sea peligroso, sino porque se sabe muy poco sobre el tema. ¿Por qué no tomar entonces una precaución extra?».

¿Le asusta la posibilidad de que su teléfono móvil esté haciendo crecer cosas raras en su cerebro? No tenga miedo. Los televisores también emiten dosis mínimas de radiaciones, y cuando hicieron su entrada en las salas de estar surgió la preocupación de que sentarse demasiado cerca de ellos pudiera causar cáncer. Obviamente esto resultó no ser cierto. El progreso a menudo viene acompañado de nuevas preocupaciones de índole sanitaria. En este momento, y basándonos en los estudios realizados, el mejor consejo sería comprar unos auriculares y usarlos cuando hablemos por teléfono. Asegúrese de que su familia hace lo mismo y tal vez incluso quiera usted limitar el tiempo que sus hijos pasan hablando por teléfono.

Las pruebas de que disponemos a día de hoy no nos dan demasiados motivos de preocupación, pero hasta que los estudios que se están conduciendo en la actualidad estén completados y los científicos puedan afirmar con seguridad que no existen riesgos, parece razonable tomar algunas sencillas precauciones. El doctor Thomas Dehn, fundador y médico jefe de National Imaging Associates, que ha estudiado los diversos efectos de distintas formas de radiación, señala que «las pruebas no son concluyentes ni en un sentido ni en otro. En un principio me pareció una tontería, pero desde entonces se han realizado estudios interesantes. Y aunque la calidad de estos en ocasiones es dudosa, creo que lo único que podemos afirmar con seguridad a estas alturas es que: no lo sabemos. De forma que hasta que sepamos con certeza que [los celulares] son inocuos, aconsejaría a la gente que tomara ciertas precauciones».

Personalmente, el tema no me preocupa. Simplemente no he visto datos suficientemente convincentes como para preocuparme. Cuando sé que no voy a molestar a nadie hablo por mi celular normalmente, y en público suelo usar el dispositivo Bluetooth, que emite una dosis de radiación mucho menor porque su velocidad de transmisión también es menor. En su calidad de jefe del Instituto de Cáncer de la Universidad de Pittsburgh, el doctor Ronald Herberman sugirió a su equipo: «No deberíamos esperar a que se publique el estudio definitivo. Es mejor tomar precauciones ahora que lamentarse después».

Además de estar expuestos a radiaciones de forma voluntaria, muchas personas lo están, y en cantidades potencialmente peligrosas, por su profesión. Por ejemplo, a ver si lo adivinan: ¿quién está más expuesto a radiaciones peligrosas: los trabajadores de una planta nuclear o los pilotos y auxiliares de vuelo de una compañía aérea?

La respuesta, por raro que parezca, es el auxiliar de vuelo. La atmósfera terrestre crea un escudo protector que elimina gran parte de las radiaciones potencialmente dañinas del sol, pero como la tripulación de un vuelo trabaja a muchos kilómetros sobre la superficie, están más expuestos a las radiaciones cósmicas, y hay datos que apuntan a que tienen un riesgo mayor de contraer clases específicas de cáncer. De hecho, los estadounidenses que vuelan costa a costa pueden absorber el equivalente a diez rayos X. Un metaanálisis realizado en 2006 en Japón examinó registros informáticos correspondientes a cuatro décadas a partir de 1966 y descubrió un aumento significativo del riesgo de melanoma maligno y cáncer de mama en auxiliares de vuelo femeninas. Investigadores italianos realizaron una búsqueda intensiva de estudios sobre salud tanto publicados como inéditos sobre tripulaciones de vuelo entre 1986 y 1998 empleando técnicas de metaanálisis y descubrieron un ligero aumento del riesgo entre pilotos varones de melanoma cerebral y cáncer de próstata y de todos los tipos de cáncer en personal del sexo femenino, pero en especial de melanoma y cáncer de mama.

Estos estudios, sin embargo, no señalaban que había factores de riesgo no relacionados con la profesión y que podían haber intervenido. Por ejemplo, el personal de vuelo a menudo tiene días libres en países cálidos y pasan más tiempo libre al sol, lo que puede explicar la mayor incidencia de cáncer de piel. De hecho, un estudio británico realizado en 2006 concluyó que los estudios epidemiológicos «no han presentado pruebas concluyentes de aumento de ningún tipo de cáncer [...] que sea directamente atribuible a la exposición a radiaciones ionizantes. [...] Las pruebas actuales indican que las probabilidades de que la tripulación o los pasajeros de un avión padezcan efectos adversos como resultado de estar expuestos a radiaciones cósmicas son muy bajas».

Existen muy pocos datos que indiquen que hay peligro para los pasajeros, aunque vuelen con frecuencia. Hay muchas profesiones que tienen tasas más altas de cánceres específicos, directamente relacionados con el entorno de trabajo y las condiciones en que éste se realiza. Así, no es de sorprender que los mineros tengan una tasa más alta de cáncer de pulmón. Tampoco que en países nórdicos donde se permite fumar en cafés y bares, los camareros tengan una mayor incidencia de cáncer. Hay muchos agentes carcinogénicos en el mundo y algunos oficios nos sitúan en contacto directo con ellos. Lo mejor que puede hacer cada uno es averiguar a qué peligros se enfrenta en su lugar de trabajo y tomar medidas activas para contrarrestar el riesgo.

Así que, aunque sabemos que las radiaciones pueden causar cáncer, los aparatos que usamos en nuestra vida diaria emiten radiaciones que no parecen suponer un peligro para nuestra salud.

El consejo del doctor Chopra

Los rayos X han salvado muchas vidas y han revolucionado la práctica de la medicina, pero pueden ser peligrosos. Deberíamos limitar el número de pruebas diagnósticas por imagen que nos hacemos al mínimo. Hay muchas situaciones en que una radiografía o un TAC pueden evitarse. Antes de hacerse estas pruebas, pregunte a su médico cómo afectarán los resultados a su tratamiento. Si le hacen una radiografía, guárdela en caso de que cambie de médico. Así no tendrá que repetirla.

Los teléfonos celulares no parecen guardar relación con los tumores cerebrales. Sin embargo, se trata de inventos relativamente nuevos y aún deben hacerse más estudios. Recurrir al uso de auriculares que aumentan la distancia entre el dispositivo y nuestro cerebro parece sensato, pero tampoco se ha estudiado lo suficiente. Si le preocupa este asunto, al comprar un celular compruebe su tasa de absorción específica (SAR, por sus siglas en inglés), que variará según fabricante y modelos. El SAR es una medida de la cantidad de radiofrecuencia que absorbe nuestro cuerpo procedente del teléfono, y cuanto más baja sea, mejor.

Alan y yo somos conscientes de la falta de pruebas científicas sobre los peligros potenciales de la telefonía móvil, pero ambos usamos el dispositivo Bluetooth siempre que podemos. Estos dispositivos emiten menos radiaciones que los teléfonos móviles, pero no los llevamos puestos todo el día, y de esta forma limitamos nuestra exposición.

No hable por teléfono celular sin auriculares mientras conduce. Esto sí que es más peligroso que el tumor cerebral o el neuroma acústico.

XXXIV

¿Debemos vacunar a nuestros hijos?

Pocas cuestiones médicas han causado tanta preocupación en padres y madres como las afirmaciones de que vacunas a bebés y niños pueden causar una serie de enfermedades. La epidemia de la gripe A de 2009, durante la cual el gobierno estadounidense recomendó que se vacunara a los niños en las escuelas, no fue más que la punta del iceberg de un debate que lleva abierto más de una década. Según quienes se oponen a la vacunación, ésta, en lugar de proteger frente a enfermedades mortales, puede causar graves problemas de salud, desde síndrome de muerte súbita del lactante a autismo. Estas afirmaciones, que no se apoyan en estudios científicos legítimos, han resultado en una reducción del número de niños que son vacunados y que con ello ponen sus vidas —y las de los otros niños con quienes están en contacto— en peligro. Se trata de un problema muy serio, que ha causado ya la muerte a niños.

La afirmación de que las vacunas son peligrosas es un buen ejemplo del poder de atención que tienen los titulares alarmistas. ¿Qué padre puede hacer oídos sordos a una advertencia de que la vida de su hijo puede estar en peligro?

La vacunación ha logrado eliminar epidemias que periódicamente azotaban a la humanidad, entre ellas enfermedades mortales e incapacitadoras, desde la viruela a la polio. Ha salvado millones de vidas y es sin duda la iniciativa sanitaria pública más efectiva y más rentable desde el punto de vista económico. Aunque se atribuye al medico inglés Edward Jenner el haber demostrado el valor protector de las vacunas a finales de la década de 1700, existe constancia escrita de una forma de vacunación llamada variolación que data de hace casi mil años. Después de descubrirse que los supervivientes de la viruela eran inmunes a la enfermedad durante el resto de sus vidas, una monja budista comenzó a moler costras arrancadas a enfermos hasta reducirlas a polvo y después las insuflaba en el interior de las fosas nasales de quienes no habían tenido aún la enfermedad. Aunque algunas de estas personas llegaron a contraer la viruela, la incidencia de la enfermedad se redujo drásticamente. Para 1700 la variolación era una práctica común en China, India y Europa.

La peripecia de Jenner es un hito en la historia de la medicina. Este médico reparó que las lecheras, que por su trabajo estaban expuestas habitualmente a la viruela vacuna, rara vez desarrollaban la enfermedad. De hecho, las legendarias fábulas sobre hermosas lecheras estaban basadas en parte en el hecho de que sus rostros no solían estar desfigurados por la viruela. En 1796 Jenner inoculó a un niño de 8 años con fluido drenado de una pústula de viruela vacuna de una lechera —la vaca se llamaba *Blossom*— y seis semanas más tarde le expuso al virus de la viruela. El chico no desarrolló síntoma alguno. Aunque al principio Jenner fue criticado, conforme se hizo evidente que su método podía salvar la vida a muchas personas, las vacunas, del latín *vaca*, empezaron a emplearse en todo el mundo.

Hoy comprendemos que las vacunas protegen a personas de todas las edades de enfermedades al exponerlas al virus o a las bacterias que las causan, en una forma extremadamente débil, lo que hace que su sistema inmune produzca anticuerpos que lo protegen. Las vacunas modernas también contienen determinadas sustancias químicas que se han añadido para evitar el contagio y reforzar la protección. Los médicos recomiendan que lactantes y niños pequeños sean vacunados por primera vez de una serie de enfermedades potencialmente peligrosas y contagiosas que incluyen paperas, sarampión, meningitis y varicela, nada más cumplir un año, y una segunda dosis cuando empiezan la educación básica. Por el contrario, los críticos de la vacunación afirman que ésta es por lo común innecesaria y que, en lugar de brindar protección, expone a los niños a una serie de problemas médicos graves. Citando estadísticas que parecen demostrar poca diferencia de resultados entre niños que han sido vacunados y niños que no, argumentan que los niños cuyo sistema inmune no se ha desarrollado por completo son más vulnerables, y que «sustancias aditivas altamente tóxicas» como formaldehído, mercurio y acetona pueden causar otras enfermedades, entre ellas daños cerebrales, ataques, parálisis, asma, trastornos de aprendizaje, ceguera y muerte súbita del lactante.

Aunque estas afirmaciones llevan haciéndose muchos años ya, la polémica saltó a la palestra en 1998, con la publicación de un artículo de un investigador británico llamado Andrew Wakefield en la respetada revista *The Lancet*. El doctor Wakefield, principal autor de este pequeño estudio, informaba de que estaba tratando a doce pacientes jóvenes aquejados de un problema intestinal cuando reparó en que seis de ellos que eran autistas habían recibido la vacuna triple vírica: sarampión, paperas y rubeola. La teoría era que la sustancia química timerosal, encontrada en el mercurio, afectaba al cerebro. A partir de ahí se dedujo, directamente, que ¡la vacuna causaba autismo! El hecho de que se publicara en una revista de sobrada solvencia le dio todavía más proyección y la historia llegó a titulares de todo el mundo. Los padres no sabían qué hacer, ya que esto parecía probar que todo en lo que habían creído era falso. En particular despertó un sentimiento de culpa entre padres de hijos autistas a los que habían vacunado. Debido a este estudio muchos padres empezaron a decidir no vacunar a sus hijos.

El verdadero problema de esta historia es que era una falacia. De hecho, con el tiempo *The Lancet* publicó una retractación. «Queremos dejar claro que en dicho artículo no se establecía una relación causal entre la vacuna triple vírica y el autismo, puesto que los datos eran insuficientes. Sin embargo, la posibilidad de que exista tal vínculo ha tenido implicaciones importantes en la salud pública, a la vista de lo cual consideramos apropiado retractarnos formalmente de la interpretación que hacía el artículo de los resultados». De hecho, diez de los trece autores que firmaban la publicación se retractaron también de algunas de sus conclusiones. En febrero de 2009 el *Sunday Times* londinense informaba: «El médico que prendió la chispa que hizo cundir la alarma sobre la seguridad de la vacuna triple vírica en niños e interpretó de forma errónea los resultados de su investigación, sugiriendo un vínculo entre la vacuna y el autismo [...] documentación médica confidencial y entrevistas con testigos han establecido que Andrew Wakefield manipuló los datos de sus pacientes, lo que disparó las alarmas».

Aunque el doctor Wakefield siguió negando haber actuado mal, en febrero de 2010 *The Lancet* se retractó formalmente del artículo, admitiendo que «varios elementos incluidos en él [...] son incorrectos».

Pero a pesar de todas las retractaciones, el doctor Wakefield ha causado un daño tremendo. La puesta en cuestión de la seguridad de las vacunas ha invadido Internet y también la conciencia pública. Según el doctor Brian Ward, jefe del servicio de enfermedades infecciosas de McGill University Health Centre, «la renuencia de los padres a inocular a sus hijos como resultado del miedo generalizado a la triple vírica [sarampión, rubeola, paperas] generado por estos estudios tempranos ha resultado en epidemias de sarampión y con toda probabilidad a la muerte de varios lactantes en el Reino Unido». En 1998, antes de la publicación del artículo de Wakefield, en el Reino Unido había cincuenta y seis casos registrados de sarampión. En 2007 se dieron mil trescientos cuarenta y ocho casos confirmados y dos muertes, conforme las cifras de vacunación descendieron peligrosamente del 92 al 80 por ciento.

De hecho, desde las declaraciones de Wakefield se han hecho varios estudios serios, todos los cuales han concluido que no existe prueba alguna de un vínculo entre la vacuna y el autismo. Entre ellos hay uno publicado en 2002 en *New England Jorunal of Medicine* que informaba de un estudio danés en el que quinientos treinta y siete mil niños —la cifra más alta de niños estudiada hasta el momento— algunos de los cuales vacunados de la triple vírica y otros no, fueron seguidos durante seis años. Al cabo de ese plazo no se observaron diferencias entre los dos grupos; el número de casos de autismo era aproximadamente el mismo, lo que probaba que la vacuna no tenía influencia alguna en esta enfermedad.

El Departamento de Psiquiatría de la Universidad McGill investigó los efectos de la exposición al timerosal en niños pequeños haciendo un seguimiento de veintisiete mil setecientos cuarenta y nueve niños nacidos entre 1987 y 1998. Y aunque en general del número de niños aquejados de un desorden de desarrollo en la ciudad era alto, «las conclusiones descartaron una asociación entre trastornos de desarrollo generalizados y exposición a altos niveles [de timerosal] comparables a aquellos experimentados en Estados Unidos en la década de 1990 o [...] los contenidos en la vacuna triple vírica».

En enero de 2009 la vicepresidenta ejecutiva encargada de la comunicación de Autism Speaks, una asociación estadounidense dedicada al apoyo y la difusión del autismo, dimitió por la insistencia de la organización en gastar dinero para investigar sobre las vacunas. «Docenas de estudios científicos solventes han exonerado a las vacunas de ser responsables del autismo», escribió más tarde a modo de explicación. «Es una pregunta que ha sido formulada y respondida. [...] Tenemos que poder decir: "Sí, estamos convencidos de que la tierra es redonda". La ciencia ha demostrado ya en repetidas ocasiones que no existe vínculo causal entre vacunas y autismo».

Por desgracia como pudo comprobarse durante del debate suscitado por la epidemia de gripe A, hay demasiados padres a quienes estas pruebas no han convencido aún. Un interesante estudio israelí realizado en el Safra Children's Hospital trató de determinar por qué algunas madres se negaban a permitir que sus hijos recién nacidos fueran vacunados contra la hepatitis B. Sorprendentemente, de algo menos de doscientas madres, el 25 por ciento que no autorizaba a que su hijo fuera vacunado tenían un nivel de estudios elevado y una renta más alta que el 75 por ciento que «se fiaba del médico». La conclusión extraída fue que la negativa era una elección inteligente antes que una decisión fruto de la ignorancia, y ha llevado a muchas organizaciones a invertir más tiempo y dinero en educar a los padres novatos.

En 2004, los suizos llevaron a cabo una encuesta fascinante. Aunque una encuesta no posee el valor científico de un ensayo clínico como es debido, si incluye suficiente número de respuestas puede contestar a preguntas interesantes e importantes. Dado que los médicos ejercen un gran control sobre sus pacientes, investigadores de la Universidad de Ginebra se preguntaron cuántos médicos vacunaban a sus propios hijos. De mil diecisiete médicos que vacunaban a niños en su consulta —aproximadamente la mitad de los cuales eran pediatras— el 92 por ciento informaban que seguían las recomendaciones oficiales referidas a vacunación para sus hijos pero, sorprendentemente, los que no eran pediatras tenían una mayor tendencia a no vacunar a sus hijos contra enfermedades propias de la infancia y esperaban a que fueran mayores. Los investigadores concluyeron que incluso los médicos continuaban teniendo ideas equivocadas sobre los peligros de la inmunización.

De manera que si un número significativo de personas con educación, incluidos médicos, continúan creyendo que las vacunas pueden ser peligrosas. ¿Cómo se les puede convencer de que el peligro verdadero reside en no vacunar a sus hijos?

No podemos subestimar el valor general de las vacunas a la hora de salvar vidas. Tomemos por ejemplo la viruela. Hubo un tiempo en que prácticamente cada niño debía ser inoculado contra tan temida enfermedad. Pero para 1872 los médicos dejaron de vacunar contra la viruela porque la vacuna había conseguido erradicar la enfermedad. La polio estuvo un tiempo entre las enfermedades infantiles más temidas, hasta que las vacunas de Salk y Sabin prácticamente la erradicaron. La hepatitis B es a menudo mortal. En el mundo hay ahora mismo cuatrocientos millones de personas con hepatitis B crónica y el 50 por ciento de los varones que están infectados y el 15 por ciento de las mujeres morirán de cáncer de hígado o de cirrosis. En Taiwán en las décadas de 1970 y 1980 se calculaba que el 15 por ciento de la población total estaba infectada de hepatitis B.

Después de que la FDA aprobara la vacuna contra la hepatitis B, el doctor Blumberg, que ganó el Premio Nobel de Medicina por el descubrimiento del virus de la hepatitis B, la saludó como la primera vacuna contra el cáncer. Y era cierto. Taiwán empezó a vacunar a todos los niños hace algo más de dos décadas, y desde entonces la incidencia de la hepatitis B crónica en el país ha caído hasta el 1,5 por ciento y la mortalidad por cáncer de hígado se ha reducido en un 75 por ciento. Esta primera vacuna anticáncer ha salvado decenas de millones de vidas y ahorrado miles de millones de dólares en gastos hospitalarios.

Aunque en algunas áreas el debate sea saludable, existe un gran peligro si los padres deciden no vacunar a sus hijos. Por ejemplo, el sarampión en Estados Unidos y Europa, donde la mayoría de los niños están vacunados, se ha convertido en una enfermedad relativamente infrecuente y que en general no reviste gravedad. Pero en todo el mundo se diagnostican veinte millones de casos al día y en 2005, trescientos once mil niños menores de 5 años murieron por su causa, una tragedia que convierte el sarampión en una de las principales causas de mortalidad infantil que pueden prevenirse con vacunas.

Pero debido a la publicidad negativa que tuvieron las vacunas en 2008 hubo en Estados Unidos algunos brotes de sarampión de importancia más o menos una década después de que el virus se hubiera declarado erradicado, cuando unas ciento veintisiete personas de varios estados enfermaron. Los trabajadores de los centros de control de enfermedades rastrearon la causa y descubrieron que gente que había viajado al extranjero la había contraído allí y contagiado a otros a su regreso al país.

Este tema ha dado lugar a situaciones complejas. En 2009 una familia de Rockland County, Nueva York, demandó a la archidiócesis de Nueva York por prohibir a su hija acudir a clases de religión por no estar vacunada. Aunque pidió ser exenta por motivos religiosos, la archidiócesis declaró: «Por la seguridad y el bienestar de nuestros estudiantes y comunidad escolar, nuestra política es que todos los alumnos deben estar vacunados. Todos los padres están de acuerdo y aceptan que se trata de un requisito para que sus hijos estudien en nuestros centros».

No hay duda de que las vacunas funcionan y que son perfectamente seguras. Antes de que una vacuna sea aprobada ha sido testada de forma extremadamente rigurosa, también con seres humanos. Incluso después de que una vacuna sea comercializada, si se tiene noticia de algún problema, éste se examina con todo cuidado, aunque sólo afecte a un reducido número de personas. Existe un consenso absoluto en la comunidad médica de que nunca antes en la historia han sido las vacunas más seguras ni beneficiosas para la salud general de un país. Aunque ninguna vacuna es eficaz al cien por cien, es decir, que ofrece protección total a la persona inoculada, sí protegen a la abrumadora mayoría de quienes las reciben.

Y sin embargo, todavía hay gente que se resiste a reconocer el mérito de las vacunas, aduciendo que la mejora de la higiene y las condiciones sanitarias así como otros tratamientos médicos ya estaban reduciendo las tasas de enfermedad antes de que las vacunas estuvieran disponibles. Citan brotes en los que tanto personas vacunadas como no vacunadas contrajeron la enfermedad, y estadísticas que parecen apoyar sus afirmaciones de que las vacunas no sólo no tienen valor médico, sino que son peligrosas. Aunque la frase «el 51 por ciento de las personas vacunadas contrajeron la enfermedad» puede sonar alarmante, me trae al recuerdo la observación de Mark Twain: «Hay mentiras, malditas mentiras. Y luego están las estadísticas». Estas cifras no cuentan toda la historia. Así es como mienten las estadísticas. Supongamos que novecientas noventa y cinco personas de una población total de mil son vacunadas contra el sarampión, lo que quiere decir que cinco personas no lo fueron. Durante un brote de sarampión estas cinco personas no vacunadas enfermaron, como también lo hicieron seis de las vacunadas. Técnicamente, se puede afirmar que gente que fue vacunada también enfermó, una afirmación que proyectaría dudas sobre la eficacia de la vacuna, que en realidad protegió a novecientas ochenta y nueve personas de las novecientas noventa y cinco que fueron vacunadas. Ésta es la clase de matemáticas que a menudo emplean los detractores de las vacunas.

También se podría argumentar que aquellas personas que no fueron vacunadas no llegaron a contraer la enfermedad. La razón de que esto sea posible es un fenómeno interesante conocido como inmunidad del rebaño. La premisa es bien sencilla. Cuantas más personas son inmunizadas contra una enfermedad contagiosa, más difícil es que dicha enfermedad se extienda a las personas que no han sido vacunadas. Si la primera persona que enfermó estuvo en contacto únicamente con una segunda persona vacunada, el contagio se detiene aquí, de modo que una tercera persona no estaría expuesta. Cuanto mayor es el rebaño vacunado, más segura estará la comunidad, incluso aquellos miembros que no hayan recibido la vacuna. Cuando un porcentaje suficiente de la comunidad es vacunada, la enfermedad probablemente no se extenderá. Hay un modelo matemático para esto que calcula qué porcentaje del grupo necesita ser inoculado para que el resto esté protegido, y también funciona a la inversa. Cuantas menos personas vacunadas, mayores las probabilidades de que toda la comunidad resulte afectada. El gran peligro del número de padres que deciden no vacunar a sus hijos es que su decisión afecta a todo el mundo. Puede dar lugar a un punto de apoyo para el virus, que puede extenderse y hacerse más fuerte.

El doctor Frank Domino, director del Family Medicine Clerkship y profesor adjunto de la Facultad de Medicina de la Universidad de Massachusetts, es también el editor de un libro y de la base de datos electrónica *5-Minute Clinical Consult*, que médicos, enfermeras y profesionales de la salud de todo el mundo consultan habitualmente. El doctor Domino ha combatido en primera línea la batalla contra el miedo. «Además de médico soy padre, y tengo un sobrino autista profundo. Mis pacientes me preguntan y también he visto a mi familia hacerse preguntas sobre la conveniencia o no de las vacunas. Cuando me expresan sus preocupaciones les pido que me cuenten lo que han oído y lo que saben al respecto. Les explico que las vacunas han reducido o eliminado el riesgo de algunas enfermedades muy graves, como la *Haemophilus influenzae*, una bacteria que puede causar meningitis e incluso la muerte. Desde que se encontró la vacuna, la tasa de enfermedad ha desaparecido prácticamente, pasando de miles de niños muertos al año a menos de doscientos o trescientos, y los infectados casi siempre son niños no vacunados. Les digo también que las vacunas no son algo malo y que salvan muchas vidas. Siempre les pregunto si dejarían a sus hijos ir en coche sin el cinturón de seguridad puesto. La respuesta es: claro que no. Entonces les recuerdo que el riesgo de tener un accidente de coche de camino a casa es mayor que el de que sus hijos tengan una reacción inversa a una vacuna. Si les preocupa en concreto el problema del autismo, les muestro estudios médicos que prueban que la tasa de inmunización en determinadas poblaciones ha permanecido sin cambios en las últimas dos décadas y que sin embargo, la tasa de autismo se ha disparado. Las tasas de vacunación no han cambiado, el diagnóstico del autismo, sí. Entiendo a los padres. Mi sobrino tiene 17 años y autismo profundo. Sus padres se preguntan si ello es resultado de las vacunas que recibió de pequeño. El autismo se le manifestó más o menos cuando fue vacunado de la triple vírica y no estoy seguro de que sus padres no sospechen de una correlación entre ambas cosas. Lo han pasado muy mal, y he podido ver cómo afecta esta enfermedad a una familia entera. Por lo general les digo a mis pacientes que si deciden no vacunar a sus hijos seguiré siendo su médico, pero les advierto de los peligros que corren. También les recuerdo la teoría de la inmunidad del rebaño, señalándoles que al decidir no tenerlos están poniendo en peligro también a otros niños. Hago todo lo posible por que no se sientan culpables, pero les dejo claro que están asumiendo un riesgo grande y del todo innecesario».

Todas las organizaciones de salud estadounidenses importantes, incluido el National Institutes o Health, la American Academy of Pediatrics y los Centros para el Control de Enfermedades, recomiendan que la mayor parte posible de los cuatro millones de niños que nacen cada año en el país reciban las vacunas correspondientes antes de los 6 años. Y para aquellos padres que siguen preocupados, por razones varias —y ninguna de ellas relacionada con el autismo— el timerosal está siendo retirado de la composición de las vacunas en que se utilizaba.

Las vacunas son armas muy poderosas en la batalla contra la enfermedad. Quienes proclaman sus efectos negativos han sido científicamente refutados. Las vacunas salvan vidas. Punto.

El consejo del doctor Chopra

La ecuación es bien simple: está demostrado que las vacunas salvan vidas mientras que no existen casi pruebas de que supongan un riesgo para la salud de los niños. Por lo tanto hay que vacunar a los niños. Toda organización médica responsable aconseja a los padres que vacunen a sus hijos. Aquellos que se niegan deben entender que su decisión supone un peligro para la comunidad y el riesgo de que regresen enfermedades que se creían erradicadas.

XXXV

¿Son peligrosos los empastes dentales de amalgama?

La cuestión de si la amalgama empleada en los empastes dentales es potencialmente tóxica o no es una de las controversias más antiguas de la medicina. Tenemos noticia de una forma de amalgama dental empleada en China hace casi mil quinientos años, aunque en Estados Unidos no se introdujo hasta 1833, por dos franceses que se hacían pasar por dentistas. Casi inmediatamente sus competidores estadounidenses empezaron a advertir a sus clientes de que estos «empastes de plata», como se les llamaba debido a su color, causaban intoxicación por mercurio. Aunque las pruebas de que los modernos empastes de amalgama no suponen riesgo alguno para la salud son apabullantes, la idea contraria, que condujo a la creación de la American Society of Dental Surgeons (Sociedad Estadounidense de Cirujanos Dentales), continúa siendo objeto de debate. Se calcula que hasta un 95 por ciento de los empastes que se utilizan en la actualidad son de composite, pero la amalgama sigue empleándose en las caries de mayor tamaño y en determinadas zonas de la boca.

El debate volvió a cobrar fuerza a finales de la década de 1970, cuando nuevas tecnologías demostraron que, lejos de ser una sustancia inerte, como se creía hasta entonces, la amalgama dental libera continuamente vapor de mercurio en la boca de quien la lleva, y que finalmente es absorbido por el organismo. El mercurio es un metal de origen natural que tiene numerosas y valiosas aplicaciones, pero en la odontología se emplea en combinación con otros materiales, como la plata, el cobre y el zinc. La ventaja de la amalgama sobre los composites de resina, porcelana u oro, que también se emplean para hacer empastes, es que es más duradera y considerablemente más barata.

Todos los seres humanos están expuestos al mercurio de forma habitual. Las fábricas los liberan, está en el agua que bebemos, en el suelo y en los alimentos. Está demostrado que el mercurio puede ser extremadamente peligroso, pero sólo en grandes cantidades. Una exposición continuada a altos niveles de mercurio, provenga de donde provenga, puede provocar una variedad de problemas, desde fallo renal, pérdida de memoria, irritabilidad, defectos de nacimiento y desórdenes del sistema inmune. Las preguntas a contestar son: qué cantidad de mercurio es peligrosa y si los empastes de amalgama lo liberan en cantidades suficientes como para constituir un peligro.

Hay algunos indicios de que sí puede ser peligroso. Un estudio suizo-alemán de seis años de duración con tres mil ciento sesenta y dos participantes que terminó en 1997 encontró que el 23 por ciento daban positivo en unas pruebas de alergia al mercurio inorgánico, que ochenta y cinco individuos afirmaban tener síntomas consistentes en síndrome de fatiga crónica y que el 78 por ciento de éstos declaraban haber mejorado cuando les fueron sustituidos los empastes de amalgama por otros de composite. Estudios posteriores han revelado un patrón similar, a saber, que un porcentaje significativo de pacientes con una variedad de enfermedades mejoran cuando se les retiran los empastes de amalgama. En un estudio realizado en 2007 en la República Checa, veinticinco de treinta y cinco pacientes con enfermedades autoinmunes y alérgicas, incluyendo lupus, esclerosis múltiple y eccema, experimentaron una mejoría seis meses después de serles reemplazados los empastes de amalgama. Una monografía publicada en 2003 por la Organización Mundial de la Salud informaba de que aunque no existen pruebas de que el mercurio que liberan los empastes de amalgama se concentre en el cerebro, hay indicios de que «incluso con niveles muy bajos de mercurio pueden detectarse alteraciones sutiles en las funciones visuales». Otros estudios han establecido correlaciones poco específicas entre el número de empastes que tiene un individuo y su riesgo de contraer diversas enfermedades, tales como cáncer, problemas de tiroides o trastornos del sistema nervioso. Aunque algunas de estas afirmaciones son científicamente dudosas, el hecho es que las conclusiones de determinados estudios serios han dado lugar a titulares alarmantes. Y el tema saltó a la palestra de nuevo en 2008, cuando Noruega, Suecia y Dinamarca prohibieron el uso de amalgama en empastes dentales y varios otros países empezaron a recomendar a los dentistas que emplearan otros materiales siempre que fuera posible.

Aunque todo esto pueda sonar preocupante y sintamos la tentación de correr a nuestro dentista para que nos retire nuestros empastes plateados, el hecho es que son mayoría los estudios que demuestran que no existe relación entre empastes dentales y enfermedad. Para responder a esta pregunta, el Nacional Institutes of Health patrocinó los dos primeros ensayos clínicos aleatorios destinados a evaluar el peligro real de los empastes de amalgama en niños. Los resultados se publicaron en 2006 en el *Journal of the American Medical Association*. En uno de ellos participaron quinientos treinta y cuatro niños de Nueva Inglaterra de edades comprendidas entre los 6 y los 10 años, que tenían numerosas caries pero a los que nunca se había puesto empastes de amalgama. Se les dividió en dos grupos: a los del primero se les puso empastes de amalgama, y a los del segundo, empastes de composite sin mercurio. Ambos grupos participaron en exhaustivos tests para determinar su cociente intelectual y al cabo de cinco años «los autores no encontraron pruebas de que la exposición a mercurio contenido en empastes de amalgama estuviera asociado a ningún trastorno neuropsicológico». La doctora Sonja McKinay, investigadora principal del estudio, explicaba: «Nos aseguramos de diseñar el estudio de manera que los tests fueran capaces de detectar una caída de hasta tres puntos en el cociente intelectual. No apreciamos efectos adversos en el cociente intelectual de los niños, como tampoco en otras funciones neuropsicológicas ni renales».

En el segundo ensayo, conducido de manera simultánea al anterior en Lisboa, a doscientos cincuenta y tres niños de entre 8 y 10 años con caries dentales sin tratar se les pusieron empastes de amalgama, y a otros trescientos cincuenta y cuatro de composite. Después se realizó un seguimiento durante siete años, que incluía un test anual estándar para evaluar la memoria, la atención, la coordinación física y la respuesta nerviosa. Aunque los niños con empastes de amalgama demostraron tener niveles ligeramente más altos —aunque siempre dentro de los límites considerados seguros— de mercurio en orina, no se apreciaron diferencias de rendimiento entre los dos grupos.

Una revisión sistemática y un metaanálisis conducido por el Center for Clinical Epidemiology and Evaluation del Vancouver Hospital en 2007 examinó todos los estudios que supuestamente buscaban vincular los empastes de amalgama con esclerosis múltiple y encontró «un aumento ligero e insignificante desde el punto de vista estadístico en el riesgo de esclerosis múltiple en individuos con empastes de amalgama», lo que quiere decir que no se encontraron pruebas de que la amalgama cause esclerosis múltiple. Sin embargo, los autores señalaron que muy pocos de los estudios tenían en cuenta el tamaño de los empastes, la superficie expuesta o el periodo de tiempo que se llevaba el empaste y sugerían que estudios futuros deberían incluir dicha información «con el fin de descartar de forma definitiva cualquier vínculo entre la amalgama y la esclerosis múltiple».

Y un metaanálisis realizado por la Federación Dental Mundial concluyó igualmente que no hay indicios científicos de que el mercurio empleado en la amalgama dental sea peligroso para los pacientes, excepto en casos concretos de personas con hipersensibilidad a este metal.

Desde luego una manera adecuada de abordar el riesgo que puede suponer la exposición prolongada al mercurio es examinar sus efectos en dentistas que llevan muchos años usándolos en su consulta. Aunque algunos investigadores declaran haber encontrado niveles elevados de mercurio en la orina de dentistas y técnicos dentales, no hay pruebas de que sea peligroso o cause problemas de salud.

Lo que sí son peligrosos en cambio son los dentistas que aconsejan a sus pacientes deshacerse de los empastes de amalgama y sustituirlos por otros. *Consumer Reports* informó a sus lectores de que existen pruebas abrumadoras de que los empastes de amalgama no son peligrosos y de que «si un dentista quiere quitarle sus empastes aduciendo que contienen mercurio, vigile su cartera». Y el Comité de Ética de la American Dental Association advierte que «la retirada de empastes de amalgama en pacientes no alérgicos sobre la única base de que se están retirando sustancias tóxicas para el organismo [...] es inadecuado y poco ético»*.

Pero incluso teniendo en cuenta el hecho de que exista una preponderancia de pruebas que señalan que los empastes de amalgama no son peligrosos, muchos pacientes siguen pidiendo a su dentista que

* En función de los conocimientos científicos actuales, la Comisión Europea considera que no hay suficiente justificación para proponer medidas que restrinjan el uso de la amalgama dental por razones de seguridad humana. Toda propuesta legislativa que establece medidas restrictivas tendría que basarse en datos fiables y pruebas, así como en una evaluación de impacto exhaustiva. Seguirán estudiándolo.

no los utilice. El odontólogo de Riverdale, Nueva York, Paul Hertz, ex presidente de la división del Bronx de la American Dental Association y antiguo jefe de cirugía plástica en el St. Barnabas Medical Center, afirma: «Tengo muchos pacientes que me insisten en que no les ponga empastes de ningún metal, no sólo de amalgama, tampoco de oro o paladio, cuando les curo una caries. También tengo bastantes que quieren que les reemplace empastes en perfecto estado. Siempre les digo que no les interesa, que fuentes profesionales aseguran que no existe ningún problema médico asociado a los empastes de mercurio, que los de composite son más caros y que, incluso en el mejor de los casos, tienen una duración menor, pero sigue habiendo gente que insiste en que se los cambie. De hecho, la mayoría de los dentistas emplean hoy empastes de composite de resina porque no deja de haber protestas. Y ello a pesar de que los empastes de amalgama son más resistenets y duran más. La principal ventaja de los empastes de composite es que no se distinguen del diente; son por tanto más estéticos, pero duran menos. Allí donde el acceso es más difícil el empaste de amalgama sigue siendo una mejor opción. Los de composite, para que funcionen, requieren un aislamiento extremo y un control de la humedad. Se colocan en pequeñas cantidades y hay que emplear una fuente de luz. Estos dos requerimientos pueden convertirse en obstáculo en determinadas zonas de la boca. La elección en estos casos por tanto está en emplear amalgama o recurrir a un procedimiento mucho más caro, como la corona dental. Con todo, el 98 por ciento de los empastes que pongo son sin mercurio».

Si me dan a elegir, yo me quedo con un empaste pequeño de amalgama antes que con un procedimiento más complejo, como el de la corona, que requiere una mayor preparación del diente y por tanto numerosas visitas al dentista con las correspondientes inyecciones de anestesia local.

Es éste un campo donde las investigaciones prosiguen. Durante mucho tiempo la FDA afirmaba «que no existen pruebas científicas válidas de que la amalgama suponga riesgo alguno para los pacientes», pero en 2008 modificó su postura, advirtiendo que «la amalgama dental contiene mercurio, que puede tener efectos neurotóxicos en el sistema nervioso de niños y en fetos. [...] Mujeres embarazadas y personas con alguna enfermedad que las haga más sensibles a la exposición al mercurio [...] deberían considerar sus opciones con su médico». La FDA no recomendaba sustituir los empastes de amalgama por otros.

En respuesta a esta rectificación de la FDA la American Dental Association reiteró que la amalgama «es un material seguro, asequible y duradero que lleva empleándose en la dentadura de más de cien millones de estadounidenses».

El Centro para el Control de Enfermedades también declaró que los empastes de amalgama no representan una amenaza para la salud: «Los informes que sugieren que el mercurio de los empastes de amalgama causa enfermedades como alzhéimer o esclerosis múltiple no están respaldados por pruebas científicas. Los estudios además sugieren que retirar los empastes de amalgama no supone beneficio alguno para la salud».

Con el tiempo este debate desaparecerá. Dado el ritmo a que se producen los avances en odontología, es muy probable que los empastes de composite se perfeccionen hasta sustituir por completo a los de amalgama. Aunque también es posible que dentro de varias décadas la gente empiece a hacerse preguntas similares sobre el composite. Además, el número total de caries dentales ha ido descendiendo, en especial entre niños en edad escolar y jóvenes, lo que ha reducido el uso de la amalgama. Pero en este momento el consenso indica que si usted ya tiene empastes de amalgama, no debe preocuparse, pues no le harán ningún daño. Y tal vez el dato más importante a tener en cuenta es que una buena higiene dental es la mejor manera de evitar las caries.

El consejo del doctor Chopra

El principal problema de los empastes de amalgama y la posibilidad de que liberen mercurio y causen problemas médicos es que son demasiadas las personas a las que parece preocuparles. Aunque parece ser que estos empastes liberan cantidades mínimas de vapor de mercurio, no existen apenas indicios de que ello pueda resultar perjudicial. Los empastes de amalgama son más económicos y resistentes que los de composite, y están más indicados según qué situaciones. Si su dentista le recomienda un empaste de amalgama, sepa que no hay peligro en aceptar su recomendación. Y no existen pruebas creíbles que justifiquen la sustitución de empastes de amalgama por otros de composite.

XXXVI

¿Hasta qué punto son peligrosos para los niños los medios de comunicación?

Tengo un amigo cuyo hijo de 12 años ha matado a más de treinta mil personas. Pasa gran parte de su tiempo jugando a videojuegos y él y sus amigos llevan la cuenta de cuántas personas matan. Aunque está orgulloso de la cifra, y continúa aumentándola, eso me lleva a plantearme algunas preguntas serias sobre el efecto que estos juegos violentos pueden tener en su vida más adelante.

Desde luego uno de los grandes debates del último medio siglo es cuál es precisamente el impacto que tiene la violencia en los medios en los niños. ¿Ver continuas escenas de violencia en la televisión les vuelve más agresivos? ¿Matar a treinta mil figuras de cartón en un videojuego los vuelve insensibles a la violencia real?

En los primeros días de la televisión probablemente las acciones más violentas en la programación infantil eran aquellos dibujos animados en blanco y negro en el que el atribulado granjero Gray le cortaba la cola a los ratones y éstos se vengaban dejando caer objetos pesados y punzantes sobre su cabeza. Aquello duró hasta que los programadores descubrieron que a los niños les encantaban las historias de acción y aventura. De la noche a la mañana hizo su aparición todo un ejército de vaqueros y héroes del espacio disparando, dando puñetazos y haciendo papilla a los malos. Rara vez se veía sangre, e incluso después de las batallas más violentas los buenos siempre se las arreglaban para escapar sanos y salvos. La violencia se convirtió en el tema de fondo de los programas infantiles más populares y los investigadores empezaron a preguntarse si asistir a miles de actos de violencia impune podría tener efectos a largo plazo. ¿Serían niños que todavía creían en Santa Claus capaces de discernir entre la violencia actuada que veían diariamente en la televisión de la real?

Se trataba de una pregunta nueva; hasta entonces nunca se había debatido si la radio era violenta. Y de hecho, en las décadas transcurridas desde que se formuló esta pregunta sobre la televisión se ha hecho extensiva a todas las tecnologías con que están en contacto hoy los niños, incluidos videojuegos, Internet y hasta teléfonos celulares. Según algunos cálculos, los niños y los adolescentes pasan más tiempo a la semana con estas herramientas y juguetes... ¡que en el colegio o con sus padres!

Ya en 1956 los investigadores empezaron a realizar experimentos para comprobar si la televisión verdaderamente estimulaba comportamientos violentos o agresivos en niños: veinticinco niños pequeños fueron divididos en dos grupos. Uno de ellos vio una historia animada del *Pájaro loco* en la que había escenas de violencia, el otro un amable cuento de "La gallina sabia". Los investigadores informaron de que aquellos niños expuestos a la violencia del *Pájaro loco* mostraban un comportamiento más agresivo.

En las décadas siguientes se realizaron numerosos y creativos experimentos para tratar de medir el impacto de la violencia en la televisión en los niños. En 1961 investigadores de la Universidad de Stanford, espoleados por un incidente en el cual un adolescente había apuñalado a otro después de que ambos hubieran visto la película de James Dean, *Rebelde sin causa*, dividieron a noventa y seis niños entre 4 y 5 años en cuatro grupos. Uno de los grupos fue expuesto a una escena violencia simulada, el otro vio a los mismos actores mostrarse violentos en una película; un tercero vio un «personaje agresivo de dibujos animados» y un cuarto hizo de grupo de control. Después se colocó a cada uno de los niños de forma independiente en una situación frustrante, en la que se les quitaba un juguete que querían. Los tres grupos que habían asistido a escenas de violencia reaccionaron con mayor agresividad que el grupo de control, aunque aquellos que habían visto los dibujos animados fueron los más agresivos. Los investigadores concluyeron que «la exposición a modelos agresivos aumenta las probabilidades de que los sujetos respondan con agresividad cuando se les instiga en ocasiones posteriores».

Desde 1971, cuando el Cirujano General de Estados Unidos hizo público el primer informe que demostraba que la violencia en televisión predisponía a los niños a la violencia y a las conductas agresivas, cientos de estudios y experimentos han confirmado que para muchos jóvenes la televisión puede ser una escuela peligrosa. La American Academy of Pediatrics, la American Academy of Child & Adolescent Psychiatry, la American Academy of Family Physicians y la American Psychiatric Association coinciden en que incluso una exposición breve a la violencia en televisión hace a los niños más agresivos. E incluso una exposición fugaz a una escena violenta en la televisión o en una película aumenta el potencial de comportamiento agresivo. Resulta increíble, pero se calcula que para cuando un estadounidense cumple 18 años habrá visto doscientos mil actos dramatizados de violencia y más de dieciséis mil asesinatos en televisión. Estudios realizados en la década de 1990 revelaron que había más violencia en la programación infantil que en la de adultos. De hecho, se estima que dos terceras partes de toda la programación contienen escenas violentas (aunque la definición de "violenta" es muy amplia). El peligro es que para los niños más pequeños, de 8 años o menos, la línea entre realidad y fantasía es a menudo difusa y en ocasiones tienen dificultades para comprender la diferencia. Parece ser que la violencia a raudales que ven en la televisión les vuelve insensibles a la violencia en la vida real y que, al menos en algunos casos, les lleva a responder de forma agresiva a situaciones de la vida real.

La teoría de que ver violencia en la televisión de niño provoca conductas violentas más adelante se vio confirmada por un estudio a largo plazo con trescientos veintinueve participantes y publicado en 2008 por la American Psychological Association. Investigadores de la Universidad de Michigan concluyeron que los hombres que habían visto cantidades significativas de violencia en televisión siendo niños tenían bastantes más probabilidades de haber empujado, agarrado con violencia a su pareja o a otra persona, a haber sido multados por no respetar las normas de tráfico, y que tenían tres veces más probabilidades de haber cometido algún delito.

En respuesta a este problema, la American Medical Association ha sugerido unas directrices a los padres que incluyen limitar a dos horas diarias el tiempo que sus hijos ven la televisión, no usar los videojuegos o a la televisión como niñera y estar al tanto de los contenidos a que están expuestos.

Con la llegada de los videojuegos violentos a principios de la década de 1990, la pregunta volvió a saltar a primer plano: ¿Vuelven los videojuegos más agresivos a los niños? El hecho de que los dos adolescentes autores de la matanza del instituto de Columbine,

Colorado, no sólo jugaran a videojuegos violentos, sino que incluso personalizaran uno para adaptarlo a sus circunstancias, causó gran preocupación. Cuando el presidente de una asociación de comerciantes de videojuegos negó tajantemente la acusación en 2000 afirmando que «no hay absolutamente ninguna prueba de que jugar a videojuegos violentos provoque conductas agresivas», llevaba parte de razón, ya que no se habían hecho estudios al respecto. Y, tal vez sorprendentemente, los estudios realizados en los primeros días de los videojuegos apuntaba a que éstos eran menos perjudiciales para los niños que ver la televisión. Pero conforme se volvían más violentos y sus efectos visuales se asemejaban más a la vida real, los estudios empezaron a demostrar que los videojuegos violentos aumentaban la agresividad y reducían la sensibilidad a la violencia. Un metaanálisis conducido en 2001 por el doctor Graig Anderson y otros en la Universidad Estatal de Iowa, que incluyó cincuenta y cuatro tests independientes y más de cuatro mil participantes, encontró pruebas concluyentes de que jugar a videojuegos violentos aumenta el comportamiento agresivo, intensifica las emociones y percepciones violentas, altera la psicología y merma las actitudes y las conductas sociales. Estos resultados se apreciaron tanto en niños como en adultos, tanto hombres como mujeres.

Pero la cuestión sigue siendo complicada. Para los niños los videojuegos son una fuente de diversión. Parece ser que los adultos se los toman más en serio. También hay pruebas de que los videojuegos tienen más impacto en jóvenes con tendencia a la agresividad y, de hecho, los individuos sin rasgos agresivos en su personalidad parecen no acusar sus efectos. También hay pruebas bastante contundentes de que los videojuegos tienen beneficios reales. El investigador Noah Stupak, del Rochester Institute of Technology, señala que los videojuegos pueden ayudar a los jóvenes a mejorar sus «capacidades de resolución de problemas, su perseverancia, reconocimiento de patrones, prueba de hipótesis, logística, memoria, capacidad de reacción y juicio razonado. [...] Muchas de estas destrezas son abstractas y requieren un pensamiento avanzado que no siempre se enseña en las escuelas». También sugiere que los videojuegos violentos pueden ser una vía de escape para la frustración y agresividad que a menudo sienten los jóvenes, más o menos de la misma manera que jugar al futbol sirve para liberar agresividad.

Viendo estos juegos, en el que el objetivo de los jugadores es matar a tantos «malos» como sea posible, y hacerlo sin penalización y con grandes dosis de diversión, es fácil llegar a la conclusión de que son peligrosos para mentes en desarrollo. Pero las pruebas no parecen respaldar dicha conclusión. Así que hasta que se realicen más estudios, muchos expertos recomiendan a los padres que limiten el número de horas que pasan sus hijos jugando, que se aseguren de que los juegos son adecuados para su edad y, si es posible, que traten de jugar con ellos alguna vez, para crear lazos afectivos.

Un estudio realizado en 2007 en la Universidad de Washington para examinar el valor de los videos destinados a estimular el desarrollo temprano de los niños, incluyendo las populares colecciones de Baby Einstein o Brainy Baby, arrojó resultados todavía más sorprendentes sobre el impacto de los vídeos en niños. Estos populares vídeos y otros de contenidos supuestamente educativos destinados a bebés afirman estimular el desarrollo del lenguaje. Con el tiempo se volvieron tan populares que un estudio de 2003 afirmó que cerca de un tercio de todos los niños de entre 6 meses y 2 años tenían al menos un DVD de Baby Einstein. Era obvio que los padres pensaban que estos videos eran capaces de mantener la atención de niños menores de 2 años. Pero el estudio demostró que son perjudiciales. Los niños expuestos a estos videos de hecho, aprendían un 10 por ciento menos de palabras que los niños que no los veían. Uno de los directores del estudio, el doctor Dimitri Christakis, afirmó tajante: «Cuantos más videos veían, menos palabras sabían decir».

Ya en 1999 la American Academy of Pediatrics había recomendado que los niños menores de 2 años no vieran la televisión, pero eso fue antes de la aparición de estos videos. «Cuando los padres ven un producto llamado Baby Einstein lógicamente se sienten intrigados», afirma la doctora Kathleen Nelson de la Facultad de Medicina de la Universidad de Alabama y miembro de la American Academy of Pediatrics que asesora en un comité sobre medios de comunicación. «Estoy convencida de que algunos padres creen que están privando a sus hijos de una estimulación temprana si no compran estos productos. Pero los estudios han demostrado que cuantos más minutos u horas al día pasa un niño pequeño frente al televisor, más lenta será su adquisición del lenguaje. A menudo veo a niños de hogares donde el televisor está constantemente encendido y es un ruido de fondo constante. Les explico a los padres que no deberían gastar su dinero en videos y en lugar de ellos dedicar tiempo a hablar con sus hijos, a leer libros con ellos y a enseñarles dibujos. Los niños como mejor aprenden es interactuando. Cuanto más pequeño es el niño, más necesita que su interlocutor sea una persona de carne y hueso, no una imagen en una pantalla, aunque la imagen en cuestión corresponda a la misma persona».

Un estudio realizado en un hospital infantil de Boston y publicado en *Pediatrics* en 2009 confirmó que la televisión no ofrece ningún beneficio a los niños pequeños, pero también sugería que no les perjudicaba. Casi novecientos niños que veían la televisión desde bebés fueron sometidos a una serie de tests adecuados a su edad a los seis meses y de nuevo a los 3 años. «Al contrario de la percepción de los padres, que piensan que ver la televisión es beneficioso para el desarrollo cognitivo de sus hijos», explica una de las autoras del estudio, Marie Schmidt, «no encontramos pruebas de que ver la televisión durante los dos primeros años de vida aporte ningún beneficio cognitivo». Los investigadores señalan que su estudio estaba limitado a niños muy pequeños y que es posible que los efectos perjudiciales de ver la televisión de los que dan cuenta otros estudios no sean palpables hasta que el niño tiene al menos 3 años.

Pero el doctor Nelson apunta que los vídeos y la televisión pueden ser buenos para niños de más edad. «Recomiendo Barrio Sésamo, por ejemplo. Tiene muchas repeticiones, lo que favorece el aprendizaje, y presenta valores sociales positivos. No estereotipa demasiado a las personas y el reparto incluye a jóvenes y mayores, personajes humanos y no humanos, todos los cuales se relacionan con amabilidad entre sí».

En 2006 la Campaña para una Infancia sin Comercio presentó una queja a la Federal Trade Comision (Comisión de comercio federal) sobre la base de que la corporación Disney, productora de los vídeos de Baby Einstein, hacía «afirmaciones falsas y engañosas» sobre los supuestos beneficios educativos y cognitivos en la publicidad de los vídeos de esta colección. Sin esperar a que la FTC decidiera tomar o no medidas, la compañía revisó voluntariamente su publicidad para asegurarse de que no incluía afirmaciones no demostradas científicamente. De manera que ahora la compañía encargada de la realización de este material admite que sus beneficios educativos son cuestionables. De hecho, en octubre de 2009 Disney se ofreció a reembolsar a los consumidores parte de lo que habían pagado por videos de Baby Einstein comprados entre junio de 2004 y septiembre de 2009.

Sorprendentemente, incluso antes de nacer algunos niños son expuestos a la música. Existe la creencia de que si los niños escuchan música, en especial clásica, dentro del útero, su desarrollo y su creatividad se verán estimulados. Aunque existen pocos indicios de que los bebés puedan oír la música desde el interior del útero y de que ésta llegue a su cerebro, algunos estudios parecen apuntar lo contrario. El supuesto «efecto Mozart», salido de un estudio que demostraba que después de escuchar diez minutos de música de Mozart estudiantes universitarios rendían mejor en tests sobre orientación espacial. También se ha afirmado que escuchar a Mozart estimula el desarrollo cerebral en niños menores de 3 años. Y por último que es también cierto —en teoría— en fetos. Ello resultó en el lanzamiento de nuevos productos, incluidos los videos de Baby Mozart y otros CD que se reproducen mediante una especie de estetoscopio que se apoya sobre el vientre de la madre. Pero los intentos por repetir estos resultados han sido poco concluyentes, e incluso la investigadora Frances Rauscher, una de las que participaron en el estudio de 1993, ha afirmado: «Es algo arriesgado concluir que si la música tiene efectos a corto plazo en estudiantes universitarios entonces hará nacer a niños más inteligentes. [...] Tenemos que tener cuidado a la hora de extraer conclusiones para las que no tenemos datos fiables Me parece que esa afirmación de que "Mozart te hace más listo" es un tanto arriesgada».

Pero hay pruebas que indican que un feto puede oír y recordar sonidos de su entorno. El feto empieza a oír aproximadamente a los cuatro meses y hay investigadores que han comprobado que responde al sonido de un tambor. Y numerosos ensayos sugieren que los bebés reconocen la voz de su madre y reaccionan a música que han escuchado de forma habitual dentro del útero, aunque en realidad lo que demuestran casi todos estos estudios es que un bebé siempre mira en la dirección de donde proviene un sonido que le es familiar. Pero la doctora Nelson sigue siendo escéptica respecto a los beneficios de escuchar música dentro del útero: «No creo que tenga beneficios reales, pero es agradable. ¿Que si contribuye a desarrollar aptitudes musicales en el niño? Nadie lo sabe».

Hay mucha gente convencida de que conforme los niños crecen se puede influir en sus acciones mediante la música, en particular el heavy metal y el rap, que a menudo se utilizan en películas como música de fondo para las escenas más violentas. El caso es que, teniendo en cuenta toda la preocupación que este tema suscita, aún no se han realizado investigaciones fiables. La mayoría de las investigaciones se parecen a la de aquel que estudió los efectos de diferentes músicas en las plantas. Según dicho estudio, las plantas expuestas a música de rock de Led Zeppelin o Jimi Hendrix crecían pero, sus tallos se inclinaban en dirección contraria a los altavoces y morían jóvenes.

Los estudios realizados han mostrado una asociación entre adolescentes con problemas de conducta, incluido consumo de drogas, actividades delictivas y promiscuidad sexual, y el heavy metal y la música de rap, pero muy pocos han proporcionado pruebas de que dichos comportamientos sean el resultado de escuchar esa clase de música. En lugar de ello, parece que los jóvenes con estos comportamientos usan esta música como leitmotiv para conocer a otras personas de actitudes similares a las suyas. Es relativamente sencillo identificar similitudes en grupos de jóvenes que escuchan un mismo tipo de música, por ejemplo, algunos estudios han demostrado que los estudiantes que prefieren el heavy metal tienen actitudes más negativas hacia las mujeres, pero en justicia debe añadirse que los adolescentes que escuchan música cristiana van a misa con mayor frecuencia que aquellos que no lo hacen. Las pruebas parecen apuntar a que no es la música la que influye en la personalidad, sino que las personas escogen la música que mejor casa con sus actitudes ante la vida. Así que mientras se siguen haciendo estudios, es justo decir que las pruebas de que la música agresiva tenga un efecto real en los adolescentes son escasas. Y, de hecho, un número significativo de las letras de rap tienen un mensaje positivo. El heavy metal o el rap no van a alterar de manera significativa el comportamiento de una persona en mayor medida que el rock and roll en la década de 1950 produjo una generación de delincuentes juveniles, tal y como se temían entonces los padres.

Tal vez no deba sorprendernos que la televisión, los videojuegos e incluso los videos musicales puedan ser muy peligrosos para niños y adolescentes, pero no de la manera en que mucha gente cree. No se trata necesariamente del contenido, sino de la cantidad. Los niños y los adolescentes que pasan tiempo sentados frente al televisor o jugando a videojuegos tienen riesgo de ser obesos, y la obesidad puede conducir a varias enfermedades graves, incluida la diabetes tipo II. Aunque lógicamente se daba por hecho que cuanto más vieran los niños la televisión menos ejercicio harían, la verdadera dimensión del problema no se hizo evidente hasta 1985, cuando un análisis de datos proporcionados por una encuesta nacional en Estados Unidos, la National Health and Nutrition Survey, que incluyó a trece mil niños, demostró que en las edades comprendidas entre los 12 y los 17 años la prevalencia de la obesidad aumentaba en un 2 por ciento por cada hora de televisión adicional.

Se trataba de una estadística sorprendente y alarmante. Desde entonces la relación entre el número de horas que se pasan ante el televisor y obesidad ha sido confirmada por numerosas investigaciones. A finales de 2008 un equipo de investigadores de la Facultad de Medicina de Yale, el National Institutes of Health y el California Pacific Medical Center publicó un análisis de ciento setenta y tres estudios que examinaban el efecto de los medios de comunicación en la salud infantil. Según el doctor Ezekiel Emanuel del NIH, «se trató de la primera evaluación exhaustiva de las muchas maneras en que los medios incluyen en la salud física infantil». Informaron que el 86 por ciento de los estudios habían encontrado una relación estadísticamente significativa entre la cantidad de tiempo que los niños pasaban viendo la televisión y obesidad, y que otros casi tantos estudios informaban de que la situación no había cambiado desde 1985: cuantas más horas pasaban frente al televisor, más engordaban.

Otro análisis confirmó los resultados concretos de numerosos estudios. Uno de ellos, realizado en 2003, fue algo más específico, afirmando que los niños que veían más de tres horas de televisión al día tienen un 50 por ciento más de probabilidades de ser obesos que aquellos que la ven menos de dos horas. Pero también, y esto es más importante, concluyó que ver demasiada televisión y jugar con consolas contribuye a la obesidad en alrededor de un 60 por ciento de casos totales.

No se trata de un problema exclusivamente estadounidense. En 2004 investigadores del Hospital Universitario de Zúrich y del Children's Hospital de Filadelfia informaron de una relación significativa entre jugar con la consola y obesidad en niños suizos en edad escolar. Estudios realizados en otros países han arrojado resultados similares.

Las razones de esto son obvias. Cuanta menos actividad física realice un niño, mayores serán sus probabilidades de engordar, y la dieta básica de muchos niños está formada por cereales, caramelos, refrescos de soda y otros productos de comida rápida. De hecho, según un estudio de 2005, casi tres de cada cuatro anuncios dirigidos a los niños eran de esta clase de productos.

Lo mejor que pueden hacer los padres para evitar que sus hijos se vuelvan obesos es limitar el tiempo que ven la televisión o juegan a la consola, no permitirles tener un televisor o una consola en su habitación e insistir en que hagan ejercicio físico. ¡Y por ejercicio no me refiero a ir caminando al videoclub!

El consejo del doctor Chopra

Tras años de debate hoy aceptamos que ver violencia en la televisión o en el cine no fomenta el comportamiento agresivo en los jóvenes. Tal vez sorprendentemente no existen pruebas hasta la fecha de que los videojuegos de contenido violento, el rap o el heavy metal tengan un impacto negativo en los adolescentes. El problema más potencialmente grave es que los niños y los adolescentes que pasan demasiado tiempo sentados frente a una pantalla terminen siendo obesos. Y la obesidad es causante de enfermedades graves.

También sorprendentemente los llamados videos educativos dedicados a bebés no los educan e incluso pueden interferir en su desarrollo. Lo mejor que pueden hacer los padres por sus hijos es dedicarles tiempo de calidad.

XXXVII

¿Es peligroso dormir?

¿Pueden convertirse los *Sueños de un seductor* en *El sueño eterno?* ¿Es dormir, como escribe Shakespeare en *Macbeth*, «la muerte de cada día» o un peligro para nuestra salud? Obviamente para la mayoría de las personas dormir no supone un problema. Acostarse, dormirse. No hacen falta instrucciones. No existe el libro *Dormir para dummies*. Los bebés son expertos. Personas con un doctorado no son mejores durmiendo que alumnos con fracaso escolar. Así pues, ¿cómo se convierte el sueño en un problema médico?

La investigación clínica del sueño es un campo relativamente nuevo de la medicina. El primer libro serio sobre trastornos del sueño se publicó en Francia hace cosa de un siglo. En Estados Unidos el estudio de los patrones del sueño y los efectos de falta o exceso de sueño comenzó en la década de 1920. Hasta 1966 la American Medical Association no reconoció el estudio del sueño como especialidad médica. Desde entonces ha crecido con rapidez, conforme se sabe más acerca de los beneficios y los peligros de los distintos patrones de sueño.

Como bien han dicho algunos grandes escritores, el sueño sigue siendo uno de los grandes misterios de la vida. Para una actividad a la que dedicamos cerca de un tercio de nuestra vida y que se ha convertido en un negocio que mueve anualmente veinticinco mil millones de dólares, todavía es mucho lo que ignoramos o no comprendemos sobre el sueño. Desde luego hemos aprendido muy poco sobre cómo utilizar el sueño con fines terapéuticos más allá del «si no se encuentra bien, duerma un poco». Sí sabemos que, aunque el acto de dormir es sencillo, el sueño es un fenómeno extraordinariamente complejo. Todo ser vivo duerme, y aunque sabemos que durante el sueño nuestro cuerpo pasa a un modo distinto, ¡seguimos sin saber por qué los seres vivos necesitan dormir! Sabemos que las distintas especies tienen necesidades de sueño diferentes. Los roedores y los animales de pequeño tamaño con un alto metabolismo basal, por ejemplo, a menudo duermen doce horas al día, mientras que los animales más grandes como los elefantes, con un metabolismo basal bajo, parecen necesitar sólo tres o cuatro horas al día. Sabemos que los lactantes y las personas mayores necesitan dormir más que los adolescentes y los adultos. Algunas aves duermen erguidas, hay peces que duermen mientras nadan y los osos duermen, o hibernan, durante meses. Incluso la actividad química de las plantas cambia de noche. De manera que aunque podemos describir hábitos de sueño y cartografiar la actividad cerebral mientras se duerme, sólo acabamos de empezar a explorar la relación entre sueño y salud.

Sabemos que alterar nuestros patrones de sueño tiene efectos psicológicos predecibles. Por ejemplo, si no dormimos lo suficiente podemos sentirnos irritables e incapaces de realizar determinadas tareas. La falta de sueño se ha relacionado con numerosos problemas serios, incluidos accidentes de tráfico y errores médicos, hasta tal punto que en la actualidad hay leyes que prohíben a conductores de camión, pilotos comerciales y residentes de medicina trabajar durante periodos de tiempo prolongados sin dormir.

Y aunque los peligros de no dormir son de sobra conocidos —de hecho, muchas torturas comienzan obligando a las víctimas a permanecer despiertas— no disponemos apenas de pruebas de que dormir demasiado pueda ser también peligroso. Varios estudios realizados desde 1990 indican que la asociación entre la media de horas de sueño de una persona y la mortandad se expresa en forma de curva en «u», donde el riesgo de mortalidad más bajo (la parte inferior de la «u») está en aproximadamente siete horas. Un reseña finlandesa publicada en 2007 examinaba datos procedentes de un estudio en el que más de veintiún gemelos —los estudios con gemelos han demostrado ser la piedra fundacional de un gran número de ensayos clínicos comparativos— que respondían a preguntas sobre sus hábitos de sueño fueron seguidos durante dos décadas, y encontró que el aumento del riesgo de mortalidad era aproximadamente el mismo para las personas que dormían demasiado o demasiado poco. Un examen de la American Cancer Association de más de un millón de personas de edades comprendidas entre los 30 y los 102 años obtuvo resultados similares. La tasa de supervivencia más alta correspondía a personas que dormían siete horas cada noche, mientras que aquellos que dormían menos de seis o más de ocho y media tenían un riesgo más alto. Ninguno de los estudios ofrecía una explicación a estos datos y advertía de que los resultados se basaban en un estudio de datos y no ensayos clínicos.

Puesto que tanto la falta de sueño como el exceso del mismo se han asociado a factores de riesgo significativos de enfermedades coronarias, los investigadores de la Facultad de Medicina de la Universidad de Pittsburg se preguntaron si habría una relación identificable entre las horas que dormimos y el síndrome metabólico, un término empleado para definir una serie de problemas médicos que aumentan el riesgo de desarrollar enfermedades cardiovasculares o diabetes. En dicho estudio mil doscientos voluntarios fueron divididos en cuatro grupos de aproximadamente el mismo tamaño basados en sus patrones de sueño individual. Después de los ajustes estadísticos necesarios, las personas que dormían menos de siete horas o más de ocho tenían un riesgo mayor —hasta un 45 por ciento— de desarrollar síndrome metabólico, aunque después de incluir factores médicos adicionales, el riesgo seguía siendo alto sólo en los individuos que no dormían lo suficiente. Lo que quedaba claro, sin embargo, es que existe una relación entre horas de sueño y síndrome metabólico. Pero aunque de momento pensamos que los patrones de sueño pueden influir en los problemas cardiovasculares, no conocemos todavía hasta qué punto o cómo emplear este conocimiento en nuestro beneficio. No se trata de algo que pueda arreglarse tomando una pastilla todas las noches.

La mayoría de las personas no necesitan una explicación científica para saber que si no duermen lo suficiente se vuelven irritables. Casi todos hemos experimentado alguna vez las consecuencias de tener que hacer vida normal sin haber dormido. En una encuesta realizada en 2000 por la Fundación Nacional del Sueño (National Sleep Foundation) —sí, existe tal organización— alrededor de uno de cada cinco estadounidenses informaba de que la falta de sueño interfería en sus actividades diarias, y la mayoría admitían haberse quedado dormidos al volante en el año anterior a la encuesta. La gente que no duerme todo lo que necesita piensa con mayor lentitud, es más propensa a cometer errores, tiene un rendimiento laboral menor, sufre pérdida de memoria y tiene más accidentes. Según algunos estudios, la falta de sueño también se ha relacionado con tendencia a aumentar de peso, hipertensión e incluso diabetes tipo II. Al parecer puede reducir la protección que proporciona el sistema inmune. Se trata de un problema serio, y la Sleep Foundation calcula que las empresas estadounidenses pierden hasta dieciocho mil millones de dólares cada año porque sus empleados sufren de falta de sueño.

Un experimento muy interesante realizado en Sydney, Australia, comparaba las consecuencias de la falta de sueño con el consumo excesivo de alcohol. Después de que treinta y nueve voluntarios pasaran entre diecisiete y diecinueve horas sin dormir, su rendimiento en varios tests destinados a medir su capacidad de reacción y de toma de decisiones resultó ser igual o peor que el de personas con un índice de alcohol en sangre de 0.05. Los investigadores concluían: «La velocidad de respuesta era un 50 por ciento menor en algunos tests, y las medidas de precisión eran significativamente peores que con este nivel de alcohol en sangre». En los cincuenta estados norteamericanos tener 0.08 g/l de alcohol en sangre se considera estado de embriaguez. Aquellos voluntarios que permanecieron más tiempo despiertos respondieron a los tests con un rendimiento similar al de personas con un nivel de alcohol en sangre del 0.1 por ciento, lo que demostraba que la falta de sueño prolongada de hecho, puede ser más perjudicial que sobrepasar los límites de alcohol establecidos por la ley.

La mayoría de las personas están convencidas de que las siestas cortas son muy beneficiosas a la hora de contrarrestar los problemas ocasionados por la falta de sueño, y tienen razón, pero al parecer la siesta tiene más beneficios para la salud de los que generalmente se conocen. Un estudio epidemiológico de grandes dimensiones publicado por la Harvard School of Public Health y la Facultad de Medicina de la Universidad de Atenas en 2007 hizo un seguimiento de casi veinticuatro mil griegos sin antecedentes de cáncer, enfermedad coronaria o ictus durante cerca de seis años. Aquellos participantes que dormían una siesta de aproximadamente treinta minutos al menos tres veces por semana reducían su riesgo de tener un ataque al corazón en al menos un 30 por ciento. Su teoría era que la siesta permite liberar estrés, un factor de riesgo en enfermedades del corazón. El estudio también concluía —y esto resulta algo sorprendente— que los principales beneficiados de la siesta eran los hombres que ya estaban trabajando cuando comenzó el estudio, en oposición a aquellos que se habían jubilado o estaban sin empleo.

Al parecer todavía quedan por descubrir más beneficios de la siesta. Según un estudio realizado en 2008 en el Departamento de Psicología de la Universidad de Montreal, una siesta de noventa minutos por la tarde también mejora la memoria a largo plazo.

La excepción a la regla parecen ser las mujeres mayores, para quienes dormir demasiado puede ser peligroso. Un estudio publicado en *Journal of the American Geriatrics Society* en 2009 siguió a más de ocho mil mujeres de al menos 70 años durante varios años. Durante ese periodo las mujeres que dormían la siesta todos los días tenían algo menos del doble de probabilidades de morir de enfermedad cardiaca que de otra causa, exceptuando el cáncer. Este mismo estudio descubrió que las mujeres mayores que dormían más de nueve horas cada noche tenían un riesgo de mortalidad mayor que las que dormían sólo ocho horas. Los investigadores señalaron específicamente que aquellas mujeres con más horas de sueño tal vez las necesitaran porque ya sufrían algún otro trastorno del sueño o problema médico.

Aparentemente otra de las consecuencias de dormir poco es engordar. Hay bastantes datos que apuntan a una relación entre falta de sueño e índice de masa corporal (IMC), una medida de obesidad. Tres estudios diferentes que incluyeron a casi veinticinco mil sujetos realizados entre 1982 y 1992 mostraban que individuos que dormían menos de siete horas tenían «de media índices de grasa corporal más altos y mayores probabilidades de ser obesos que aquellos que dormían siete horas». Dormir más de siete horas no se asociaba con aumento de peso.

Un estudio similar conducido en la Facultad de Medicina de Virginia oriental comparó la media de horas de sueño con peso y encontró que en una muestra de mil pacientes, conforme declinaba el total de horas dormidas, aumentaba el índice de masa corporal, con la excepción de aquellas personas ya obesas. Sencillamente, los pacientes obesos y con sobrepeso dormían menos que aquellos con un IMC normal. Lo que resultaba de alguna manera sorprendente era que la diferencia era de tan sólo dieciséis minutos de sueño al día, menos de dos horas a la semana. Como ocurre con otros estudios, en éste los investigadores tampoco ofrecían hipótesis sobre las causas, se limitaba a exponer los datos.

Esta asociación se ha mantenido relativamente consistente en muchos otros estudios, aunque el National Institute of Mental Health y el National Institutes of Health hicieron un seguimiento de alrededor de quinientos adultos de 27 años y durante trece años y encontraron que la asociación entre falta de sueño y obesidad parecía disminuir a partir de los 34 años.

Desde luego uno de los problemas más graves relacionados con el sueño es el síndrome de apnea obstructiva del sueño (SAOS), una enfermedad que hace que la persona que la sufre deje de respirar mientras duerme, a menudo por espacio de más de diez segundos. Con el tiempo el cerebro procesa que no está recibiendo suficiente oxígeno y despierta a la persona, de manera que ésta vuelve a respirar de forma voluntaria. Quienes padecen este síndrome pueden tener varios episodios cada noche. La apnea del sueño fue descrita por vez primera por Charles Dickens en su novela de 1836 *Los papeles del club Pickwick:* «¡Dormido!, dijo el anciano caballero. Siempre está dormido. Hace los recados dormido y ronca mientras sirve la mesa».

Además de impedir que las personas que la sufren duerman lo suficiente, la apnea puede, en casos extremos, llevar a parada cardiaca, hipertensión e ictus, además de ocasionar una serie de problemas psicológicos. Pero sus consecuencias más extendidas son cansancio, fatiga y modorra, que pueden ser muy peligrosas en determinadas profesiones. Hay pruebas claras de que una de las causas de la apnea del sueño es la obesidad. Mientras que sólo un pequeño porcentaje de personas de mediana edad de peso normal o un poco por encima de lo normal sufre apnea del sueño, un estudio israelí señala: «La prevalencia de SAOS entre pacientes obesos supera el 30 por ciento, y llega hasta el 50 e incluso el 98 por ciento en el caso de la población con obesidad mórbida». Hay una serie de razones físicas algo complejas por las que la obesidad pueda afectar las vías respiratorias superiores y causar apnea del sueño, pero uno de los problemas a la hora de abordarla es que la obesidad y la SAOS forman un círculo vicioso: la apnea puede causar aumento de peso y el aumento de peso puede causar apnea.

Por desgracia este síndrome puede ser difícil de diagnosticar. Tal vez porque el síntoma más común, el ronquido, puede tener muchas otras causas. Otros síntomas son silencios frecuentes mientras se está dormido, despertarse súbitamente, atragantarse mientras se duerme y una sensación general de fatiga durante el día. Puede tratarse, y en la mayoría de los casos con facilidad. Los remedios caseros incluyen perder peso y no consumir nada que pueda relajar los músculos de la garganta, incluidos somníferos, alcohol o tabaco.

Aquellas personas que tienen apnea del sueño sólo cuando duermen boca arriba deben tratar de hacerlo sobre un costado, elevar la cabeza unos quince centímetros y usar un espray o un dilatador nasal. Para los casos más severos, hay un aparato de Presión Positiva Continua en vía Aérea (llamado CPAP por sus siglas en inglés). Se usa con una mascarilla que proporciona oxígeno de manera continuada y evita que se obstruyan las vías respiratorias.

Los peligros de la apnea del sueño se vieron confirmados por un estudio realizado en 2009 con conductores de camión por la Cambridge Health Alliance y publicado en *Journal of Occupational and Environmental Medicine*. En ninguna otra industria es tan peligrosa la falta de sueño. En 2007 más de cuatrocientos mil camiones pesados participaron en accidentes de tráfico, que llevaron a más de cuatro mil muertos y cien mil heridos. El costo de estos accidentes ascendió a varios miles de millones de dólares y se ha determinado desde hace tiempo ya que la primera causa de éstos es que los conductores de camión a menudo trabajan estando exhaustos. En este estudio casi quinientos conductores de camiones comerciales fueron examinados para detectar posibles síntomas de SAOS y aproximadamente uno de cada cinco cumplía los criterios. Considerados en conjunto, estos conductores eran mayores, más obesos y tenían la tensión arterial más alta. El problema del seguimiento es que a muchos de los conductores les preocupaba que si eran diagnosticados de SAOS se quedarían sin trabajo, de manera que tan sólo veinte de ellos accedieron a ser examinados. Pero teniendo en cuenta el número de conductores que hay cada día en las carreteras, incluso un pequeño porcentaje es de temer. Se estima que la apnea del sueño aumenta el riesgo de accidentes entre dos y siete veces, y se estima que entre dos y medio y cuatro millones de conductores de camión pueden tener SAOS. El profesor adjunto de la Universidad de Harvard, Stefanos Kales, autor del estudio, concluía: «Los conductores de camión con apnea del sueño tienen más probabilidades de quedarse dormidos al volante, y el síndrome se está volviendo más común conforme crece la obesidad entre los estadounidenses».

Dado que el sueño por lo general no se estudia en términos médicos, los estadounidenses no han examinado o asimilado nunca los enormes beneficios de dormir bien por la noche. Pero las pruebas parecen confirmar que los patrones de sueño afectan a numerosos aspectos de nuestra vida, incluido el peso corporal, nuestra salud coronaria e incluso nuestra capacidad para conducir de forma segura. En la actualidad se está investigando activamente para intentar aprender más sobre los peligros y los beneficios del sueño. Incluso DARPA, la agencia del Pentágono dedicada a proyectos de investigación avanzada, responsable de adelantarse a las necesidades futuras de nuestro ejército, está investigando la posibilidad de controlar los patrones de sueño para crear el soldado perfecto.

El consejo del doctor Chopra

Existe una asociación directa entre el número de horas que dormimos y nuestro estado general de salud. Dormir demasiado poco puede ser muy peligroso. Además de ser la primera causa de accidentes, se ha asociado con la obesidad. También debilita nuestro sistema inmune y nos hace más vulnerables a las enfermedades. Por ejemplo, hay estudios que demuestran que la mejor defensa frente al resfriado común es dormir siete o más horas. Pero dormir demasiado, más de nueve horas al día, también está relacionado con problemas médicos. La industria del sueño en Estados Unidos mueve alrededor de quince mil millones de dólares anuales, pero en medicina se trata de un campo relativamente nuevo. Al parecer las siestas vespertinas no sólo son agradables, también resultan beneficiosas para nuestra salud. Ocho horas de sueño se considera lo adecuado para un adulto. Así que, mientras llegan más respuestas en los próximos años, manténganse despiertos.

XXXVIII

¿Se puede prevenir la alopecia?

La pérdida de pelo es uno de los grandes motivos de lamentación del hombre en todas las épocas. Desde los antiguos griegos y romanos, que asociaban el pelo a la virilidad hasta el hombre moderno y sofisticado que asocia el pelo a... la virilidad, la búsqueda de una cura para la calvicie nunca ha cesado. Los inventos destinados a disimular lo que se llama amablemente «frente amplia», y que en realidad se refiere a una cabeza sin pelo van desde los tupés y las pelucas a los injertos quirúrgicos, pasando por las coronas de laurel. También se han patentado innumerables tónicos capilares, lociones, cremas, ungüentos y pociones que supuestamente harían crecer el pelo. De hecho, lo único que hacían crecer eran las cuentas bancarias de quienes los vendían.

En su mayoría, la pérdida de pelo es consecuencia de la vejez, la herencia genética y los niveles hormonales. El 25 por ciento de los casos de alopecia se dan en varones, pero hay determinadas enfermedades que también causan pérdida de pelo en hombres y mujeres. La primera cura recomendada para la calvicie se encuentra en un papiro escrito alrededor de 1550 a.C. y hallado en Egipto. Prescribía una invocación a Ra, dios del sol, y a continuación ingerir una mezcla a base de hierro, plomo rojo, cebollas, alabastro y miel.

Más de mil años después Hipócrates experimentó con varias fórmulas, entre ellas un preparado a base de opio, excremento de paloma, rábano, remolacha y especias. Hipócrates también señaló que «los eunucos no sufren de gota ni se quedan calvos», aunque incluso él debía comprender que la castración no era la solución ideal al problema de la alopecia.

Cada nueva época traía consigo nuevos remedios para esta enfermedad de los vanidosos. A principios del siglo XVII Luis XIII popularizó las famosas pelucas empolvadas para disimular su propia calvicie. Al parecer la reina Victoria de Inglaterra creía que el vino hecho con salvia de abeto le ayudaría a fortalecer su escasa melena. Y desde principios del siglo xviii hasta la actualidad, desde la parte trasera de carromatos de vendedores ambulantes a Internet, son incontables los tratamientos que se ofrecen para hacer crecer el pelo. Puesto que el aceite de serpiente no requiere de la aprobación de la FDA, ninguno de estos productos está sujeto a regulaciones y los fabricantes no necesitan demostrar su efectividad. En 1989 la FDA prohibió todos los tratamientos «crecepelo» a la venta sin receta que afirmaban prevenir la calvicie o hacer crecer de nuevo el pelo, pero ello no ha impedido a los charlatanes seguir anunciándolos. Hay incontables champús y acondicionadores, geles y mousses, cremas y tónicos que prometen hacer crecer un pelo sano sin rebasar los límites de la legalidad. Y aunque es cierto que algunos consiguen crear volumen recubriendo los mechones de cabello con productos químicos, aceites y ceras, otros colorean la cabellera para que parezca más abundante vista desde lejos, lo cierto es que aún no existe un producto que prevenga la pérdida de pelo y haga crecer uno nuevo.

Después de miles de años esperando este milagro, el primer método probado capaz de prevenir en cierta medida la pérdida de cabello se descubrió en 1978. La compañía farmacéutica Upjohn lanzó el Loniten (minoxidil), una píldora que de forma casi instantánea aumentaba la tensión arterial, dilatando los vasos capilares para aumentar el flujo sanguíneo. Los pacientes que lo tomaban empezaron a sufrir un efecto secundario: reducía e incluso prevenía la pérdida de pelo. Upjohn pronto descubrió que aplicar una solución al 2 por ciento de este preparado al cuero cabelludo hacía que nuevo pelo creciera. Y aunque este medicamento sigue usándose para tratar la hipertensión, en 1988 la FDA aprobó el Rogaine, el primer tratamiento farmacéutico contra la caída de cabello. Con el tiempo, la concentración se subió al 5 por ciento y se lanzó un producto específico para mujeres.

Parece increíble, pero lo cierto es que nadie sabe cómo previene el minoxidil la caída del cabello. Y sólo es efectivo si se emplea de manera regular, cuando se detiene el tratamiento el pelo vuelve a caerse. Y aunque previene la alopecia, en la mayoría de los casos lo máximo que se consigue es una delgada capa de pelusa. Ensayos clínicos patrocinados por el fabricante, lo que hace sospechosos los resultados, afirman que cerca de la cuarta parte de los varones que usaron minoxidil entre los 18 y los 49 años han experimentado un crecimiento del pelo entre moderado y denso. En una quinta parte de las mujeres el crecimiento fue moderado y en otro 40 por ciento, mínimo. Muchos dermatólogos, basándose en su experiencia, se inclinan a pensar que la tasa de éxito es menor. Un estudio de doble ciego, aleatorio y controlado por placebo conducido en el Duke Dematopharmacology Center comparó una solución de minoxidil del 2 por ciento con otra del 5 por ciento en cerca de cuatro mil varones con alopecia común. Como era de esperar, al cabo de un año la solución al 5 por ciento había resultado casi el doble de efectiva, y no se habían detectado efectos secundarios de importancia.

A diferencia del minoxidil, los científicos sí saben por qué Propecia, el único otro fármaco aprobado por la FDA para prevenir la caída del cabello, funciona. Pero al igual que el minoxidil se desarrolló con otro propósito médico. En este caso el finasteride, nombre que recibe el principio activo desarrollado por Merck, fue aprobado inicialmente por la FDA para tratar el agrandamiento de la próstata y, eventualmente, del cáncer de próstata. El National Cancer Institute calcula que Proscar, nombre comercial del fármaco, puede reducir el tamaño de la próstata así como la incidencia de cáncer de próstata en hasta un 30 por ciento. El finasteride actúa inhibiendo la conversión de testosterona en una sustancia llamada deshidrotestosterona (o DHT por sus siglas en inglés), que es también la culpable de la caída del cabello, y al reducir su presencia en el sistema, previene también a la alopecia. Los investigadores de Merck lo vieron claro en el curso de los primeros ensayos clínicos con pacientes de próstata y no tardaron en fabricar un producto de dosis menor destinado a combatir la caída de cabello. Se toma en pastillas y la FDA probó su uso contra la alopecia en 1998. Al igual que el minoxidil, cuando se deja de tomar el finasteride, la pérdida de pelo se reanuda.

La Propecia no deben tomarla mujeres, mucho menos si están embarazadas. Entre sus efectos secundarios potenciales está la disminución de la libido, algo que se observa en muy pocos pacientes, así como una enfermedad relativamente común llamada ginecomastia o agrandamiento de las glándulas mamarias del hombre.

Existe un tercer método que ha demostrado al menos cierta efectividad en la prevención de la alopecia. En varios estudios, en un pequeño porcentaje de participantes que tomaban placebo, la pérdida de cabello se redujo e incluso se revirtió.

Hay otros métodos prometedores y en desarrollo, entre ellos terapia genética, que prevendrán la pérdida de cabello a nivel genético, reduciendo al sensibilidad al DHT, clonando aquellos mechones de pelo de un individuo que no son sensibles al DHT, e incluso hacer crecer pelo nuevo en un tubo de ensayo a partir de nuestras propias células, pero ninguno de ellos ha sido aún testado clínicamente.

Y como siempre ha ocurrido desde que el mundo es mundo, existen métodos no probados cuyos fabricantes defienden firmemente, entre ellos las terapias con láser que, según dicen, funciona estimulando con láser las zonas sin pelo de manera que éste crezca de nuevo.

Lo cierto es que el minoxidil y la Propecia son las únicas sustancias de eficacia demostrada. Tal y como lo explica el doctor Ken Washenik, director de dermo-farmacología en NYU: «Nunca habrá una fórmula secreta contra la caída del cabello, porque saldrá en la primera página del *New York Times.* Será la noticia del año... y no hará falta recurrir a un experto para que nos diga cómo se llama el fármaco».

El consejo del doctor Chopra

Tan sólo hay dos medicamentos capaces de prevenir la alopecia y hacer crecer de nuevo el cabello: Minoxidil y Propecia. Y ya está. Y las mujeres no deben tomar Propecia. Existen otros métodos para recuperar el pelo perdido, incluidos la cirugía y los implantes de pelo. También se está experimentando con métodos nuevos, como las terapias con láser de baja frecuencia. No existe una cura secreta para la calvicie que las compañías farmacéuticas estén tratando de ocultarnos.

Conclusión: mi fórmula para una vida mejor

Todos queremos vivir una vida larga, sana y feliz y hay ciertas cosas que pueden ayudarnos a conseguirlo. Pero distinguir entre lo que es bueno para nosotros y lo que es una pérdida de tiempo y dinero a menudo resulta difícil. A lo largo de este libro le hemos dado la información que necesita para tomar las decisiones que pueden beneficiarle, pero sobre todo hemos intentado proporcionarle la base para convertirse en un consumidor responsable en lo relativo a su salud. Tanto Alan como yo confiamos en que a partir de ahora sea usted capaz de leer sobre los últimos avances en medicina y discernir la información fiable del sensacionalismo. Queremos que usted sepa navegar por las procelosas aguas de la información científica con seguridad y destreza.

Cuando me preguntan sobre mis hábitos de salud, siempre contesto que me atengo a unas normas muy precisas: tomo aspirina, cuido la ingesta de alcohol, bebo café con cafeína, hago ejercicio y tomo vitamina D_3 y pescados ricos en omega-3. Trato de reírme con frecuencia, de meditar y de cultivar la empatía. Ésa es mi fórmula para una vida saludable y de calidad.

Tanto Alan como yo tratamos de seguir estas reglas, aunque en algunos aspectos nos quedamos cortos. Por lo general me levanto a las cinco menos veinte de la mañana y medito durante cuarenta y cinco minutos. El único suplemento que tomo es vitamina D_3: mil IU al día junto con una aspirina infantil. También tengo siempre dos aspirinas normales en casa, en el coche, en la oficina e incluso en la bolsa de golf. Aunque no estoy entre las personas de riesgo alto de ataque al corazón, estas dos aspirinas son mi póliza de seguros. Si tuviera algún problema cardiaco o me encontrara con alguien en esa situación, sé que ese par de aspirinas pueden salvar una vida.

Hago ejercicio tres o cuatro veces a la semana. Por lo general quedo con dos de mis mejores amigos en el gimnasio a las siete menos cuarto de la mañana. La costumbre de ir con amigos me ayuda, porque normalmente nunca me apetece hacer ejercicio y, de tener que ir solo al gimnasio, probablemente dejaría de hacerlo. Saber que mis amigos me esperan es un incentivo para ir al gimnasio. De camino a éste me tomo la primera taza de café del día. Con cafeína.

Después de hacer ejercicio y de ducharme me tomo una segunda taza de café. De media bebo tres o cuatro tazas al día, la última nunca más tarde de las cuatro de la tarde; de lo contrario, me cuesta conciliar el sueño.

Tengo una nevera pequeña en mi despacho con agua, zanahorias y frutos secos. Media hora antes de almorzar más o menos me tomo un puñado de almendras o de nueces.

Durante el día camino todo lo posible y procuro usar las escaleras en lugar del ascensor. Como fruta y verduras, pescado una o dos veces a la semana y carne roja no más de dos días a la semana.

Creo que es importante pasar tiempo con mis amigos y mi mujer, así que he adoptado la costumbre de celebrar incluso las cosas más pequeñas en compañía de gente que me gusta. Tengo amigos que me hacen reír, a veces el solo hecho de estar con ellos me hace reír. También tengo aficiones: leo, voy a conciertos, viajo mucho (he visitado ochenta países) y juego al golf. O, como decimos los golfistas, intento jugar al golf.

Por las noches, siempre que puedo, medito otra vez. Eso suele ser un día de cada dos. Cuando medito lo hago durante veinte minutos, y si consigo meditar dos veces al día, entonces seis horas de sueño por la noche me bastan.

Lo que también me esfuerzo por practicar diariamente es la amabilidad. Esto lo hago de forma consciente, ya que mis padres fueron personas extremadamente amables. Me guío por las palabras del Dalai Lama, quien dijo: «Sean amables siempre que sea posible. Siempre es posible».

Alan hace más o menos lo mismo que yo. Por la mañana toma aspirina. Al igual que yo, durante un tiempo también tomó estatinas, pero ambos tuvimos que dejar de hacerlo porque nos producían calambres musculares. Éste no es un efecto secundario demasiado común, pero nos afecta a los dos. Alan no suele llevar encima aspirina porque, según me explicó, sólo tiene 48 años. Cuando le pregunté qué haría entonces si se encontraba en compañía de alguien con riesgo de infarto, me contestó que empezaría a llevarla.

Alan hace ejercicio al menos cuatro veces a la semana en una bicicleta elíptica que tiene en casa, también trabaja con pesas dos o tres veces a la semana para fortalecer el esqueleto superior. Siempre que puede también practica quince minutos de yoga por la noche. Intentó hacer meditación, pero por desgracia se quedaba dormido. Si le insisto un poco, seguro que lo intenta de nuevo. Como yo, Alan necesita dormir sólo seis horas y media. Ambos deberíamos dormir quizá un poco más, pero el ritmo de nuestra vida diaria no nos lo permite.

Alan se toma tres o cuatro tazas de café normal o expreso al día. Es cardiólogo, de manera que conoce la importancia del ejercicio físico, y camina todo lo que puede. Admite que «evita el aluminio, aunque ya sé que es algo irracional». Vacuna a sus hijos. No toma vitamina D_3, porque siempre se asegura de pasar algún tiempo al sol. Su trabajo lo obliga a viajar a Florida de forma regular, así que incluso en invierno tiene una exposición suficiente al sol.

A diferencia de mí, Alan come religiosamente nueve porciones de frutas y verduras todos los días (una porción equivale a media taza, de manera que una manzana serían dos tazas). Eso es algo que no perdona jamás. Y en esas porciones no cuenta el zumo, aunque admite: «No sé por qué lo hago; desde luego no me baso en datos científicos». Rara vez pica entre comidas, pero siempre añade un puñado de frutos secos a sus platos. Por ejemplo, a los huevos y la tostada que toma para desayunar o con el postre de la cena. También como yo, se bebe una copa de vino con la cena cuatro o cinco noches a la semana. Tinto por lo general, pero sólo porque le gusta más.

Ambos tenemos el privilegio de trabajar en el mundo de la medicina y la curación y es algo que valoramos mucho. También tenemos la fortuna de, cada vez que leemos sobre un nuevo avance médico, poder discutirlo con colegas, a menudo expertos en el tema, de modo que podemos identificar lo que de verdadera tiene la noticia.

No existe una fórmula única para llevar la vida más saludable posible. Desde luego nadie espera de usted que de la noche a la mañana cambie sus costumbres para incorporar todas y cada una de las sugerencias que parecen tener sentido para vivir de manera más sana. Eso es algo imposible. Pero sí esperamos que, con esta información que le hemos presentado, encuentre consejos para vivir mejor. Y, sobre todo, esperamos que le sirva para que, la próxima vez que lea titulares o escuche noticias sensacionalistas sobre medicina, sepa hacer las preguntas correctas y tomar las decisiones adecuadas.

Esta obra se terminó de imprimir en mayo de 2012
en los talleres de Litográfica Ingramex, S.A. de C.V.
Centeno 162-1, col. Granjas Esmeralda,
C.P. 09810, México, D.F.